小児・新生児診療
ゴールデンハンドブック
改訂第2版

編集 東 寛

南江堂

執筆者一覧

▶ 編　集
東　　　寛	あずま　ひろし	旭川医科大学小児科教授

▶ 編集協力
長屋　　建	ながや　けん	旭川医科大学病院周産母子センター講師

▶ 執筆者（執筆順）

東　　　寛	あずま　ひろし	旭川医科大学小児科教授
長屋　　建	ながや　けん	旭川医科大学病院周産母子センター講師
髙橋　弘典	たかはし　ひろのり	旭川医科大学小児科助教
沖　　潤一	おき　じゅんいち	旭川厚生病院副院長
坂田　　宏	さかた　ひろし	旭川厚生病院小児科主任部長
杉本　昌也	すぎもと　まさや	旭川医科大学小児科助教
室野　晃一	むろの　こういち	名寄市立総合病院副院長
棚橋　祐典	たなはし　ゆうすけ	旭川医科大学小児科講師
向井　德男	むかい　とくお	旭川厚生病院小児科部長
長　　和彦	ちょう　かずひこ	旭川医療センター小児科発達神経センター
田中　　肇	たなか　はじめ	旭川肢体不自由児総合療育センター院長
髙橋　　悟	たかはし　さとる	旭川医科大学小児科講師
荒木　章子	あらき　あきこ	北海道こども心療内科氏家医院
宮本　晶恵	みやもと　あきえ	旭川肢体不自由児総合療育センター副院長
長森　恒久	ながもり　つねひさ	旭川医科大学小児科
梶野　浩樹	かじの　ひろき	網走厚生病院副院長
梶濱　あや	かじはま　あや	旭川医科大学小児科

中右 弘一	なかう こういち	旭川医科大学小児科
岡 秀治	おか ひではる	旭川医科大学小児科
畠山 直樹	はたけやま なおき	旭川医科大学小児科講師
金田 眞	かねだ まこと	札幌徳洲会病院小児科医長
平野 至規	ひらの よしき	名寄市立総合病院小児科診療部長
佐々木 聡	ささき さとし	愛育病院小児科
蒔田 芳男	まきた よしお	旭川医科大学教育センター教授
白井 勝	しらい まさる	旭川厚生病院小児科 NICU主任部長
佐藤 敬	さとう たかし	旭川厚生病院小児科部長
野原 史勝	のはら ふみかつ	旭川医科大学病院周産母子センター
二井 光麿	にい みつまろ	旭川医科大学病院周産母子センター
青山 藍子	あおやま あいこ	旭川厚生病院小児科医長
土田 悦司	つちだ えつし	旭川厚生病院小児科医長
岡本 年男	おかもと としお	旭川医科大学病院周産母子センター助教
中村 英記	なかむら えいき	名寄市立総合病院小児科診療部長
浅井 洋子	あさい ひろこ	旭川医科大学病院周産母子センター

改訂第2版　序文

　再生医療で医療が大きく変わる可能性が出てきている．ここ数年間の小児医療もワクチンの定期接種化の推進，出生前遺伝子診断，希少疾患克服に向けた診断技術の確立や新たな治療薬・治療法の出現など，著しい変化を遂げてきており，日常診療においてもそれを肌に感じるようになってきた．しかしながら，小児科は，成長発達する存在である「子供」を対象としており，いかなる場合においても，身体および心の両面から総合的に診療にあたらなければならないことは，まったく変わりがない．子供は常に社会的弱者であることも忘れてはならない．

　実際の診療に携わり，「子供」の疾患を総合的にみようとする場合に，手元に関連する知識を参照・再確認できるものがあれば大変に有用である．このハンドブックは小児科医・研修医が小児科の日常診療において，是非とも，知っておかなければならない疾患とその対処法，鑑別診断，検査法，治療法，薬剤などを，最近の動向をふまえて，コンパクトにまとめたものである．

　本書は2009年に初版が発刊され，翌年には重版されたが，初版以来の改訂がなされてこなかった．この度，最近の小児医療の変化をふまえて，一部の改訂を行った．このことで，よりユーザーのニーズに応えられるようになったと考えている．

　旭川医科大学小児科では，感染・免疫・腎臓，内分泌・代謝，心臓，血液・悪性腫瘍，神経・精神，新生児などの専門グループが，お互いに協力し合いながら，総合的に1人ひとりの「子供」の診療にあたっている．初版の出版にあたっては，教室のスタッフで何度も話し合いを持ち，実診療における考え方の共有・標準化を心掛けた．今回の一部改訂においても，初版の考え方をできる限り踏襲することとした．

　執筆にあたった教室および関連病院の諸先生に心から感謝の意を表したい．また，今回の改訂作業における，南江堂の諸氏のご協力に対しても慎んで御礼を申し上げる．

　本書が，小児診療に携わる諸先生のベッドサイドメモとして活用され，診療の質の向上に寄与するものであることを編集の責任者として切に願っている．

2016年5月　　　　　　　　　　　　　　　　　　　　東　寛

初版　序文

　小児科診療の特徴は，成長・発達する存在である「こども」，すなわち新生児から思春期年齢までを対象とし，身体も心も，また頭の先から足先まで診る点である．さらに，病気に悩む子供とそれを取り巻く人々やその背景にある社会まで考えなければならない分野である．

　実際の診療の現場では，全人的医療を基本とし，さらに小児保健学，発達生物学から身体と心の小児疾病学などに関する幅広い知識を必要とする．診断・治療における評価というプロセスにおいていろいろな資料が入用となるが，身近に関連する知識を参照・再確認できるものがあれば有用となろう．このハンドブックは，白衣のポケットに入るコンパクトなマニュアルとして活用することを考え，小児科医・研修医が，小児科の日常診療において知っておかなければならない疾患とその対処法，小児科領域における診断，検査法，治療法，薬剤についてまとめたものである．

　旭川医科大学小児科には，内分泌・糖尿病，循環器・腎臓，神経・精神・代謝，血液・悪性腫瘍，感染・免疫，遺伝，新生児の専門グループがあり，各グループが協力し合いその特性を生かしながら，小児を心と身体の有機的結合体として診療するシステムを構築し，小児医療を実践している．本書を作成するに当たり，教室のスタッフで何度も話し合いを持ち，小児医療の共有・標準化を目指し作り上げたのが本書である．ここに執筆に当たった教室および関連病院の諸先生に謝意を表したい．また本書は，南江堂の大野隆之氏ならびに河野壮一氏のご尽力によって生まれたものである．御礼を申し上げたい．

　本書が小児診療の場で広く活用され，子供の健康保持に寄与するならば企画したものとして望外の喜びである．

2009年7月

藤枝　憲二
梶野　浩樹

目　次

Part 1　小児科診療へのアプローチ
東　　寛・長屋　建　1

Part 2　小児科診療の実践　救急・蘇生　7
1 蘇　生 ─── 高橋弘典　8
2 救　急 ─── 16
　A. 発　熱 ─── 沖　潤一　16
　B. 呼吸困難 ─── 坂田　宏　19
　C. ショック ─── 高橋弘典　22
　D. 急性心不全・不整脈 ─── 杉本昌也　27
　E. 痙攣発作・意識障害 ─── 高橋弘典　31
　F. 脱水・電解質異常 ─── 高橋弘典　35
　G. 腹痛・嘔吐・下痢 ─── 坂田　宏　41
　H. 熱中症 ─── 高橋弘典　44
　I. 気道異物・誤飲・中毒 ─── 杉本昌也　46
　J. 外傷・熱傷・溺水 ─── 高橋弘典　50
　K. 不審死・不審外傷 ─── 沖　潤一　54

Part 3　小児科診療の実践　疾患各論　57
1 感染性疾患 ─── 58
　A. 診療の基本姿勢と注意点 ─── 坂田　宏　58
　B. 検　査 ─── 坂田　宏　60
　C. 疾　患 ─── 室野晃一　64
　　1）細菌感染症 ─── 64
　　2）ウイルス感染症 ─── 73
　　3）その他の感染症 ─── 83
2 内分泌代謝疾患 ─── 85
　A. 診療の基本姿勢と注意点 ─── 棚橋祐典　85
　B. 検　査 ─── 向井徳男　88
　C. 疾　患 ─── 93
　　1）成長障害 ─── 棚橋祐典　93

	2）甲状腺疾患	向井徳男	96
	3）急性副腎不全	棚橋祐典	99
	4）思春期発来異常	棚橋祐典	102
	5）カルシウム代謝異常	向井徳男	105
	6）糖尿病	向井徳男	108
	7）肥　満	向井徳男	114

3　神経疾患　118

A. 診療の基本姿勢と注意点 ── 長　和彦　118
B. 検　査 ── 田中　肇・髙橋　悟・荒木章子　120
C. 疾　患 ── 127
  1) 熱性痙攣 ── 髙橋　悟　127
  2) てんかん ── 髙橋　悟　129
  3) 脳炎・脳症 ── 髙橋　悟　133
  4) 発達障害・心身症 ── 荒木章子　135
  5) その他の疾患（重症心身障害児など）
       ── 宮本晶恵　139

4　呼吸器疾患 ── 長森恒久　143

A. 診療の基本姿勢と注意点　143
B. 検　査　144
C. 疾　患　145
  1) 咽頭炎・扁桃炎　145
  2) 喉頭炎　146
  3) 気管支炎・肺炎　148
  4) その他の炎症性疾患　151
  5) その他の疾患（気胸など）　155

5　循環器疾患　157

A. 診療の基本姿勢と注意点 ── 杉本昌也・梶野浩樹　157
B. 検　査 ── 杉本昌也・梶野浩樹　160
C. 疾　患 ── 171
  1) 先天性心疾患 ── 梶濱あや　171
  2) 後天性心疾患 ── 中右弘一　177
  3) 肺高血圧 ── 中右弘一　183
  4) 慢性心不全 ── 杉本昌也・梶野浩樹　187
  5) 川崎病 ── 岡　秀治　190

D. 先天性心疾患をとりまく諸問題
　　　―――――――――――杉本昌也・梶野浩樹・梶濱あや　197
6　消化器疾患―――――――――――――長森恒久　201
　A. 診療の基本姿勢と注意点―――――――――――　201
　B. 検　査―――――――――――――――――――　202
　C. 疾　患―――――――――――――――――――　206
　　1) 胃食道逆流―――――――――――――――　206
　　2) 胃腸炎――――――――――――――――――　207
　　3) 幽門狭窄―――――――――――――――――　209
　　4) 炎症性腸疾患―――――――――――――――　210
　　5) 急性虫垂炎――――――――――――――――　214
　　6) 肝　炎――――――――――――――――――　215
　　7) 膵　炎――――――――――――――――――　217
　　8) 胆道系疾患――――――――――――――――　219
7　血液疾患・腫瘍性疾患―――――畠山直樹・金田　眞　221
　A. 診療の基本姿勢と注意点―――――――――――　221
　B. 検　査―――――――――――――――――――　223
　C. 疾　患―――――――――――――――――――　232
　　1) 貧　血――――――――――――――――――　232
　　2) 出血傾向―――――――――――――――――　237
　　3) 好中球減少症―――――――――――――――　246
　　4) 白血病――――――――――――――――――　249
　　5) 悪性リンパ腫―――――――――――――――　256
　　6) ランゲルハンス細胞組織球症―――――――――　258
　　7) 固形腫瘍―――――――――――――――――　260
　　8) oncologic emergency―――――――――――――　264
　　9) 血球貪食症候群――――――――――――――　266
8　免疫・アレルギー疾患―――――――――――――　268
　A. 診療の基本姿勢と注意点―――――――平野至規　268
　B. 検　査―――――――――――――――平野至規　269
　C. 疾　患―――――――――――――――――――　272
　　1) 気管支喘息――――――――――――平野至規　272
　　2) 食物アレルギー――――――――――平野至規　277
　　3) アトピー性皮膚炎―――――――――平野至規　280

	4) その他のアレルギー性疾患	平野至規	282
	5) 免疫不全症	長森恒久・東 寛	284
	6) リウマチ性疾患	長森恒久・東 寛	288
9	腎尿路疾患	高橋弘典・佐々木聡	291
	A. 診療の基本姿勢と注意点		291
	B. 検 査		292
	C. 疾 患		300
	1) 急性腎炎症候群		300
	2) ネフローゼ症候群		302
	3) IgA 腎症		307
	4) 尿路感染症		309
	5) 慢性腎不全		311
	6) 急性腎傷害		313
10	先天代謝異常症	蒔田芳男・棚橋祐典	317
11	染色体異常・奇形症候群	蒔田芳男	322

Part 4 新生児科診療の実践 — 327

1	診 察	白井 勝	328
2	管 理		330
	A. 新生児の一般管理	長屋 建	330
	B. 低出生体重児の管理	佐藤 敬	334
	C. 新生児搬送	白井 勝	337
	D. 新生児の気道確保	白井 勝	340
	E. 新生児の呼吸管理	野原史勝	343
	F. 新生児の循環補助	二井光麿	349
	G. 早産児の栄養管理	長屋 建	352
	H. 母乳育児	長屋 建	355
3	症候・疾患		357
	A. 仮 死	佐藤 敬	357
	B. 黄 疸	青山藍子	359
	C. 低血糖	土田悦司	364
	D. 子宮内発育遅延児	長屋 建	366
	E. 無呼吸発作	岡本年男	369
	F. 新生児痙攣	青山藍子	371

G.	多血症	中村英記	373
H.	新生児一過性多呼吸	野原史勝	375
I.	呼吸窮迫症候群	野原史勝	378
J.	胎便吸引症候群	野原史勝	381
K.	遷延性肺高血圧症	二井光麿	384
L.	未熟児動脈管開存症	二井光麿	386
M.	急性腎不全	浅井洋子	388
N.	低カルシウム血症	土田悦司	391
O.	感染症	浅井洋子	393
P.	頭蓋内出血	岡本年男	398
Q.	消化管疾患	土田悦司	401
R.	外性器異常	長屋　建	405
S.	未熟児貧血	浅井洋子	409
T.	未熟児網膜症	岡本年男	411
U.	乳幼児突然死症候群	浅井洋子	414

Part 5　小児保健　　419

1　健　診　　420
- A. 乳幼児 ——— 長屋　建　420
- B. 学童・思春期 ——— 棚橋祐典　423

2　学校検尿 ——— 高橋弘典　426

3　予防接種 ——— 長森恒久　431

4　新生児マススクリーニング ——— 棚橋祐典　434

付　録　　439

- A. 標準身長・体重曲線，肥満度判定曲線，BMI ——— 向井徳男　440
- B. 栄養必要量 ——— 向井徳男　447
- C. 検査基準値 ——— 執筆者全員　451
- D. 小児のための計算式 ——— 梶野浩樹　461
- E. 主な医療費助成・福祉制度 ——— 長屋　建　463
- F. 一般薬用量 ——— 執筆者全員　466

索　引　　499

Part 1
小児科診療への アプローチ

はじめに

- 診察室に来る子どもは自分の症状を言葉では表現できないことが多い．したがって，小児科医には注意深い観察と直感で子どもの状態を把握する能力が必要になる
- 一見，困難をきわめる作業に思われるが，子どもたちは素直である．つらいときには普段と比べ明らかに活気が落ちたり，診察室にあるオモチャや診察器具に対する興味を示さなくなる．診察室に入り椅子に座るまでの間に子どもから視線をそらさずみていれば，全身状態を大まかに把握し，緊急性の有無を判断できるようになる
- また，親への配慮も忘れてはならない．子どもは1人では存在しえない．親，とくに母親と子どもで1つの存在であり，親の様子をうかがうことは子どもの様子をうかがうことにつながる．育児に疲れ疲弊していないか，子どもとの距離感や表情，子どもの親への依存度はどうかなどを把握することに努める
- 理由が何であれ，親は子どものことが心配で病院に連れて来るのである．たとえ結果的に軽症であったり病的でなくても，その点を理解し共感する姿勢が必要である．親が安心し，育児に自信をもってもらうことは小児科医にとってもっとも大切な役割である

問 診

- 子どもといえども1人の患者として真摯に向き合う必要がある．視線は必ず子どもの視線に合わせ，優しく語りかける．子どもの緊張具合をみながら，頭をなでたり，膝に手を掛けたりしてスキンシップをはかることも必要である
- 年少児以下の子どもの場合，親からの問診が必須となる．その際に使う言葉はできる限り平易な言葉にするべきである．医学用語の羅列は威圧感と不信感を招くだけで医療は成立しない
- 咳や腹痛などの症状だけでなく，夜間眠れているか，食欲は

落ちていないか，乳児であれば母乳やミルクを飲めているか，飲めていても吸啜が弱くなったり授乳間隔が開いていたりしないか，水分はとれているか，普段遊んでいるオモチャなどに興味を示すかなど生活の様子も必ず聞くようにする
- 子どもへの心配で混乱している親からの問診は，時系列がバラバラになりがちである．問診者は時系列に沿って細かく聞き取り，話を整理しながらそのなかで何が一番心配かしっかり聞き取る．親は子どもの一番の観察者であり，その洞察力や直感は的を射ていることが多い．親が心配していることに対してしっかりと向き合うことが診断への一歩につながる
- また，同伴した家族にはできる限り診察室に入ってもらう．そうすることで家族関係を把握しやすく，病状や治療に関する情報も家族で共有しやすくなる

診 察

- 子どもの診察，とくに乳幼児の診察は服を脱がして全身の所見をとることが原則である．重要な所見が隠れていたり，オムツのなかや皮膚の清潔度から普段の育児状況を推測できたりする．ときに，不自然な紫斑などから虐待の発見につながることもある
- 子どもにとって白衣の医師は嫌なことをする人以外何者でもなく，診察は苦痛な時間であることが多い．優しく声を掛けながら愛護的な診察に心掛け，すばやく診察する．咽頭や鼓膜の診察は嫌がる子どもが多いため，最後に行う
- 自分なりの診察手順のルーチン（肺音→心音→頸部リンパ節触知→眼球結膜→腹部所見→オムツのなか→咽頭所見→鼓膜所見など）を作っておくと，スムーズかつ見逃しなく診察できる
- 診察中や診察後には必ず，頑張った態度を褒めることを忘れてはいけない
- 幼少であるほど速い心拍数や呼吸回数が多いことから所見がしっかりとれないことがあるが，毎日ていねいに診察していくことで必ず聞き取れるようになる

検　査

- どんな検査も子どもとっては侵襲的な検査であることを念頭に置く．大人では非侵襲的といわれる超音波検査も，具合の悪い子どもにとっては不快であり，不安も強くなり侵襲的な検査になりうることを理解する
- 問診や診察から疑う病態をイメージし，それを裏づけるための検査であることを忘れてはいけない．とりあえず検査するという安易な考えはもつべきではない．最小の検査で適切な診断に至るよう，施行する検査の優先順位とその結果に応じた戦略を頭のなかですばやく計算する．1つひとつの検査の意義をよく考える癖をつけたい
- 検査をする際には，親には当然のこととして，できる限り子どもにもしっかり検査の内容（必要性，手順，合併症など）を説明し理解を得るようにする
- とくに，採血は子どもにとってもっとも苦痛な検査であり，嫌がるからといって羽交い締めにして無理矢理採血することはできれば避けたい．やむを得ない場合もあるが，できれば採血時には親も一緒にいてもらう
- 頑張っている子どもを癒やせるのは親以外なく，子どもの手を握ったり声を掛けてもらうことは絶対に必要である．幼児期以降であれば，親の膝の上に抱かれた状態で採血することで頑張れる子どもも多い
- 最後に診察のときと同様，検査を頑張った子どもをしっかり褒めることを忘れてはいけない

治療とその後

- 治療の際も，検査と同様に医師側の熟慮と家族への説明，同意の取得が不可欠である

- 近年の医師の業務はコンピューターがなければ成り立たない．しかし，問診の記載も検査や治療の指示もすべてコンピューターに入力，検査結果や治療効果もコンピューターを閲覧，実際の診察は初診時と治療開始時くらいで，回復の程度は検査値で判断，という医師には決してならないでほしい
- 施行した検査によって病因が解明されたり，治療によって患者の状態が改善することがある．しかし，検査で何も判明せず，治療で少しも状態がよくならないこともある
- よい結果になったときにそれを自分の手柄と思わず，検査法や治療法が存在したおかげ，先輩の助言やメディカルスタッフの協力のおかげ，何より患者自身の回復力のおかげということに思いを馳せられる医師でありたい
- よくない結果を自分の知識や手技に足りないところがあるに違いないと振り返ることのできる医師でありたい
- そういった姿勢のなかからさらに，目の前の患者だけではなく未来の患者に対して自分が臨床医あるいは研究者として何ができるのか夢を抱くようになれたら素晴らしい

Part 2
小児科診療の実践
救急・蘇生

1 蘇 生

- 心肺蘇生法（cardiopulmonary resuscitation：CPR）は一次救命処置（basic life support：BLS）と二次救命処置（advanced life support：ALS）からなる．それぞれの小児における手順をアルゴリズムで示した（図1，図2）

図1 小児・乳児の BLS アルゴリズム

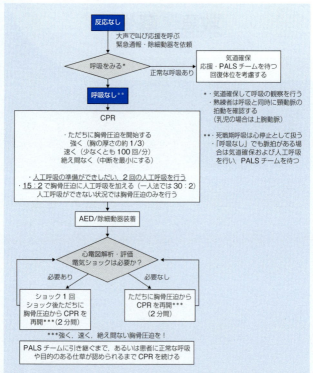

[日本救急医療財団心肺蘇生法委員会（監）：救急蘇生法の指針2010（医療従事者用），日本版救急蘇生ガイドライン策定小委員会（編），へるす出版，東京，改訂第4版，p113，2012より引用]

図2 小児・乳児の無脈性心停止アルゴリズム

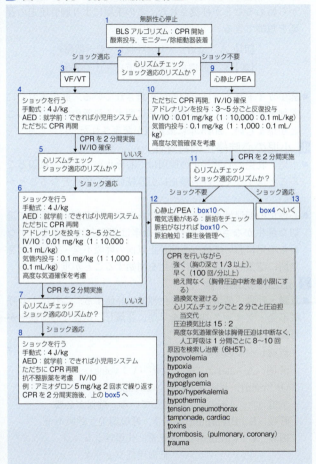

PEA：無脈性電気活動，CPR 2分間：二人法圧迫換気比15：2ではおよそ10サイクル

[梶野真弓：小児診療 76：743-751, 2013 より引用]

- 2010年の蘇生ガイドラインでは，CPR開始時には胸骨圧迫から始めることが推奨された．この手順により胸骨圧迫の遅延を短縮できる

  > 【旧】A（気道）－B（呼吸）－C（循環）
  > 【新】C（循環）－A（気道）－B（呼吸）

- 蘇生ガイドラインは定期的に更新されている．蘇生講習会に参加するなどして，心肺蘇生法に関する最新の情報を得ることが望ましい．2015年に最新版が発表された

1 小児の心肺停止の特殊性

- 小児・乳児の心肺停止の原因は，心停止が一次的な原因となることは少なく，呼吸停止に引き続いて心停止となることが多い
- 心停止の転帰はきわめて不良であるが，呼吸停止の段階で適切な蘇生がなされた場合，救命率は70%以上である．すなわち小児においては，心肺停止以前の呼吸不全・ショックを早期に認識し，速やかに蘇生を開始することが重要である

2 迅速な初期評価

- 意識・呼吸・循環の状態を生理的に評価する．これにより呼吸不全・ショックの病態を早期に認識し，迅速な心肺蘇生が可能となる

  > ・意識レベルの段階評価：
  >   清明（A：alert），声に反応（V：voice），痛みに反応（P：pain），反応なし（U：unresponsive）
  > ・気道（A：Airway）：開通している，確保が必要
  > ・呼吸（B：Breathing）：正常，呼吸窮迫，呼吸不全
  > ・循環（C：Circulation）：正常，代償性ショック，
  >   低血圧性ショック

- 意識の評価の重要性：蘇生開始時，第一に一般状態の観察と同時に行う．呼びかけて反応がない場合，救急であることを周囲に喚起し，ただちに蘇生を行う（ABCDEアプローチについてはp50参照）

3 初期対応
- 意識がなく,緊急の患者であれば酸素投与を始める.同時に心肺モニター,パルスオキシメーターの装着,吸引準備を行う

A 気道確保(Airway)

- 意識のない小児では舌根沈下しやすく,吐物・喀痰・異物や炎症などにより容易に気道閉塞しやすいので,以下の方法で気道確保を行う

1)用手的気道確保
- 頭部後屈顎先挙上法:児の頭部に手を添え軽く後屈させ,下顎に人差し指を添え上方に引き上げる.頭部が大きな乳児などでは肩枕を使用する
- 下顎挙上法:頸椎損傷が疑われる場合に行う

2)エアウェイ
- 意識がなく咳や咽頭反射がない場合は口咽頭エアウェイを,咳や反射がある場合は鼻咽頭エアウェイを使用する
- 口咽頭エアウェイのサイズは,口角から下顎角までの長さを目安とする
- 鼻咽頭エアウェイの挿入長は,外鼻孔から外耳孔までの距離を目安とする.なお鼻咽頭エアウェイが手元にない場合,年齢相当の太さの気管チューブで代用が可能である

3)その他
- ラリンジアルマスクエアウェイ(laryngeal mask airway:LMA):小児の蘇生時には推奨されてはいない.気管挿管が困難な場合は代替手段にはなりうる
- 気管挿管:バッグ&マスク換気が適切に行われていれば急ぐ必要はない
- 輪状甲状間膜穿刺・気管切開:気管への直接的アプローチであるが,上記方法での気道確保困難時に緊急救命処置として行う

B 呼吸補助(Breathing)

- 気道が開通していることを確認後,呼吸補助を行う
- 呼吸異常を認めた場合,酸素投与を必ず行う

- 高濃度酸素を投与する場合，リザーバーや一方向弁のついた非再呼吸マスクや部分再呼吸マスクを用いて十分な酸素（10 L/分以上）を投与する

1）バッグ＆マスク換気

- 気道確保しながら EC クランプ法でマスク保持を行う．有効なバッグ＆マスク換気ができれば気管挿管を急ぐ必要はなく，有効な心肺蘇生を続けることができる
- 自己膨張式バッグ：容易．酸素源がなくても使用可能である
- 流量膨張式バッグ：①経験が必要，②酸素源が必要，③100％酸素を投与できる，④呼気終末陽圧（positive end-expiratory pressure：PEEP）をかけながら呼吸補助ができる，⑤高い吸気圧で加圧できる
- 適切なマスクサイズ：マスク下縁が下顎先端部にフィットし，マスク上縁が鼻根部にあり眼球を圧迫しないサイズがよい

2）気管挿管

- 準備：喉頭鏡，気管チューブ，呼気二酸化炭素検知器，固定用テープ，吸引を準備する
- 気管チューブサイズの目安

  - カフなしチューブ内径（mm）＝ 4 ＋（年齢÷4）
  - カフ付きチューブ内径（mm）＝ 3.5 ＋（年齢÷4）
  いずれも前後サイズを用意する

- 小児にカフ付きチューブを使用する際は，常にカフ圧をモニターし，20 cmH$_2$O を超えないよう調整する
- 経口挿管時挿入長（口角からの長さ：cm）：
  気管チューブ内径（mm）×3　もしくは（年齢÷2）＋12
- 人工呼吸：気管挿管後は胸骨圧迫と人工呼吸は非同期
- 呼吸数：①循環あり；12～20回/分
  　　　　②胸骨圧迫中；8～10回/分
- 注意点
- 嘔吐による誤嚥を防ぐために輪状軟骨圧迫手技を行うことができる
- 上気道閉塞患者や重度呼吸不全患者ではマスクによる用手換気の妨げになるので筋弛緩薬は使用しない

C 循環補助（Circulation）

1) 胸骨圧迫
- 気道確保後に呼吸の確認（熟練者は脈拍も同時に確認）を行い，呼吸がない場合，ただちに胸骨圧迫を行う（100回/分）
- 具体的な圧迫部位，方法，深さ，回数，圧迫対換気比を表1に示した．「強く・速く・絶え間ない」胸骨圧迫が重要である

2) AED（automated external defibrillator）
- 適応：1歳未満の乳児から使用可能．AEDは到着次第，胸骨圧迫を続けながらすぐに装着する
- 小児用パッド：1歳未満の乳児を含めた未就学児（およそ6歳まで）で用いる．小児用がないなどやむを得ない場合は成人用を用いる

3) 静脈路の確保
- 等張性輸液の急速輸液および薬剤投与のために，静脈路（IV）もしくは骨髄路（IO）を確保する

4) 心肺蘇生（CPR）時の緊急薬剤（表2）

5) マニュアル除細動器による電気的治療
- 電極パドル：1歳（体重10 kg）未満の乳児には乳児用パドルを使用する．3 cm以上離し，右上前胸部と左下側胸部か，胸部前面と背面に押しつける
- エネルギー量：いずれの場合も4 J/kgとする（図2）

6) 心停止時アルゴリズム
- 小児・乳児の心停止時の処置の流れを，図2に示した

7) 小児・乳児の心停止
- 呼吸原性心停止が80～90％を占める．したがって，電気的除細動よりも効果的なCPRを迅速に開始することが重要であり，同時に心停止に至った原因検索と除去が重要である

文　献
1) American Heart Association：PALSプロバイダーマニュアル（日本語版）AHAガイドライン2010準拠，宮坂勝之（翻訳・監修），シナジー，東京，2013
2) 日本救急医療財団心肺蘇生法委員会（監）：小児の一次救命処置／小児の二次救命処置．救急蘇生法の指針2010（医療従事者用），日本版救急蘇生ガイドライン策定小委員会（編），へるす出版，東京，改訂第4版，p113，2012

表1 各年齢層における BLS の比較

		成 人	小 児	乳 児
心停止の判断		意識がない		
		呼吸がない，または死戦期呼吸のみ		
		10秒以内に脈拍を触知できない（HCPのみ） ・**成人**：頸動脈 ・**小児**：頸動脈または大腿動脈 ・**乳児**：上腕動脈または大腿動脈		
CPR の手順		C-A-B		
C	圧迫の位置	胸の真ん中		
	圧迫のテンポ	少なくとも 100 回/分		
	圧迫の深さ	少なくとも 5 cm	胸の厚みの 1/3 以上	
	その他の注意点	圧迫後は胸壁を元に戻す 胸骨圧迫の中断は最小限にする 約2分ごとに圧迫担当を交代する		
A	気道確保	頭部後屈顎先挙上法 （HCP が外傷と疑う場合は下顎挙上法）		
B	人工呼吸	30回の胸骨圧迫後 （呼吸原性の場合は準備でき次第すぐに開始）	準備ができ次第すぐに開始	
	胸骨圧迫と人工呼吸の割合	30：2 （一人法および二人法）	30：2（一人法） 15：2（HCP の二人法）	
	胸骨圧迫を必要としない人工呼吸（HCP）	約 10 回/分 （ほぼ6秒に1回）	12～20 回/分 （ほぼ3～5秒に1回）	
	高度な気道確保器具による換気（HCP）	8～10 回/分（ほぼ6～8秒に1回） 胸骨圧迫と非同期 1回約1秒の人工呼吸		
AED	使用時期	AED が届いたら，すぐに装着し使用する		
	使用パッド	成人用	6歳以上：成人用 6歳未満：小児用 （使用できなければ成人用）	小児用（使用できなければ成人用）

HCP（healthcare provider）：医療従事者
[American Heart Association：PALS プロバイダーマニュアル（日本語版）AHA ガイドライン 2010 準拠，宮坂勝之（翻訳・監修），シナジー，東京，2013 を改変して引用]

表2 心肺蘇生時の緊急薬剤

薬剤	用量	適応/作用, 注意点
ATP	初回 0.1 mg/kg IV/IO（最大1回投与6 mg）, 2回目以降 0.2 mg/kg IV/IO（最大1回投与 10 mg）	SVT 後押し（2シリンジテクニックによる急速静脈内投与）
アトロピン	0.02 mg/kg IV/IO（最小1回投与量 0.1 mg, 最大1回投与量 0.5 mg, 総投与量1 mg まで）	迷走神経刺激による徐脈の治療と予防, 房室ブロックによる徐脈 最小投与量以下では徐脈の誘発に注意
アドレナリン	0.01 mg/kg IV/IO（0.1 mL/kg 1：10,000）, 0.01～1 μg/kg/分	心停止, CPR で改善しない徐脈 4分ごとに投与可 心筋収縮力増強作用と血管収縮作用 アナフィラキシーに用いる場合は 0.01 mg/kg 筋注または同量を10倍希釈して静脈内投与
アミオダロン	2.5～5.0 mg/kg（最大 300 mg）	VF/無脈性 VT, SVT, VT QT 時間を延長させる薬剤と併用不可
ニフェカラント	0.15～0.3 mg/kg	VF/無脈性 VT, SVT, VT
グルコン酸カルシウム	60～100 mg/kg IV/IO, 緩徐に静脈内投与 (8.5%製剤として 0.7～1.2 mL/kg)	症候性低 Ca 血症, 高 K 血症, Ca 拮抗薬過剰投与
塩化カルシウム	20 mg/kg IV/IO, 緩徐に静脈内投与 (2%製剤として 1 mL/kg)	徐脈, 心停止に注意
ドパミン	2～20 μg/kg/分	心筋収縮力増強作用 低用量でβ作用優位・高用量でα作用優位
ドブタミン	2～20 μg/kg/分	心筋収縮力増強作用 血管拡張作用
ニトロプルシド	0.5～5 μg/kg/分	強力な血管拡張作用 メトヘモグロビン血症, シアン中毒に注意
ノルアドレナリン	0.1～1 μg/kg/分	強力な血管収縮作用
プロカインアミド	15 mg/kg IV/IO（30～60 分かけて緩徐に投与）	SVT, VT 心電図・血圧を監視し, QT 時間延長に注意 小児循環器科など専門医への相談
マグネシウム	25～50 mg/kg IV/IO（最大1回投与量 2 g）（10～30 分かけて緩徐に投与, ただし心停止時にはより速く投与）	torsades de pointes, 症候性低 Mg 血症
ミルリノン	50 μg/kg IV/IO（10～60 分かけて緩徐に投与）, 0.25～0.75 μg/kg/分	心筋拡張機能改善・血管拡張作用 ローディングの際の低血圧に注意, 腎不全の場合の用量に注意
リドカイン	1 mg/kg IV/IO, 20～50 μg/kg/分	VF/無脈性 VT 中枢神経系副作用（痙攣など）に注意
炭酸水素ナトリウム	1 mEq/kg IV/IO, BE 値×体重（kg） 0.3 mEq の半量投与とする方法もある	CPR 中のルーチンとしては使用しない 動脈血ガスデータをもとに投与考慮
ブドウ糖液	0.5～1 g/kg IV/IO	

SVT：上室性頻拍, VF：心室細動, VT：心室頻拍
[日本救急医療財団心肺蘇生法委員会（監）：救急蘇生法の指針 2010（医療従事者用）, 日本版救急蘇生ガイドライン策定小委員会（編）, へるす出版, 東京, 改訂第4版, p113, 2012 より引用]

② 救 急

A 発 熱

1 診察するときに
- 小児の救急外来における主訴の 40〜50％を占める
- 小児科医に求められているものは，何を優先させて検査・治療すべきであるかという判断能力であり，not doing well（何となく活気がない，元気がない）という危険な徴候に気づく診断能力である
- 発熱は生体防御反応の1つであり，熱中症などを除くと解熱させること自体が治療の主眼ではない

2 とくに注意して診察すべきこと
- 子どもとのやりとり・身体診察から，意識状態や脱水の程度（体重減少，皮膚のツルゴールや尿量の低下，ケトン臭など）を判断する
- 緊急性を要する症状として，①意識障害，痙攣発作，②髄膜刺激症状，③腹部の圧痛・筋性防御などが挙げられる
- すばやく聴診，視診，触診を行い，最後に咽頭や鼓膜の診察をする．このような配慮をしながら，泣かせないように身体所見を取り，両親・本人から病歴を聴取する
- BCG接種部位の発赤・腫脹，皮膚の発疹，手足の硬性浮腫の有無にも注意を払い，咽頭をみるときも，口蓋扁桃（白苔の有無），頬粘膜（Koplik斑の有無），口唇・眼瞼・球結膜の発赤，舌（乾燥，苺舌など）もしっかりと診察する

3 発熱が長引く場合に注意すべき点
- 血液悪性腫瘍，免疫異常：リンパ節腫脹，肝脾腫，顔色不良，出血傾向など
- 内分泌機能の異常：甲状腺腫，眼球突出，頻脈，手の振戦，便通異常など
- 自己免疫疾患：蝶形紅斑などの皮膚の発疹，関節腫脹，皮下結節，手首の脈拍の左右差，筋力低下の有無など
- 消化器系の疾患：体重減少，直腸診を含めた腹部所見（腸蠕動，圧痛点，筋性防御，腫瘤），便（性状，色，血便の有無）

4 年齢別成因

a. 生後数ヵ月以内（とくに3ヵ月未満の新生児・乳児）
- 母体からの抗体が移行している時期であり，通常であれば発熱をきたさない．したがって，この月齢で発熱がみられた場合は，髄膜炎（細菌性，ウイルス性），菌血症，敗血症，尿路感染症（腎盂腎炎など）といった重篤な感染症を念頭に置く
- とくに生後1ヵ月以内の新生児が，哺乳力低下，活気がないといった症状を呈したときは，発熱がなくともB群溶連菌などの重篤な髄膜炎を念頭にすばやい診療を行うべきである

b. 生後6ヵ月以降から幼児
- 発熱と軽度の下痢を伴うのみで，元気で機嫌がよければ突発性発疹症を考える．永山斑や後頭部のリンパ節腫脹などから予測することができるが，あくまでも解熱後の発疹を確認してから診断する
- 早くから保育園に通っている子どもは，感染の流行に曝されやすい．インフルエンザやいわゆる夏風邪の流行状況に敏感であるべきである
- 咽頭炎，肺炎，気管支炎，中耳炎が多く，肺炎球菌やインフルエンザ菌を念頭に置いた診察を行う
- 機嫌が悪くて嘔吐を繰り返す，大泉門の膨隆や頭囲拡大の他に，オシメを交換するときに足を持ち上げると，ひどく機嫌が悪くなりぐずるといった症状は，重要な髄膜刺激症状である
- 高熱が続くだけでなく，不定型の発疹が出現した場合は，眼球結膜や口唇の発赤，手足の硬性浮腫，指の膜様落屑，全身のリンパ節腫脹，BCG接種部位の発赤・腫脹を伴う川崎病を念頭に置くべきである

c. 学童期以降
- インフルエンザ，マイコプラズマ，溶連菌感染症などの流行に注意を払いながら診察する
- 発熱が長引く患者では，甲状腺機能亢進や消化器系の慢性疾患（潰瘍性大腸炎，Crohn病），全身性エリテマトーデスや高安病（大動脈炎症候群），結核にも注意すべきである
- 37.5℃前後の微熱が長引く場合は，心因性の発熱も考慮する

5 検　査
- 細菌感染症を疑い抗菌薬を投与するときは，その前に後鼻腔・咽頭拭い液，血液，尿など各種培養を行う
- とくに新生児，乳児期早期では，菌血症，敗血症，髄膜炎，尿路感染症の可能性が高く，血液・尿・髄液培養が必須である
- 炎症所見として，白血球数（数の増多だけでなく，左方移動が重要），CRP（鋭敏な検査であるが，感染発症後陽性になるまで半日を要する），赤沈（遅れて亢進するため，結核，自己免疫疾患など慢性的な炎症では有用である）が代表的である．普段から血液塗抹標本の観察を習慣づけると，左方移動のみならず白血病や貧血，百日咳といった重要な疾患の見逃しを減らすことができる
- 様々な迅速検査法が普及してきているが，それぞれの特性，必要性を熟知し，臨床診断の裏づけとして活用すべきである

6 解熱薬の使い方
- 小児の解熱薬として，アセトアミノフェン（坐剤：アンヒバ®，アルピニー®，経口剤：カロナール®，アセトアミノフェン®）10 mg/kg，イブプロフェン（坐剤：ユニプロン®，経口剤：ブルフェン®）3〜6 mg/kg を用いる．定期的に用いるのではなく，38.5℃以上でぐったりしたときに6時間間隔で用いる
- ジクロフェナクナトリウム（ボルタレン®），メフェナム酸（ポンタール®），インドメタシン，アスピリンは，インフルエンザ脳症やReye症候群などとの関連が疑われており，小児では用いない

文　献
1) 北海道小児科医会小児救急委員会（編）：小児救急蘇生と薬物治療．小児救急マニュアル，2006
2) 柳澤正義：小児初期救急診療ガイドブック，へるす出版，2004
3) 沖　潤一：心因性の発熱．小児内科 35：69-71, 2003
4) 手塚宜行ほか：生後3か月未満の発熱．小児内科 46：333-337, 2014

② 救 急

B 呼吸困難

1 迅速な心肺機能の評価

a. 全身の観察
- チアノーゼ,鼻翼呼吸,陥没呼吸などの呼吸窮迫症状があるか
- 体動があるか
- 外傷,皮下出血などがあるか

b. 意識状態
- 声かけに反応するか
- 痛み刺激に反応するか

c. バイタルサイン(心拍・呼吸,体温など)
- 心拍:頻脈,徐脈,不整脈の有無
- 呼吸:多呼吸,徐呼吸,無呼吸の有無
- 体温:高体温,低体温の有無

d. 聴診所見
- 呼吸音が聴取できるか
- 心雑音,Ⅲ音,Ⅳ音があるか

2 蘇生処置の必要性を判断

a. 蘇生処置が必要な場合
- 呼吸停止,心停止,循環不全を伴う徐脈があれば蘇生処置を最優先する

①応援を呼ぶ:1人では適切な蘇生処置を行うことは困難である.必ず応援を求める

②異物除去:異物誤飲が明らかであれば,背部叩打法,胸部突き上げ法で異物除去をはかる

③気道確保:下顎を挙上し,エアウェイ挿入し,リザーバー付きマスクを用いて酸素投与.器材がなければ,mouth to mouth

④モニター装着:心拍呼吸,経皮的酸素飽和度(SpO_2),血圧を測定.$SpO_2 \leq 95\%$なら酸素投与が必要

⑤気管挿管:気管挿管による人工換気

・人工換気の適応条件:無呼吸の頻発,進行性の高CO_2血症,

表1 小児期に呼吸困難を呈する主な疾患

上気道の障害	下気道の障害	その他
異物，扁桃炎，咽後膿瘍，喉頭浮腫，クループ，喉頭蓋炎，喉頭気管軟化症，血管輪，縦隔腫瘍，小顎症，後鼻腔閉鎖，アデノイド，頸部嚢胞	細気管支炎，肺炎，気胸，膿胸，胸水貯留，血胸，気管支喘息，肺嚢胞，肺気腫，肺線維症，肺ヘモジデローシス	心不全，過換気症候群，神経筋傷害，横隔膜ヘルニア，アナフィラキシー

吸入酸素濃度（FiO_2）50%でも酸素分圧（PaO_2）<60 mmHg，循環不全を伴う徐脈
⑥血管確保して必要な薬剤を投与：昇圧薬，ステロイド，抗菌薬など
⑦原因検索のための諸検査
・血液検査：一般末梢血検査，生化学検査，血液ガス
・画像検査：胸部X線，エコー検査

b. 蘇生処置を急がない場合

1) 問診
- 基礎疾患があるか：気管支喘息，慢性肺疾患，先天性心疾患など（表1）
- 発症が急激か緩徐か
・急激に進行：異物，アナフィラキシー，気胸など
・数分から数時間かけて進行：気管支喘息発作，喉頭蓋炎など
・1日以上かけて進行：肺炎，うっ血性心不全，肺線維症など
- 呼吸困難が生じる直前のエピソード：異物誤飲，外傷，アレルゲン摂取など
- 併存する症状：発熱，咳嗽，疼痛，流涎，嚥下障害など

2) 身体所見
- 頸部の腫脹が認められるか
- 咽頭の扁桃腫大や異物の存在があるか：急性喉頭蓋炎では大きく開口させたり，舌圧子を用いると呼吸困難を増悪させることがあるので注意する
- 皮膚に外傷を示す所見があるか
- 呼吸音聴診（表2）

3) 検査
①X線（表3）

表2 特徴的な聴診所見と疾患

呼気性喘鳴	下気道閉塞性疾患,気管支喘息発作,急性細気管支炎,異物
吸気性喘鳴	上気道閉塞性疾患,クループ,喉頭蓋炎,異物,細菌性気管炎
呼吸音減弱	気管支喘息発作,細気管支炎
呼吸音聴取不能	胸水,膿胸,気胸,異物,無気肺
異常呼吸音 水泡音	肺炎,心原性肺水腫
異常呼吸音 捻髪音	肺線維症
摩擦音	胸膜炎,心膜炎

表3 特徴的な喉頭・胸部X線所見と疾患

過膨張・透過性亢進	気管支喘息発作,細気管支炎
肺胞性浸潤陰影	肺炎
間質性陰影増強	肺線維症,間質性肺炎,肺ヘモジデローシス
気管・縦隔偏位	異物,腫瘍性病変
肋骨横隔膜角の消失	胸膜炎,膿胸,血胸
喉頭蓋腫脹 thumb print sign	喉頭蓋炎
喉頭狭窄 wine bottle sign pencil sign	喉頭蓋炎,クループ

②その他の画像検査:異物の診断はむずかしいが,透視下で吸気と呼気の肺の膨らみの左右差,および胸部CTやMRIで異物体,異物肉芽を確認できることがある

③血液ガス分析[PaO_2,二酸化炭素分圧($PaCO_2$),pH,BE(base excess)]:これらの異常は症状やSaO_2からは判断できないので,必ず検査する

④感染微生物の迅速検査
・迅速検査キット:RSウイルス,アデノウイルス,インフルエンザウイルス,ヒトメタニューモウイルス,マイコプラズマ,A群溶連菌,肺炎球菌
・遺伝子増幅検査[PCR法,LAMP法(loop-mediated isothermal amplification)]

⑤喉頭内視鏡検査:上気道の閉塞を疑うときには必須であるが,耳鼻咽喉科や麻酔科の協力が必要である

⑥一般検査:原因を推定する意味では末梢血や生化学検査から得られる情報は少ない

② 救 急
C ショック

- ショックとは「組織の酸素需要に不均衡をもたらす急性かつ全身性の循環障害」と定義され,「ショック＝血圧の低下した状態」ではない
- ショックが持続すると急速に心肺機能不全へと進行し,心停止に陥る

1 分 類

a. 重症度による分類

1) 代償性ショック
- 収縮期血圧は基準範囲内にあるが,組織灌流が不十分な徴候を示す状態
- 心拍数の増加や体血管抵抗の上昇により血圧を保っている状態であり,頻拍や脈圧減少,毛細血管再充満時間の延長などがみられる

2) 低血圧性ショック
- 代償機構が破綻し,収縮期血圧が各年齢における基準下限値未満になってしまった状態

b. タイプ別による分類（表1）

1) 循環血液量減少性ショック
- 血管内容量が減少したために前負荷が減少しショックに至るもの
- 原因：下痢や嘔吐,出血,浸透圧利尿（高血糖など）など

2) 血液分布異常性ショック
- 血管内の容量分布が不均衡になることによりショックに至るもの
- 原因：敗血症,アナフィラキシーなど

3) 心原性ショック
- 不整脈や心収縮力低下により心拍出量低下をきたしショックに至るもの
- 原因：重症不整脈,心筋炎,先天性心疾患など

4) 閉塞性ショック

- 血流が物理的に閉塞されるために心拍出量低下をきたしショックに至るもの
- 原因:緊張性気胸,心タンポナーデ,肺塞栓症など

2 ショックの認識

- 早期にショックを認識することが重要であり,身体所見と症状の系統的な評価を行う

> 第一印象:
>   緊急度の判定(全身状態がよいか,悪いか,蘇生が必要か)
> 一次評価:ショックの重症度の判定(代償性か,低血圧性か)
> 二次評価:
>   ショックのタイプ別分類(先述の4つのタイプのいずれか)

- 各年齢における収縮期血圧の下限値を以下に示す

> | 年齢 | 下限値 |
> |---|---|
> | 新生児(1ヵ月以内) | 60 mmHg |
> | 乳児(1ヵ月~1歳未満) | 70 mmHg |
> | 1~10歳未満の小児 | 70 + 2 × 年齢 (mmHg) |
> | 10歳以上の小児 | 90 mmHg |

- 一次評価では血圧以外に,A:気道の開通性,B:呼吸数や呼吸音など,C:心拍数や毛細血管再充満時間など,D:意識レベル,E:体温や外表所見などの順に評価を進める[ABCDEアプローチ(p50参照)]
- 二次評価では,焦点を絞った身体診察やSAMPLEに従った病歴聴取を行う

> | | | |
> |---|---|---|
> | S | (Signs and Symptoms) | :自他覚症状 |
> | A | (Allergies) | :アレルギー |
> | M | (Medications) | :薬剤服薬歴/投与歴 |
> | P | (Past history) | :既往歴 |
> | L | (Last meal) | :最終経口摂取 |
> | E | (Events) | :今回の経過 |

3 管 理

- ①酸素投与，②輸液路の確保，③輸液療法は，ショックを呈するすべての小児に対してまず行うべき対応である
- 低血糖や低Ca血症，代謝性アシドーシスなどの代謝障害があれば是正する
- ショックのタイプ別に治療を選択する
- 治療介入を終えたら，必ずABCDEアプローチ（p50参照）を用いて患児の再評価を行う

a. 一般的な管理

1) 酸素投与

- リザーバー付き酸素マスクを用い，10 L/分以上の流量で100%酸素を投与する
- 動脈血酸素含有量を高めることが目的であるため，呼吸状態が良好な患児でも実施する

2) 輸液路の確保

- 末梢静脈路の確保が困難な場合には，遅延なく骨髄路を確保する

3) 輸液療法

- 初期輸液として細胞外液補充液（生理食塩液やリンゲル液）20 mL/kgを5〜20分かけて投与する
- 心原性ショックの場合は細胞外液補充液5〜10 mL/kgを10〜20分かけて緩徐に投与する

b. タイプ別分類による管理（表1，図1）

文 献

1) American Heart Association：PALSプロバイダーマニュアル（日本語版）AHAガイドライン2010準拠, 宮坂勝之（翻訳・監修）, シナジー, 東京, 2013
2) 日本救急医療財団心肺蘇生法委員会（監）：小児の一次救命処置/小児の二次救命処置. 救急蘇生法の指針2010（医療従事者用）, 日本版救急蘇生ガイドライン策定小委員会（編）, へるす出版, 東京, 改訂第4版, p113, 2012

表1 ショックのタイプ別分類と管理

分類	考えられる原因	管理
循環血液量減少性ショック	非出血性	・細胞外液補充液 20 mL/kg を 5〜10 分で投与 ・上記を 3 回行った後には膠質液投与を考慮
	出血性	・外出血のコントロール ・細胞外液補充液 20 mL/kg を 5〜10 分で投与 ・適応があれば赤血球輸血
血液分布異常性ショック	敗血症性	・敗血症性ショックアルゴリズムを適応 [まず行うべき初期対応] ・細胞外液補充液 20 mL/kg を 5〜10 分で投与 ・血液培養を採取し,抗菌薬の投与
	アナフィラキシー性	・アドレナリン筋注 ・細胞外液補充液 20 mL/kg を 5〜10 分で投与 ・サルブタモール吸入 ・抗ヒスタミン薬やステロイドの投与
	神経原性	・細胞外液補充液 20 mL/kg を 5〜10 分で投与 ・血管収縮薬の投与
心原性ショック	不整脈性(徐脈性)	・徐脈アルゴリズム*を適応 [まず行うべき初期対応] ・気道確保,酸素投与および人工呼吸 ・循環不良が続いていたら CPR 開始
	不整脈性(頻拍性)	・循環不良な頻拍アルゴリズム*を適応
	その他	・細胞外液補充液 5〜10 mL/kg を 10〜20 分で投与 ・血管作動薬の投与 ・専門医への相談
閉塞性ショック	緊張性気胸	・胸腔穿刺による脱気 ・胸腔ドレーンの留置
	心タンポナーデ	・心膜穿刺による心嚢貯留液の除去 ・細胞外液補充液 20 mL/kg を 5〜10 分で投与
	肺塞栓症	・細胞外液補充液 20 mL/kg を 5〜10 分で投与 ・血栓溶解薬や抗凝固薬の投与を検討 ・専門医への相談
	動脈管依存性	・プロスタグランジン E_1 の投与 ・専門医への相談

*アルゴリズム(p29 参照)

図1 敗血症性ショックの管理

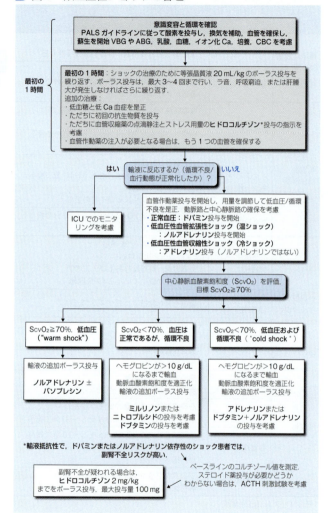

VBG：静脈血ガス，ABG：動脈血ガス，CBC：血算，ACTH：副腎皮質刺激ホルモン
[American Heart Association：PALS プロバイダーマニュアル（日本語版）AHA ガイドライン 2010 準拠，宮坂勝之（翻訳・監修），シナジー，東京，2013 より引用]

② 救 急

D 急性心不全・不整脈

1 急性心不全

a. 臨床病型
- 急性心不全時には，迅速かつ適切な治療が要求される
- うっ血所見と組織低灌流所見により分類された臨床病型分類（図1）は，従来のForrester分類より簡便で，迅速に病態を把握可能である

b. 診断と治療（図2）

1) Wet/Warm
- うっ血の改善のために利尿薬の投与と，血管拡張薬の投与を行う
- 血管拡張薬は利尿効果と動脈拡張効果を併せもつヒト心房性ナトリウム利尿ペプチド（hANP）が第一選択で，次により血管拡張作用の強いニトログリセリン（NTG）を用いる
- 低用量ドパミンは腎血流増加による利尿効果が期待でき，かつ血管拡張薬による血圧低下を軽減するため併用する

2) Wet/Cold
- 血圧が保たれていれば，利尿薬と血管拡張薬を用いてWet/Warmになるのを期待する
- 血圧が低値でアウトプットが十分得られないときは心収縮性を上昇させる治療を行う．この場合，PDE-Ⅲ阻害薬やドパミン，ドブタミンを使用する

3) Dry/Cold
- 脱水などが原因の循環血液量減少により内因性のカテコラミン類が分泌された結果，末梢血管が収縮している病態である
- 速やかに補液が必要となるが，急激な補液はむしろ心ポンプ不全を招く．補液に対する反応（尿量と症状）を慎重にみながらDry/Warmへもっていく

2 不整脈
- 頻脈，徐脈の原因（表1）と治療（図3）

図1 急性心不全の臨床病型

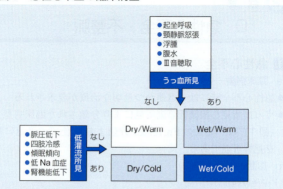

[日本循環器学会ホームページ：循環器病の診断と治療に関するガイドライン（2010年度合同研究班報告）：急性心不全治療ガイドライン（2011年改訂版）より引用]

図2 急性心不全の診断と治療

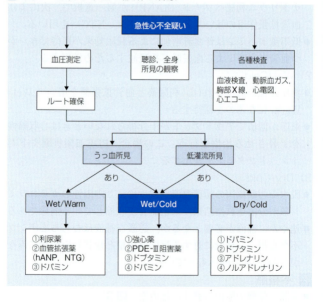

図3 小児不整脈の診断と治療

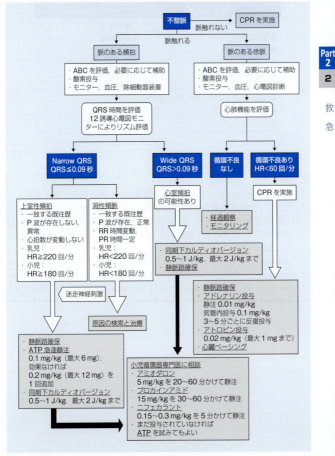

HR：心拍数
[American Heart Association (AHA)：2010 AHA guidelines for cardiopulmonary resuscitation (CPR) and emergency cardiovascular care (ECC) of pediatric and neonatal patients：pediatric advanced life support. を改変して引用]

表1 頻脈/徐脈の原因

頻脈の原因	徐脈の原因
●循環血液量減少 ●低O_2血症 ●アシドーシス ●K異常 ●低血糖 ●高体温 ●外傷（心タンポナーデ，緊張性気胸） ●血栓症 ●毒物	●低体温 ●低血糖 ●K異常 ●甲状腺機能低下症 ●心筋炎 ●毒物

文 献

1) 日本循環器学会ホームページ：循環器病の診断と治療に関するガイドライン（2010年度合同研究班報告）：急性心不全治療ガイドライン（2011年改訂版）［2015年10月26日，日本循環器学会HP閲覧，最新情報は http://www.j-circ.or.jp/guideline/pdf/JCS2011.izumi_h.pdf をご確認下さい］

2) American Heart Association (AHA) : 2010 AHA guidelines for cardiopulmonary resuscitation (CPR) and emergency cardiovascular care (ECC) of pediatric and neonatal patients : pediatric advanced life support.

② 救 急

E 痙攣発作・意識障害

1 痙攣発作

- 欠神, ミオクロニーてんかんなどは, 発作を繰り返した後で受診する. このため, 救急の場面で遭遇する痙攣発作は, 強直発作, 強直間代発作が主である
- 痙攣発作が続いているときには, すばやくバイタルサインをモニターしながら血管の確保や酸素投与を行い, 血算, 電解質, 肝機能, 血糖, アンモニア, 乳酸, ピルビン酸などを検査する
- 発熱などの誘因の有無, 痙攣発作の型, 持続時間, 外傷の有無, 意識レベル (表1) を判断し, 頭部の画像診断, (頭蓋内圧亢進に注意して) 髄液検査を行う
- 痙攣の原因として, 乳幼児期の熱性痙攣, てんかん, 脳炎・脳症, 頭蓋内出血が多いが, 低血糖や低Ca・Mg血症, 心電図のQT延長や致死的な不整脈, 虐待を念頭に置いた頭部外傷の有無にも注意する
- 発作が頓挫しても意識障害が続いているときは, 脳炎・脳症

表1 意識レベルの判定 (Japan Coma Scale : JCS)

	Ⅲ. 刺激をしても覚醒しない状態
300	痛み刺激にまったく反応しない
200	痛み刺激で少し手足を動かしたり, 顔をしかめたりする
100	痛み刺激に対して, 払いのけるような動作をする

	Ⅱ. 刺激すると覚醒する状態
30	痛み刺激を加えつつ呼びかけを繰り返すと, かろうじて開眼する
20	大きな声または身体を揺さぶることにより開眼する
10	普通の呼びかけで容易に開眼する

	Ⅰ. 刺激をしないでも覚醒している状態
3	自分の名前, 生年月日が言えない
2	見当識障害がある
1	意識清明とはいえない

[阿部敏明ほか (編):診断の手順, 小児科学・新生児学テキスト, 診断と治療社, 東京, 改訂第4版, p111-123, 2003より引用]

を想定して脳波検査を行う

2 痙攣重積に対する治療

- 痙攣重積とは，痙攣発作が30分以上続いたり，いったん頓挫しても意識状態が回復せず発作を繰り返したりする状態のことを指す
- 現在は痙攣発作が5〜10分以上続く場合に，痙攣重積として治療を開始することが多い
- 病院到着時に痙攣が続いていれば，重積状態に陥らないよう，呼吸抑制に注意しながら抗てんかん薬などで速やかに治療を開始する（表2）

a. 第一選択薬：ベンゾジアゼピン系

- 即効性があり，痙攣抑制作用も強力であるため，ベンゾジアゼピン系が第一選択として用いられるが，呼吸抑制をきたしやすい
- ジアゼパムが第一選択である．最近，より呼吸抑制作用が少ないミダゾラムを用いることが多くなった
- ジアゼパム：セルシン® 0.3〜0.5 mg/kg を原液のまま，緩徐に静注する
- ミダゾラム：ドルミカム® 10 mg/2 mL を生理食塩液もしくは5％糖液で希釈して1 mg/mL とし，0.15 mg/kg（0.1〜0.3 mg/kg）の量を1 mg/分の速度で静注する．ジアゼパムに比べ，呼吸抑制が少なく作用も強力である

b. 第二選択薬：フェノバルビタール，ホスフェニトイン／フェニトイン

- ともに薬剤の投与および効果発現に多少時間がかかるが，作用時間は長い
- フェノバルビタール：ノーベルバール® 15〜20 mg/kg を10分以上かけてゆっくり静注する．意識レベルの低下が長く続くため，脳炎・脳症の評価がむずかしくなる可能性がある
- ホスフェニトイン：ホストイン® 22.5 mg/kg を3 mg/kg/分以下の速度でゆっくり静注する．不整脈などが出現しやすく，投与中は心肺モニタリングを行う
- フェニトイン：アレビアチン® 18〜20 mg/kg（10〜20 mg/kg）を注射用蒸留水で希釈し（糖液が混入すると混濁する），

表2 痙攣重積時に使用する薬剤

	薬品名（略号）商品名	用 量	特 徴
1st	ジアゼパム（DZP）ホリゾン®セルシン®	0.3～0.5 mg/kg	原液のまま静注する．血管刺激性がある．注射液の注腸投与が可能である（0.5 mg/kg投与）[1)]
	ミダゾラム（MDL）ドルミカム®	単回：0.15 mg/kg[2)]（0.1～0.3 mg/kg）持続：0.1～0.5 mg/kg/時[1)]	原液を鼻腔・口腔内投与できる（0.3 mg/kg）[1)]．長期投与時には離脱症状に注意する．
2nd	フェノバルビタール（PB）ノーベルバール®	初回：15～20 mg/kg（新生児は20 mg/kg）	10分以上かけて投与する（100 mg/分を超えない）
	ホスフェニトイン（fos PHT）ホストイン®	初回：22.5 mg/kg 維持：5～7.5 mg/kg/日	3 mg/kg/分，もしくは150 mg/分以下で投与する．投与中は心肺モニタリングが必要（不整脈など出現）．2歳未満には適応なし
	フェニトイン（PHT）アレビアチン®	初回：18～20 mg/kg（10～20 mg/kg）維持：5～8 mg/kg/日	注射用蒸留水で希釈する（糖液で白濁するため）．1 mg/kg/分，もしくは50 mg/分以下で投与する．投与中は心肺モニタリングが必要（不整脈など出現）
3rd	チオペンタールラボナール®	単回：3～5 mg/kg[2)] 持続：2～5 mg/kg/時[3)]	呼吸抑制や血圧低下が強く，集中管理を要する．他剤との配合に注意を要する（結晶析出など）

1) 適用外使用である
2) 薬剤添付文書の適応症に記載はないが，「痙攣重積発作」に対して使用した場合には保険請求が可能である
3) 表記の用量より少ない投与量で使用する場合もある

1 mg/kg/分以下の速度でゆっくり静注する．不整脈などが出現しやすく，投与中は心肺モニタリングを行う

c. 第三選択薬：バルビツール酸系

- 静脈麻酔薬であり，人工呼吸管理下，もしくはすぐに気道確保ができる状態で用いる
- チオペンタール：ラボナール® 3～5 mg/kg を静注する

d. その他
- 熱性痙攣であっても，重積状態だったり，意識回復が遷延したりする場合は急性脳症・脳炎との鑑別が困難であり，デカドロン® 0.15〜0.25 mg/kg を投与する

3 遷延する意識障害
- 単純型熱性痙攣では，数分以内で発作が頓挫し，その後の意識レベルも清明である．これに対して，痙攣発作が持続したり，発作が消失したりするようにみえても意識レベルが回復しないときは，速やかに脳波検査や頭部画像診断を行う

a. 主な検査結果と想定される疾患
- 高振幅徐波の持続，脳浮腫：脳炎/脳症
- 局在性の棘波の連続：非痙攣性てんかんの重積状態
- 硬膜下出血，MRI の拡散強調画像で脳実質の高信号，網膜出血：揺さぶられ症候群などの外傷，ビタミン K 欠乏症などの出血傾向
- 発熱，項部硬直などの髄膜刺激症状：化膿性髄膜炎
- 肝腫大，高アンモニア血症，低血糖：Reye 症候群および代謝異常による急性脳症

b. 脳圧亢進に対する治療
- D-マンニトール（20％マンニットール® 2.5〜5 mL/kg）を 1 時間かけて点滴静注し，1 日 3〜6 回繰り返す
- 10％グリセオール® 5〜10 mg/kg を 30〜60 分で点滴静注し，4〜6 時間ごとに繰り返す．低血糖が基盤にあると症状を悪化させることがある

4 発作を繰り返す子どもを持つ家族へのアドバイス
- 舌を噛まないようにと発作中に口に割り箸などを入れることは，誤嚥や窒息の危険性の方が高いので禁止する
- 痙攣発作を目撃した場合は，衣服を緩め，転倒などの二次的な頭部外傷を防ぎ，顔を横に向けて寝かせる
- 痙攣が止まらず病院に連れて行くときは，救急車を利用する

文 献
1) 日本てんかん学会（編）：てんかん専門医ガイドブック—てんかんにかかわる医師のための基本知識，診断と治療社，東京，2014

② 救 急

F 脱水・電解質異常

脱 水

1 脱水の診断と評価

a. 問 診
- 脱水の原因は，①水分摂取量の減少と②水分喪失量の増加とに分けられる
- 原因①については，哺乳量・水分や食事の摂取量を具体的に聴取する（最後に摂取したのはいつか？など）
- 原因②については，発熱の有無・下痢や嘔吐の程度・尿量増加の有無（尿崩症や糖尿病などによる）などを聴取する

b. 身体所見（表1）
- 体重減少の程度により，脱水の重症度を判定することが一般的である
- 発症前の体重は不明なことが多いため，迅速に診察を行い重症度を推定する

c. 検査所見
- 血液検査は必須ではないが，低血糖などの合併症を評価したり，病態や治療を考えるうえで参考になる
- 最低限検査する項目：血算，総蛋白，アルブミン，BUN，

表1 脱水の身体所見と重症度

身体所見	軽 症	中等症	重 症
体重減少	<5%	5〜10%	>10%
意識	清明	不穏，傾眠	昏睡
呼吸	正常	正常/多呼吸	促迫
脈の触知	触れる	触れにくい	触れない
毛細血管再充満時間	<2秒	2〜4秒	>4秒
流涙	あり	少ない	なし
口腔内	湿潤	乾燥	著明に乾燥
皮膚ツルゴール	正常	やや低下	低下

血清Cr，Na・K・Cl，血糖，静脈血ガス（pH，PCO$_2$，HCO$_3^-$，アニオンギャップ）

2 脱水の治療

a. 経口補液療法（oral rehydration therapy：ORT）
- 軽症～中等症の脱水に対して行う
- 50～100 mL/kg の経口補水液を3～4時間かけて摂取させる
- 嘔吐がある場合には，1回量を5～15 mL とし数分おきに飲ませる方法が勧められる

b. 経静脈輸液
- 重症例やORTがむずかしい症例に対して行う
- 近年では，低張液を輸液することにより生じる低Na血症（医原性低Na血症）が報告されており，患児の病態に合わせた輸液製剤の選択が必要である

1）初期輸液
- 脱水に伴う循環不全を是正することが目的である
- Na濃度が高く，Kを含まない（または低濃度の）輸液製剤*を10～20 mL/kg/時で1～2時間輸液する

  *の輸液製剤：細胞外液補充液（生理食塩液やリンゲル液），ソリタ®-T1などの開始液

2）維持輸液
- 維持輸液にはソリタ®-T3などが用いられることが多い
- 1日に必要な水分量の目安として，Holliday&Segarの式がある

  体重0～10 kg　：体重（kg）×100 mL
  体重11～20 kg：1,000 mL＋[体重（kg）－10]×50 mL
  体重＞20 kg　　：1,500 mL＋[体重（kg）－20]×20 mL

電解質異常

1 高ナトリウム血症（血清Na＞150 mEq/L）

a. 原因（表2）
b. 症状
- 傾眠傾向や易刺激性など．急性かつ高度の高Na血症では脳

表2 高Na血症の原因

1. 水分欠乏
1) 水分摂取の不足
   飲水の不十分な乳幼児や高齢者，意識障害
2) 水分喪失の増加
   ・腎性：尿崩症，利尿薬，浸透圧利尿
   ・腎外性：下痢，嘔吐，発熱や高温環境による不感蒸泄増加

2. Na過剰
1) Na排泄の低下
   原発性アルドステロン症，Cushing症候群
2) Naの過剰投与
   高張食塩水や重炭酸ナトリウム（メイロン®）の過剰投与，海水での溺水

出血やくも膜下出血をきたす可能性がある

c. 治療

- 5％ブドウ糖液を用いて，緩徐に欠乏水分を補充する

> 欠乏水分量（L）
> ＝体重（kg）×0.6×（現在のNa濃度／目標Na濃度－1）

- 許容される補正速度は0.5～1.0 mEq/L/時，かつ1日12 mEq/Lの低下とされる
- 尿崩症などがあれば，原疾患の治療を行う

2 低ナトリウム血症（血清Na＜130 mEq/L）

a. 原因（表3）

b. 症状

- 頭痛，悪心・嘔吐，傾眠，痙攣，昏睡などの神経症状が主体となる

c. 治療

- 急性に発症した症候性低Na血症では，3％食塩水（Na 513 mEq/L）を0.5～1.0 mL/kg/時で投与する（症状が改善するまで）
- 上記以外の場合，推定されるNa欠乏量（mEq）を時間をかけて投与する

> Na欠乏量（mEq）＝体重（kg）×0.6×（140－現在のNa濃度）

- 許容される補正速度は0.5～2.0 mEq/L/時，かつ1日8～

表3 低Na血症の原因

<table>
<tr><td rowspan="6">低張性</td><td colspan="2">1. 細胞外液量が減少(脱水所見がある)</td></tr>
<tr><td colspan="2">1) 腎性
利尿薬,浸透圧利尿,塩類喪失性腎症,中枢性塩類喪失症候群(CSWS),Addison病,低アルドステロン症,偽性低アルドステロン症
2) 腎外性
消化管からの喪失(嘔吐や下痢),失血,高度の火傷,third spaceへの水分移行</td></tr>
<tr><td colspan="2">2. 細胞外液量が正常</td></tr>
<tr><td colspan="2">ADH不適切分泌症候群,糖質コルチコイド欠乏(下垂体や副腎機能低下による),甲状腺機能低下症,心因性多飲</td></tr>
<tr><td colspan="2">3. 細胞外液量が増加(浮腫や胸水/腹水の存在)</td></tr>
<tr><td colspan="2">心不全,肝硬変,ネフローゼ症候群,腎不全</td></tr>
<tr><td rowspan="2">等張性</td><td colspan="2">偽性低Na血症(脂質異常症や高蛋白血症による)</td></tr>
<tr><td>[理由]</td><td>中性脂肪のような非水成分も含めて,Na濃度を測定してしまうため
通常時のNa濃度=Na量/水,偽性低Na血症時のNa濃度=Na量/水+脂肪や蛋白</td></tr>
<tr><td rowspan="2">高張性</td><td colspan="2">高血糖,D-マンニトール投与</td></tr>
<tr><td>[理由]</td><td>高血糖やD-マンニトール自体が浸透圧を生み出す.
これにより細胞内外で浸透圧格差が生じ,細胞内から細胞外へ水の移動を引き起こすため</td></tr>
</table>

ADH:抗利尿ホルモン

12 mEq/Lの上昇とされる
- 低Na血症をきたした原疾患の治療も行う[ADH不適切分泌症候群(SIADH)に対する水分制限など]

3 高カリウム血症(血清K>5.0 mEq/L)

a. 原因(表4)

b. 症 状

- 心電図異常をきたし,心室細動などの致死的不整脈が出現する

c. 治 療

① K投与や血清Kを上昇させる薬剤の中止
② グルコン酸カルシウム(カルチコール®)0.5〜1 mL/kgを10分かけて静注
③ 重炭酸ナトリウム(メイロン®)1〜2 mEq/kgを30分かけて静注

※メイロン®のHCO_3^-濃度:7%製剤は0.833 mEq/mL,8.4%製剤は1 mEq/mL

表4 高K血症の原因

1. 腎臓からのK排泄障害

1) 腎不全（GFRの低下）
2) アルドステロン欠乏/作用不全
   副腎皮質過形成，Addison病，低アルドステロン症（原発性/低レニン性），偽性低アルドステロン症，全身性エリテマトーデス
3) 薬剤性
   NSAIDs，ACE阻害薬/アンジオテンシン受容体拮抗薬，K保持性利尿薬（スピロノラクトンなど），ナファモスタット，シクロスポリン，タクロリムス，ヘパリン

2. 大量のK負荷

1) **外因性** Kを含む輸液や薬剤，輸血，食事
2) **内因性** 横紋筋融解症，腫瘍崩壊症候群，消化管出血，溶血

3. 細胞内から細胞外へのK移動

アシドーシス，インスリン欠乏
薬剤：β遮断薬，ジギタリス，サクシニルコリン

4. 偽性高K血症

白血球増加，血小板増加，溶血（とくに採血時）

GFR：糸球体濾過量，NSAIDs：非ステロイド性抗炎症薬

④サルブタモール（ベネトリン®）0.02 mL/kgをネブライザー吸入
⑤グルコース・インスリン（GI）療法：50%ブドウ糖液1 mL/kgにレギュラーインスリン0.1単位/kgを加え，1時間以上かけて静注
⑥フロセミド（ラシックス®）1〜2 mL/kgを静注
⑦イオン交換樹脂：ケイキサレート®やカリメート®1 g/kgを微温湯に溶いて注腸
⑧透析療法

4 低カリウム血症（血清K<3.5 mEq/L）

a. 原因（表5）

b. 症　状

- 筋力低下や不整脈，高度の場合には四肢麻痺やイレウスなどを認める

c. 治　療

- 原則，経口的にK製剤を投与する

表5 低K血症の原因

1. 体外へのK喪失

1) 腎性
- 利尿薬
- 尿細管疾患:Fanconi症候群,Bartter症候群,Gitelman症候群,Liddle症候群,尿細管性アシドーシス
- 内分泌疾患:原発性アルドステロン症,Cushing症候群,副腎皮質過形成
- その他:腎血管性高血圧,低Mg血症,ステロイド,甘草(グリチルリチン)

2) 腎外性
- 消化管:嘔吐,下痢,腸瘻やドレナージ
- 皮膚:熱傷,発汗亢進
- 透析による喪失

2. Kの摂取不足

飢餓,神経因性食思不振症(拒食症),輸液からの補充不足

3. 細胞外から細胞内へのK移動

- アルカローシス,インスリン投与,カテコラミン投与
- 周期性四肢麻痺,甲状腺機能亢進症,低体温

- 経静脈的にKを投与する場合には,K濃度を40 mEq/L以下,投与速度を0.4 mEq/kg/時(最大20 mEq/時)以下とする.心電図モニタリングは必ず行う

文献

1) 金子一成(編著):すぐに使える小児輸液実践ハンドブック,中外医学社,東京,2012

② 救 急

G 腹痛・嘔吐・下痢

1 迅速な全身状態の評価

a. 全身の観察
- 体動があるか
- 機嫌がよいか,活気があるか
- 激しい啼泣や苦悶様顔貌を認めるか:持続的か間欠的か
- 坐位や歩行が可能か
- 痛がり方の部位と強さの程度:身体の前屈,手を当てている部位
- 外傷,皮下出血があるか
- 皮膚は脱水状態にあるか
- 末梢循環は保たれているか:毛細血管再充満時間(refilling time)

b. 意識状態
- 声かけに反応するか
- 痛み刺激に反応するか

c. 脱水の評価
- 最終排尿の把握
- 体重測定
- 皮膚のツルゴール

d. バイタルサイン(心拍・呼吸,体温など)
- 心拍:頻脈,徐脈の有無
- 呼吸:多呼吸,徐呼吸,無呼吸の有無
- 体温:高体温,低体温の有無
- 血圧:ショックの存在の有無

e. 嘔吐物,便の確認
- 回数,間隔,量
- 嘔吐物:胆汁様,胃液様,血液混入
- 浣腸
- 便:血便,水様便,白色便,硬便

2 緊急処置の必要性を判断

a. 緊急処置が必要な場合
- ショックであれば,蘇生処置を最優先
- 意識低下を伴う脱水所見があれば,輸液開始 20 mL/kg の生理食塩液投与を 20 分ごとに繰り返す

b. 緊急性が低い場合
1) 問診
①基礎疾患:炎症性腸疾患,内分泌疾患,代謝異常症,食物アレルギーなど
②腹痛の性状:持続的か間欠的か,部位は固定か移動性か
③嘔吐,下痢の性状:回数,間隔,量
④集団発生がないか:集団食中毒の可能性
⑤発症する直前のエピソード:アレルゲン物質や中毒性物質,異物の摂取,外傷があったか
⑥併存する症状:発熱,発疹,血尿,関節炎,皮下出血など
⑦生活習慣:溢乳,便秘,生理痛など
⑧精神的要因の有無

2) 身体所見
①姿勢・表情:前屈姿勢,苦悶顔貌,間欠性啼泣
②腹部触診
・疼痛部位の確認
・膨満しているか陥凹しているか
・筋性防御,反跳痛,圧痛点の有無
・腫瘤病変の有無:糞塊,ソーセージ様(腸重積,腹部腫瘍)
③腹部聴診
・腸雑音亢進(機械的イレウス)
・腸雑音低下(麻痺性イレウス)
④直腸指診:虫垂炎や腹腔内の炎症を疑うときには必須
⑤皮膚
・紫斑(血管性紫斑病)
・膨疹・紅斑(食物アレルギー)
⑥その他の観察すべき部位:鼠径部,陰嚢

3) 診察時の注意点
- 診断が確定しないうちに鎮痛薬を投与すると,症状が修飾さ

表1 腹痛・嘔吐・下痢を呈する主な疾患

腹痛	腸重積，虫垂炎，感染性胃腸炎，寄生虫症，腸回転異常症，胃軸捻症，急性膵炎，胆嚢炎，胆道拡張症，胃十二指腸潰瘍，上腸管膜症候群，大腸憩室炎，消化管異物，間欠性水腎症，腹部臓器損傷，炎症性腸疾患，便秘，鼠径ヘルニア嵌頓，尿路結石，子宮外妊娠，卵巣炎，生理痛，処女膜閉鎖症，心筋炎，精巣捻転，血管性紫斑病，心因性
嘔吐	腸重積，虫垂炎，感染性胃腸炎，寄生虫症，先天性消化管閉鎖症，腸回転異常症，Hirschsprung病，肥厚性幽門狭窄症，食餌アレルギー，炎症性腸疾患，便秘，副腎不全，代謝異常症，食習慣過誤，肝炎，薬物・食中毒，髄膜炎・脳炎，てんかん，頭蓋内出血，脳腫瘍，脳膿瘍，内耳障害，妊娠，心因性
下痢	感染性胃腸炎，食餌アレルギー，過敏性腸症候群，抗菌薬関連下痢症，炎症性腸疾患，吸収不良症候群

表2 特徴的な腹部X線所見と疾患

所見	疾患
横隔膜下 free air	消化管穿孔
水平鏡面像（ニボー）	イレウス
sentinel loop（局所的小腸拡張像）	膵炎・虫垂炎などによる限局した炎症
特定部位より上部の腸管拡張像	機械的イレウス
連続した腸管の拡張	麻痺性イレウス
腸管ガスの中央集中	腹水
ガスレス	機械的イレウス・急性腸炎
石灰化	胆石・尿路結石・糞石

れるので，安易に投与しない
- 嘔吐は様々な原因で発症する症候なので，腹部臓器以外の疾患を忘れない（**表1**）

4）検査
①腹部X線：原則的に立位と背臥位正面（**表2**）
②他の画像検査：エコー検査，CT検査
③迅速検査：ロタウイルス，アデノウイルス，ノロウイルス，ベロ毒素，*Clostridium difficile* 毒素の迅速診断キットがある
④一般検査：原因を推定する意味では末梢血や生化学検査で得られる情報は少ない．感染症を疑うときには培養検査を必ず行う

② 救急
H 熱中症

a. 病態
- 熱中症とは「暑熱環境下における身体の適応障害によって起こる状態の総称」と定義される
- 熱中症では,高体温(腋窩温で38℃以上,直腸温で39℃以上)と脱水により引き起こされる臓器障害の症状を呈する
- 小児は成人に比べて体温調節機構が未熟であるため,熱中症が起こりやすい

b. 原因
- 暑熱環境に居る,あるいは居た後の体調不良はすべて熱中症の可能性がある
- 乳幼児では住宅や車内への放置,10歳代では屋外(とくに日なた)でのスポーツが主な原因となる

c. 分類(表1)
- 2012年に日本救急医学会「熱中症に関する委員会」から発表された推奨分類を示す

d. 鑑別疾患
- 発熱性疾患,意識障害や痙攣を呈する疾患が挙げられる
  例)敗血症,髄膜炎・脳炎,熱性痙攣 など

e. 治療
1) 冷却
- もっとも重要な治療であり,直腸温が38.5℃になるまで続ける
- 重症例では発症3〜4時間以内に冷却を開始し,1時間以内に39℃以下にすることを目標とする
- 風通しのよい日陰やクーラーのある部屋に移動させる
- クーリングマットや冷却枕を腋窩,頸部,鼠径部に当てる
- 蒸散冷却法(微温湯を噴霧しながら風を当て,気化熱で体温を下げる)が有効である
- 解熱薬は効果がない

2) 水分・塩分補給
- 可能ならば,経口的に水分と塩分を補給する(経口補水液な

表1 熱中症の分類

新分類	Ⅰ度	Ⅱ度	Ⅲ度（重症）
従来の分類	熱失神，熱痙攣	熱疲労	熱射病
症状	めまい，大量の発汗，欠神，筋肉痛，筋肉の硬直（こむら返り）（意識障害を認めない）	頭痛，嘔吐，倦怠感，虚脱感，集中力や判断力の低下（JCS 1 以下）	下記の3つのうち，いずれかを含む ①中枢神経症状 ②肝・腎機能障害 ③血液凝固異常
深部体温	40℃未満		40℃以上
治療	通常は現場で対応可能 ・冷所での安静 ・体表冷却 ・経口的に水分と Na の補給	医療機関での診察が必要 ・体温管理 ・安静 ・十分な水分と Na の補給（経口摂取が困難なときには点滴にて）	入院加療（場合により集中治療）が必要 ・体温管理（体表冷却に加え体内冷却，血管内冷却などを追加） ・呼吸/循環管理 ・DIC 治療
対処	Ⅰ度の症状が徐々に改善している場合のみ，現場の応急処置と見守り OK	Ⅱ度の症状が出現したり，Ⅰ度に改善がみられない場合，すぐに病院へ搬送する	Ⅲ度か否かは救急隊員や病院到着後の診察・検査により判断される

JCS：日本式昏睡尺度，DIC：播種性血管内凝固症候群
[日本救急医学会熱中症に関する委員会：日救急医会誌 23：211-230, 2012 を改変して引用]

ど）
- 経口摂取が困難な場合には輸液を行う
- 初期輸液としては，細胞外液補充液（生理食塩液やリンゲル液）を 10～20 mL/kg 投与する

3）その他
- 重症例では循環不全の他に，中枢神経症状や肝・腎機能障害，血液凝固障害などを起こす
- 多臓器不全を併発した場合には，全身冷却とともに呼吸循環管理を含む全身管理が必要となる

② 救急
1 気道異物・誤飲・中毒

気道異物

1 気道異物のサイン
- ①目撃者のあるエピソード，②咳き込み，窒息，③突然の発症，④直前に小さいもので遊んでいた，⑤小さいものを食べていた，などが挙げられる
- 下気道の閉塞では呼気性の喘鳴，呼吸困難がみられる

2 気道異物の治療（図1）
- 上気道の異物は，喉頭鏡やマギル鉗子を用いて直視下で除去する

図1 気道異物の治療

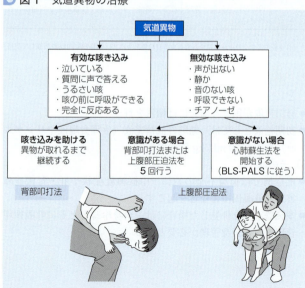

PALS：小児の二次救命処置

誤飲・中毒

- 小児の事故として誤飲・誤食は頻度が高い
- とくに生後半年から2歳頃までの乳児に多くみられる

1 診察のポイント

①いつ，何を，どれだけ飲んだかを確認する
②成分がわかるよう説明書や誤飲物質の入った容器を持参するよう伝える
③原則としてすぐ吐かせるよう伝え，受診してもらう

- ただし，意識障害のあるとき，揮発性，強酸，強アルカリを誤飲したとき，鋭利なものを誤飲したとき，吐物が血性のとき，6ヵ月未満の乳児では吐かせないですぐに受診してもらう

2 代表的な誤飲物質の対処法（図2）

a. タバコ

- 乳幼児がタバコを口に入れても催吐作用により嘔吐するため，実際の嚥下量は少ない．ニコチンの幼児致死量は10〜20 mgといわれている

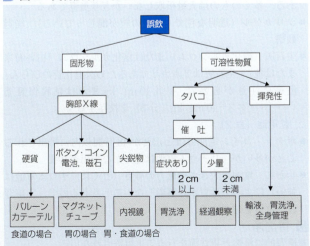

図2 異物誤飲の対処法

表1 タバコ誤食治療指針

①誤食量が2cm以下 ⇒ 用手催吐＋4時間観察
②誤食量不明で症状なし ⇒ 用手催吐＋4時間観察
③症状あり ⇒ 胃洗浄
④帰宅後，4・24時間後に電話で問い合わせを行う

[日本小児科学会こどもの生活環境改善委員会：日児誌102：613, 1998 より引用]

1) 症状：嘔吐，顔面蒼白，脱力，意識障害，痙攣，不整脈，縮瞳がみられる
2) 治療
- タバコ誤食治療指針に従う（表1）
- 経口摂取はニコチンの吸収を早め，腸へ移動させるため禁忌
- 催吐にトコンシロップを用いてもよい（トコンシロップ「ツムラ」）．1歳以上では30分待って嘔吐がない場合は再投与可

> 6ヵ月～1歳未満：8 mL/回
> 1～11歳：12 mL/回
> 12歳以上：15 mL/回

b. 乾燥剤
- 乾燥剤は3種類あり，他に食品品質保持剤として脱酵素剤がある．多くのものは大量摂取しないかぎり無毒である
- シリカゲル（透明な粒で，青色の粒が混じっている）：経過観察
- 生石灰（酸化カルシウム）または塩化カルシウム（白い粉末または塊）：生石灰はアルカリであるため，消化管のびらん，潰瘍に注意が必要で，牛乳10 mL/kgまたは粘膜保護薬（マーロックス®40 mg/kg，分3）を投与する

c. 乾電池（表2）
- ボタン・コイン電池はほとんどが48時間以内に排出されることが多いが，リチウム電池は速やかな摘出が必要
- しかし，電池の大きさや磁力の強さ（とくにリチウム電池は強い）によっては胃から移動しないこともあるので，X線写真で位置を確認する

3 胃洗浄
- 慣習的に漫然と胃洗浄を行うことは許されない

表2 ボタン・コイン電池誤飲時の対処

- 食道に停滞している場合 ⇒ ①異物鉗子などで摘出する
  ②バルーンカテーテルで摘出
- 胃に停滞している場合 ⇒ ①マグネットチューブでとる
  ②内視鏡下で摘出

リチウム電池以外は自然排泄を待ってもよい

表3 活性炭が有効な薬物

アスピリン,アセトアミノフェン,バルビツレート,フェニトイン,テオフィリン,三・四環系抗うつ薬

[岡元和文(編):救急・集中治療ガイドライン 2008-'09,総合医学社,東京,p293-294, 2008 より引用]

- 適応:服毒後1時間以内で,大量服毒の疑いがあるか,毒性の高い物質を摂取した場合のみ行う
- 洗浄液の1回注入量は 10〜20 mL/kg とし急速には注入しない.排液が透明になるまで繰り返す
- 胃管抜去時の活性炭注入は服毒後1時間以内であれば有効性が高い(表3):活性炭 1 g/kg + 生理食塩液 5 mL/kg(+マグコロール® 4 mL/kg)

4 日本中毒情報センター

- 医療機関専用有料電話:1件につき 2,000 円
  (大阪)072-726-9923:365日24時間対応
  (つくば)029-851-9999:365日9〜21時対応

文 献

1) 日本小児科学会こどもの生活環境改善委員会:タバコの誤飲に対する処置について.日児誌 102:613, 1998

② 救急

J 外傷・熱傷・溺水

1 外傷
- 外傷患者の初期診療では，「生命の維持」と「治療を要する損傷の検索」を目標とする
- 小児特有の解剖・生理学的特徴を理解し，診療を進める
- 最優先すべきは「生命の維持」であり，ABCDE アプローチで迅速に評価し蘇生を行う（primary survey）

a. primary survey と蘇生

A 気道評価・確保と頸椎保護
- 用手的気道確保は，下顎挙上法で行う
- 用手的な気道確保が困難な場合には，確実な気道確保（エアウェイ，気管挿管など）を選択する
- 常に頸椎損傷を考慮する→頸椎カラーなどによる頸椎保護を継続する

B 呼吸評価と致命的な胸部外傷の処置
- リザーバー付き酸素マスクで 100％酸素（10～15 L/分）を投与する
- 致死性胸部外傷（①フレイルチェスト，②緊張性気胸，③開放性気胸，④大量血胸，⑤心タンポナーデ）を念頭に置き，観察を行う

C 循環評価および蘇生と止血
- 血圧に頼らずにショックを早期に認識する
- 輸液路を確保し，加温した細胞外液補充液 20 mL/kg を急速に投与する（5～10 分）
- 計 60 mL/kg の投与でも循環が改善しない場合には，濃厚赤血球 10 mL/kg を投与する
- ①単純 X 線（胸部，骨盤），②FAST（focused assessment with sonography for trauma）を用いて出血源を検索する

D 生命を脅かす中枢神経障害の評価

- 意識レベル，瞳孔所見（瞳孔不同と対光反射の有無），片麻痺は必ず観察する
- 意識レベルは GCS（Glasgow Coma Scale）で評価することが望ましい
- GCS 8点以下や GCS が急激に2点以上低下する場合（「切迫する D」）には，頭部 CT 検査をできる限り速やかに行うことが望ましい

E 脱衣と体温管理

- 衣服を取り全身を観察する（出血や開放創，虐待を疑う所見など）
- 成人に比べ低体温に陥りやすいため，積極的な保温や加温で体温維持に努める

b. secondary survey

- 「治療を要する損傷の検索」を目的に全身の診察や画像検査を行う
- 受傷機転や焦点を絞った病歴聴取も重要な情報となる

c. 感染予防

- 開放創に対しては，洗浄やデブリドマンを徹底的に行うことが重要である
- 破傷風予防（p70 参照）
- 抗菌薬の予防的投与：グラム陽性球菌に有効な抗菌薬を使用する

2 熱 傷

a. 小児熱傷の特徴

- 熱湯によるものが 70％，残り 30％の大部分を火炎熱傷が占める
- 年少児の熱傷の約 20％が虐待によるものである
- 皮膚が薄いため，熱傷深度が深くなりやすい
- ショックや低体温，低血糖に陥りやすい

b. 全身状態の評価

- ABCDE アプローチを用いて，バイタルサインの安定をはかる
- 気道確保が最優先である．気道熱傷を疑うときは気管挿管を考慮する

図1 熱傷面積（Blockerの法則）

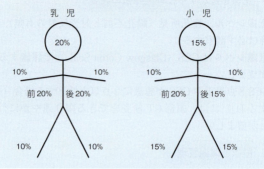

[Blocker TG Jr：Lanset **260**：498-501, 1951 より引用]

表1 熱傷深度とその特徴

熱傷深度	障害組織	外見	症状	治癒期間
Ⅰ度	表皮上層	紅斑	疼痛，熱感	数日
浅達性Ⅱ度	表皮下層	水疱	強い疼痛，知覚鈍麻	約10日
深達性Ⅱ度	真皮	水疱	強い疼痛，知覚鈍麻	3週間
Ⅲ度	真皮，皮下組織	壊死	無痛	治癒しない，瘢痕

[木所昭夫：救急医学 **31**：748-752, 2007 を改変して引用]

c．熱傷面積の算定（図1）と熱傷深度（表1）

d．治療

1) 創部の洗浄と冷却
2) 輸液療法
- 成人と同様にBaxterの式（Parklandの式）を用いる

  受傷後24時間の輸液量(mL)＝4.0×熱傷面積(%)×体重(kg)

- 受傷時から8時間までに算出された輸液量の1/2，続く16時間で残りの1/2を乳酸リンゲル液で輸液する
- 小児ではBaxterの式で求めた輸液量に加え，維持量の輸液を行う（5%糖加乳酸リンゲル液）
- 上述の輸液量はあくまで目安であり，1 mL/kg/時以上の尿量が得られるように輸液量を調整する必要がある

3 溺　水

- 基本的病態は低 O_2 血症とそれに続発する臓器障害（とくに脳，肺）である
- 溺水現場から一貫して，低酸素と虚血による臓器損傷の予防と改善を目標に治療を進める

a. 溺水現場〜搬送中の治療
- 速やかに心肺蘇生を開始する
- 水を吐かせる処置（Heimlich 法など）は不要
- 濡れた衣服は脱がし，毛布などで保温する
- 全例に 100％酸素を投与する

b. 病院での治療
1) 気道・呼吸管理
- 適応があれば気管挿管を行う
- 100％酸素投与や呼気終末陽圧（PEEP）を高めに設定し，酸素飽和度を保つ
- $PaCO_2$ は正常範囲内に保つ

2) 循環管理
- 初期輸液には，加温した細胞外液補充液 20 mL/kg を投与する
- 初期輸液後は脱水がなければ維持量の 60〜80％とする
- 循環動態を改善するためにカテコラミンの投与を要することがある

3) 中枢神経管理
- D-マンニトールや 10％グリセリンの投与
- 抗痙攣薬の投与
- 軽度脳低体温療法（34〜36℃）

4) 感染予防
- 汚水を誤嚥した場合や感染徴候がみられる場合には，抗菌薬を投与する

文　献
1) 日本外傷学会，日本救急医学会（監）：外傷初期診療ガイドライン，日本外傷学会外傷初期診療ガイドライン改訂第 4 版編集委員会（編），へるす出版，東京，改訂第 4 版，2012
2) Angelo Mikrogianakis et al：トロント小児病院外傷マニュアル，荒木尚ほか（監訳），メディカル・サイエンス・インターナショナル，東京，2008

❷ 救 急
K 不審死・不審外傷

- 病院到着時，すでに死亡している場合は，最寄りの警察署に届け，司法解剖によって原因を究明する
- 子どもの虐待には，身体的虐待，ネグレクト，心理的虐待，性的虐待があり，救急外来では，虐待/ネグレクトによる心肺停止，ショック，痙攣発作などに遭遇することがある
- 虐待を受けた子どもが死亡する原因として，頭蓋内出血（急性・慢性硬膜下出血，くも膜下出血など），腹部外傷（小腸破裂，膵臓破裂など），地域・季節によって（暑い車内に放置された）熱中症や（厳寒の戸外に放置された）低体温などがある．疑わしい所見があれば，児童相談所に通告し，連携を保ちながら診療する

1 小児科医としてすべきこと

- 直接手を下した保護者も，受診時には随伴していることが多い．複雑な家庭・生育環境が多く，救急外来での小児科医の役割は，探偵になることではなく，救命処置に専念すべきである
- 子どもの安全を第一に考え，不審な外傷があったり，保護者の申し立てと身体所見が一致しなかったりしたときは，何とか理由をつけて入院させるべきである
- 必ず全身（外陰部も忘れずに）の診察を行い，不自然な打撲傷，アザ（内出血），骨折や熱傷の跡がないかを注意深く診察する．不審な箇所があれば写真に撮り，全身骨のX線撮影によって新旧の骨折の有無を確認する
- 乳児に硬膜下出血や網膜出血をきたす「揺さぶられ症候群」は，明らかな外傷や骨折がないことが多い．痙攣発作を繰り返す乳児では，揺さぶられ症候群を念頭に置いて，拡散強調画像を含むMRI検査を行う
- 付き添ってきた人や家族関係を，患児との関係・続柄が明らかになるように記載する．医師の役割は，保護者の話と身体所見の異常が一致するかを留意しながら事実を記録に残すこ

とである．たとえば，子どもの背中にタバコが押しつけられたような円形の熱傷跡があった場合，「ヤカンをひっくり返したときに火傷した（と実母が話した）」と記載し，必ず写真を撮影しておく
- 母子手帳があれば，記載状況（乳幼児健診を受けているか）を確認し，記載されている身長・体重から成長曲線を作成する．虐待/ネグレクトが存在すると，適正な環境であれば身長・体重の増加が顕著であり，不適切な環境になると増加率が低下するため成長曲線が階段状になる
- 保護者が話す内容や受診したときの保護者の態度が，子どもの症状に見合ったものか否かを的確に判断できる感覚を身につける．たとえば，子どもが寒冷曝露による低体温でショック状態に陥っても，「この子は言葉が遅くて，言うことを聞かない」と訴える保護者をおかしいと判断できる感覚である

2 どこに通報するか

- 子どもがすでに死亡していたときや医療関係者に危害が及びそうなとき：所轄警察署に届ける（医師法21条）．被害者の兄弟姉妹を守るためにも，警察署と児童相談所の連携が必須である
- 子どもへの虐待が疑われたとき：児童相談所に届ける．平成16年（2004年）から市町村（市の家庭児童相談室など）も通告先として加わったが，救急の現場で遭遇する虐待例では，原則的に都道府県の児童相談所に通告する
- 「児童虐待の防止などに関する法律（虐待防止法）」第6条に記載されているように，「学校，児童福祉施設，病院，その他児童の福祉に業務上関係のある団体，および学校の教職員，児童福祉施設の職員，医師，保健師，弁護士，その他児童の福祉に職務上関係のある者（個人）は，児童虐待を通告しなければならない」という通告義務がある
- 子ども虐待の通告は，守秘義務に優先するため（児童虐待防止法第6条第3項），保護者の同意をとる必要はない
- 虐待かどうかで躊躇するのではなく，疑わしい場合は通告し，虐待の判定，児童相談所への一時保護，乳児院や児童養護施設への措置入院については，児童相談所の判断に任せる

3 子ども虐待の発生要因

- 孤立家庭：相談者や協力者がいない，支援を求めないなど
- 家庭基盤の脆弱さ：夫婦関係（家庭内暴力，離婚，別居），経済的不安定（低収入，浪費，多額の借金），依存症（嗜癖）問題（アルコール，薬物，ギャンブル）
- 保護者の要因：保護者自身の被虐待歴，精神疾患，知的な問題，低い育児能力
- 子どもの要因：育てにくい子，望まれなかった子

文 献

1) 沖 潤一，雨宮 聡：虐待・ネグレクトによる成長障害．小児臨 60：215-220, 2007
2) Spencer N et al：Disabling conditions and registration for child abuse and neglect：a population-based study. Pediatrics 116：609-613, 2005
3) 沖 潤一ほか：虐待の確定に至らず自宅に戻した硬膜下出血の 2 乳児例について．小児の脳神 28：12-15, 2003
4) 大見広規ほか：寒冷曝露による低体温症のため，血管内凝固症候群を合併した被虐待児症候群の 1 例．小児臨 43：1280-1283, 1990
5) 坂井聖二ほか（編）：子どもの虐待の臨床―医学的診断と対応，南山堂，東京，2005
6) 日本弁護士連合会子どもの権利委員会（編）：子どもの虐待防止・法的実務マニュアル，明石書店，東京，第 5 版，2012

Part 3
小児科診療の実践

疾患各論

① 感染性疾患

A 診療の基本姿勢と注意点

1 感染症を疑う症状の評価

①発熱
- 稽留熱：1日の変動が1℃を超えない
- 弛張熱：1℃以上を超えて上下し，正常体温まで低下しない
- 間欠熱：1℃以上を超えて上下し，正常体温まで低下する
- 周期的発熱：2日，3日といった周期をもって発熱を繰り返す

②呼吸器症状：咳嗽，喀痰，呼吸困難，胸痛など
③消化器症状：腹痛，嘔吐，下痢，血便，黄疸など
④中枢神経症状：意識障害，頭痛，痙攣，麻痺，嘔吐など
⑤泌尿器症状：頻尿，排尿時痛，血尿，腰痛など
⑥皮膚症状：丘疹，水疱，紅斑，紫斑，膨疹，出血など
⑦骨，関節症状：発赤，腫脹，疼痛，可動制限など
⑧軟部組織症状：発赤，腫脹，疼痛，浮腫など
⑨眼症状：眼痛，羞明，眼脂，結膜充血など
⑩耳症状：耳痛，耳漏，難聴など
⑪鼻症状：鼻漏，鼻閉など

2 問診の注意点

● 一般的問診に加えて必ず以下の項目を確認する

①既往歴：易感染性，再燃性など
②家族歴：家族内に同様の症状が認められるものや病原微生物のキャリアの存在など
③海外渡航歴：狂犬病，ポリオ，マラリア，エボラ出血熱，鳥インフルエンザ，寄生虫症など，日本では稀有でも海外ではまれではない感染症は存在する．流行地域の状況は厚生労働省検疫所のホームページ（http://www.forth.go.jp/index.html）で確認できる
④予防接種歴：予防接種を規定の通りに行うと，その感染症の可能性はきわめて低いと考えられる
⑤感染源と思われるものとの接触歴：ヒト，動物（家畜・ペット・野生動物），昆虫（ダニ・カ・ノミなど）

⑥感染源と思われるもの摂食歴：加熱不十分の食肉・内臓・魚介類，室温で長期に放置された食品，消毒されていない水など
⑦特定の集団，地域での疾患の流行状況：幼稚園，保育園，学校，職場における流行性疾患を確認する．地域での流行を知りたいときには1～2週間ほど遅れるが，地方衛生研究所，保健所，市町村のホームページを参照する
⑧その他：新生児であれば母体の妊娠・分娩経過

3 診療上の注意点

- 小児科は感染力が強い疾患患者と，新生児や免疫機能が低下した患者が交差することがきわめて多いので，診療にあたっては感染対策に十分に配慮しなければならない

  - ・複数の診察室と手洗い場の確保
  - ・感染者と非感染者が交差しない動線の工夫
  - ・マスクや使い捨て手袋の常備
  - ・手指消毒薬をすぐ使用できる場所に設置

- 吐物や排泄物は感染源になるので，処理方法に注意する

  - ・吐物や排泄物の処理のための資材を用意
  - ・排泄物が付着したオムツの適正な処分

- 麻疹・水痘・風疹・流行性耳下腺炎は成人でも感受性を有していることがある．医療スタッフは抗体検査を実施し，有効な抗体値に達していなければ，予防接種を行う

① 感染性疾患

B 検査

1 培養

a. 検体採取上の注意点
- 血液培養：細菌感染症を疑うなら，血液培養を行う．できれば異なる部位から2セット採取する
- 質がよい検体を採取するよう心掛ける
- 抗菌薬を投与する前に検体を採取するが，投与されていても採取するよう努める
- 血液，髄液，穿刺液などの非開放性部位からの検体採取は無菌的に行う
- 検体は速やかに検査室に輸送し，室温で長時間放置しない
- 検査室に正しい情報を提供する．目的とする菌によって培地，培養条件が異なるので，検査室には患者情報や目的とする菌を伝えなければならない

b. 検査成績の解釈の注意点
- 混入菌の可能性：血液・髄液・穿刺液など本来無菌である部位から菌が検出された場合には，ほぼ原因菌と判定できるが，検体採取時の混入菌の可能性は常に考慮する．そのためにも血液培養では2セット採取は重要である
- 常在細菌の存在：咽頭や尿，便などの無菌ではない箇所からの検体では，菌が検出されても常在細菌の可能性が高い．とくに肺炎の原因として，咽頭や鼻腔からの検出菌はあくまでも推定原因菌である
- グラム染色の実施（表1）：髄液沈渣，穿刺液，喀痰などの検体は培養する前に塗抹標本を作製し，グラム染色を行って検鏡すると，それだけでおおよその推定ができる菌がある

2 迅速抗原検査（表2）

a. 迅速抗原検査の特性
- 特殊な機器や技術は必要でなく，キット製品であれば，判定までの時間も多くのキットが数分から15分程度であり，ベッドサイドで診断が可能である

表1 主な菌のグラム染色性と形態

菌 名	グラム染色	形 態	検 体
肺炎球菌	陽性	双球菌, 短い連鎖	髄液, 血液, 喀痰, 耳漏
インフルエンザ菌	陰性	短桿菌, ときに多形性	髄液, 血液, 喀痰, 耳漏
黄色ブドウ球菌	陽性	球菌がブドウ房状の集塊	化膿性病変, 血液, 喀痰
大腸菌	陰性	太い桿菌	血液, 髄液, 尿
A群・B群溶連菌	陽性	球菌が連鎖状配列	喀痰, 化膿性病変, 血液, 髄液
リステリア菌	陽性	短桿菌, ときに球菌様	血液, 髄液
髄膜炎菌	陰性	双球菌	血液, 髄液

表2 主な迅速検査キットで検査可能な微生物

対象微生物	検 体	方 法
A群溶連菌	咽頭スワブ	ICA, LA
肺炎球菌	尿	ICA
	咽頭スワブ, 耳漏	ICA
	髄液	LA
インフルエンザ菌b型	髄液	LA
病原大腸菌O157	便	ICA, LA
Clostridium difficile 抗原, 毒素	便	ICA, EIA, LA
レジオネラ	尿	ICA
カンジダ	血清	LA
マイコプラズマ	上気道スワブ	ELISA
RSウイルス	鼻咽頭スワブ	ICA
アデノウイルス	咽頭スワブ, 角結膜上皮細胞	ICA
	便	ICA
インフルエンザウイルス	鼻咽頭スワブ	ICA
ヒトメタニューモウイルス	鼻咽頭スワブ	
ロタウイルス	便	ICA
ノロウイルス	便	ICA

ICA : immunochromatographic assay, LA : latex agglutination test, ELISA : enzyme-linked immunosorbent assay

- 対象となる微生物そのものではなく，菌体や遺伝子の一部や産生する毒素などを抗原として，抗原抗体反応によって検出している．したがって，死菌や失活したウイルスが検出されることもあるので，治療効果や治癒を判定する目的には不適である．また，キャリアでも陽性になることがある
- 測定限界以上の微生物の量がないと陰性になるので，発症早期では擬陰性になる．培養検査の方が，より少ない菌量でも検出可能である
- 診断キットがあっても，保険診療外になる検査があることを注意する．RSウイルスは入院か外来か，年齢によっても異なる

3 PCR法

a. PCR法の特性
- 微生物の一部を構成する遺伝子を増幅させて診断する方法で，微生物の存在は証明できるが，感染性は判定できない
- 抗菌薬が投与された後でも検出可能な場合もある
- 目的とする微生物の遺伝子配列がわかれば，実験室レベルでは検査可能であり，通常の培養では発育が困難な特殊な菌やウイルスも検出可能である
- 実際の保険診療上で認められている検査はまだ限られている〔結核菌，淋菌，クラミジア，ヒト免疫不全ウイルス（HIV）など〕
- 特殊な測定機器や試薬が必要であり，遺伝子の混入が起こらないように，機器を管理しなければならない

4 LAMP法

a. LAMP（loop-mediated isothermal amplification）法の特性
- 遺伝子増幅検査方法の1つであるが，通常のPCR法に比べて測定機器が簡便で，試薬もキット製品として販売され，一部では保険収載されている
- 迅速診断キット検査より擬陰性は少なく，精度は高いが，ベッドサイドでは測定することはできず，検査コストも高い
- 検査試薬として保険収載されているのは，マイコプラズマ，レジオネラ，結核菌，インフルエンザと限られている

5 血清学的検査

a. ウイルスの検査方法
①補体結合反応：感染後，抗体価の上昇が遅れ，消失も早い．感度も高くない
②中和反応：感染後1週間程度から上昇し，比較的長期に持続するが，培養するため手間がかかり，結果が得られるまで時間を要する
③赤血球凝集阻止反応法：特異性が高く，抗体価の上昇も速やかで長期間持続するが，赤血球凝集能があるウイルス（インフルエンザ，麻疹，風疹）が対象である
④蛍光抗体法：感度が高く，IgGとIgMに分けて測定が可能である
⑤酵素免疫法：感度が高く，IgGとIgMに分けて測定が可能である
⑥その他：粒子凝集反応法，化学発光酵素免疫法，ウエスタンブロット法などがあり，B型肝炎ウイルス（HBV），C型肝炎ウイルス（HCV），HIV，ヒトT細胞白血病ウイルス（HTLV）など特殊なウイルスの診断で使用されている

b. 細菌性疾患の検査方法
- 百日咳，マイコプラズマ，クラミジア，梅毒は通常の細菌検出が困難であったり，時間を要するため，血清学的検査が行われている

c. 血清学的検査の注意点
- IgGとIgMを測定できない血清学的検査では，急性期と回復期のペア血清で4倍以上の上昇があった場合に有意と判定する．1回だけの検査で診断することはむずかしい
- IgGとIgMを測定できる血清学的検査では，1回でもIgM抗体が検出されれば有意であるが，再感染でも上昇することがある
- 感染しても，有意な抗体上昇を認めない例も存在する

C 疾　患

1）細菌感染症

ブドウ球菌

1 黄色ブドウ球菌
a. 病　態
- 皮膚軟部感染症として毛包炎，せつ（癤），よう（癰），蜂窩織炎，皮下膿瘍などの化膿性病変や表皮脱毒素によって起こる限局性の水疱性膿痂疹および全身性のブドウ球菌性熱傷様皮膚症候群（staphylococcal scalded skin syndrome：SSSS）など
- 気管炎，肺炎，膿胸などの呼吸器感染症
- 骨髄炎・関節炎，心内膜炎，エンテロトキシンで起こる食中毒，敗血症，トキシックショック症候群などの全身感染症

b. 治　療
- 膿痂疹などの軽症例ならセフジニル内服
- 注射薬では初期治療（感受性不明）としてバンコマイシン
- メチシリン感受性菌であればセファゾリン，セフメタゾール，アンピシリン/スルバクタムなど
- 耐性であればバンコマイシン，アルベカシン，テイコプラニン
- 膿瘍形成では切開，排膿が必要

2 コアグラーゼ陰性ブドウ球菌
a. 病　態
- カテーテルなど人工異物が挿入されている患者における菌血症，髄膜炎，腹膜炎，心内膜炎，関節炎
- 悪性腫瘍，好中球減少，低出生体重児など免疫低下患者における敗血症
- コンタミネーションとの鑑別に注意

b. 治　療
バンコマイシン，カテーテルなどの除去

肺炎球菌

a. 病態
- 肺炎,中耳炎,副鼻腔炎,髄膜炎,菌血症など

b. 治療
- ペニシリン耐性菌(PRSP)を考慮する
- 肺炎ではセフォタキシム(CTX),セフトリアキソン(CTRX).髄膜炎では初期治療としてパニペネム(バンコマイシン)+ CTRX(CTX)

c. 予防
- 13(7)価結合型ワクチン.23価ワクチンは2歳以下では無効

A群連鎖球菌

a. 病態
- 咽頭・扁桃炎,猩紅熱,膿痂疹,丹毒,トキシックショック症候群
- 後期非化膿性合併症として急性糸球体腎炎,リウマチ熱

b. 診断
- 迅速抗原検査,菌分離

c. 治療
- ペニシリン耐性なし
- 咽頭・扁桃炎ではアモキシシリン10日間投与
- 確立されていないがセフェム系抗菌薬5日間投与も除菌に有効

B群連鎖球菌(GBS)

a. 病態
- 新生児の重症感染症
- 早発型(生後7日以内)では敗血症,肺炎,髄膜炎.遅発型(生後8〜90日)では髄膜炎が多い

b. 治療
- 初期にはアンピシリン+アミノグリコシド系抗菌薬(あるいはCTX),菌が判明すればペニシリンG

c. 予　防
- 危険因子（母体からの菌分離，前児の重症 GBS 感染，GBS 尿，37 週未満の分娩，破水後 18 時間以上，分娩時の発熱）があれば分娩時に母体にペニシリン G（アンピシリン）を投与

リステリア

a. 病　態
- 新生児の敗血症（早発型，生後 5 日以内）および髄膜炎（遅発型，生後 5 日以上，平均 14 日）．まれに健常乳幼児の髄膜炎

b. 治　療
- アンピシリン＋ゲンタマイシン．セファロスポリン系抗菌薬はすべて無効

インフルエンザ菌

a. 病　態
- b 型菌（Hib）では髄膜炎，喉頭蓋炎，蜂窩織炎，菌血症，骨髄炎・関節炎，肺炎など
- 無莢膜型菌では中耳炎，副鼻腔炎，肺炎，新生児重症感染症など

b. 治　療
- セフォタキシム，セフトリアキソン

c. 予　防
- Hib ワクチン

百日咳

a. 病　態
- 典型例では軽い上気道炎症状（カタル期：1～2 週間），5～10 回連続して続く咳発作，それに続く吸気性笛声（whoop），顔面紅潮，チアノーゼ，眼瞼浮腫，舌突出，流涙，流涎，咳き込み後の嘔吐など特有の症状（痙咳期：2～6 週間），その後，特有の咳が徐々に減少してくる（回復期）
- 生後 3 ヵ月未満では無呼吸やチアノーゼ．合併症として肺

炎，痙攣，脳症，1％が死亡
- 青年・成人では2週間以上長引く咳．診断・治療が遅れ，乳幼児への感染源となる
- 末梢血リンパ球増多

b. 診 断
- 発症から4週以内なら培養，核酸増幅法（PCR法，LAMP法）
- 4週以降なら血清診断（ペア血清で凝集素価4倍以上の上昇）

c. 治 療
- エリスロマイシン，クラリスロマイシン，アジスロマイシン
- 生後3ヵ月未満の乳児では入院治療

d. 予 防
- DTPワクチン（ジフテリア・破傷風・百日咳混合ワクチン）

サルモネラ症（非チフス性）

a. 病 態
- 胃腸炎，菌血症，腸管外局所感染症（髄膜炎，骨髄炎，関節炎など）

b. 治 療
- 合併症のない胃腸炎では抗菌薬の投与は必要ない
- 生後3ヵ月以下，免疫不全患者の胃腸炎および菌血症，腸管外感染症ではセフォタキシム，セフトリアキソンなど

下痢原性大腸菌

a. 病 態
- 腸管出血性大腸菌（血清型O157：H7が代表的）では頻回の水様便，激しい腹痛，血便（ひどい場合には血液のみ）．重症合併症として溶血性尿毒症症候群（溶血性貧血，血小板減少，腎不全）
- 腸管毒素原性大腸菌ではコレラ様の大量の水様下痢
- 腸管細胞侵入性大腸菌では粘血便を伴う
- 腸管病原性大腸菌，腸管凝集性大腸菌では水様性の下痢が主症状

b. 診 断
- 血清型（主にO抗原）を調べる

- 腸管出血性大腸菌では毒素検出検査も必要

c. 治療
- 腸管出血性大腸菌では，抗菌薬投与の是非については議論があるが，発症早期の抗菌薬（ホスホマイシン，ノルフロキサシンなど）は有用と思われる
- 他の下痢原性大腸菌では基本的に補液のみでよい

カンピロバクター

a. 病態
- *Campylobacter jejuni* による胃腸炎が一般的で，下痢，腹痛，粘血便などを伴う
- *C. fetus* では新生児敗血症・髄膜炎を起こす

b. 治療
- 胃腸炎（*C. jejunii*）ではエリスロマイシン，アジスロマイシンなど
- 敗血症（*C. fetus*）ではアミノグリコシド系抗菌薬，イミペネム，メロペネム

エルシニア

a. 病態
- *Yersinia enterocolitica* では急性腸炎（下痢，発熱，腹痛）がもっとも多く，虫垂炎様の症状を呈することもある
- *Y. pseudotuberculosis* では腸管膜リンパ節炎，回腸末端炎などの偽虫垂炎，川崎病様の症状など

b. 治療
- 急性腸炎，腸管膜リンパ節炎などでは対症的．菌血症などでは第三世代セフェム系抗菌薬，アミノグリコシド系抗菌薬など

緑膿菌

a. 病態
- 低出生体重児，免疫低下患者，外傷や熱傷患者に起こる

- 敗血症，髄膜炎，呼吸器感染症，心内膜炎，骨髄炎・関節炎，尿路感染症，皮膚感染症など
- 院内感染の重要菌

b. 治 療
- 多剤耐性傾向が強い
- 各施設での分離菌の感受性結果を基に抗菌薬を選択．カルバペネム系，アミノグリコシド系，キノロン系など

乳児ボツリヌス症

a. 病 態
- 生後6ヵ月以下の乳児に多い
- 便秘，哺乳力低下，啼き声の減弱，自発運動の低下，流涎（嚥下障害による），眼瞼下垂，眼球運動障害，頸の坐りが悪くなる，全身の筋緊張低下（フロッピーインファント），突然呼吸停止に至ることがある

b. 診 断
- 臨床的な早期鑑別診断が重要（それまで元気だった生後2～4ヵ月の乳児に前述の症状が出現）
- 確定診断は便あるいは血清からの毒素の検出，便からのボツリヌス菌の分離

c. 治 療
- 呼吸・栄養管理を中心とする支持療法が重要
- 米国ではヒトボツリヌス免疫グロブリンの使用が可能であるが，わが国では利用できない

d. 予 防
- 1歳以下の小児にハチミツを与えないこと

破傷風

a. 病 態
- 破傷風菌の神経毒が起こす筋肉の痙攣が主症状．全身性，局所性（軽症）があり，もっとも多いのは全身性
- 咬筋の痙攣による開口障害（lockjaw），顔面筋の痙攣による

表1 受傷時の予防

Td 接種歴	小さな,きれいなな創傷		汚染された傷,深い傷,熱傷など	
	Td	TIG	Td	TIG
不明または3回以下	○	×	○	○
3回以上	×[1]	×	×[2]	×

○:接種・投与が必要,×:接種・投与の必要なし
[1] 最後の接種から10年以上の場合○
[2] 最後の接種から5年以上の場合○

痙笑,全身(腹筋,腰筋,四肢など)の筋肉に拡がり,後弓反張(opisthotonus)を起こす
- 音や光,触るなどの刺激で全身痙攣を生ずる
- 喉頭筋,呼吸筋の障害で呼吸不全となる
- 重症痙攣は発症後1週間あるいはそれ以上続き,その後数週で回復

b. 治 療

- 毒素の中和:抗破傷風ヒト免疫グロブリン(TIG)3,000〜6,000単位静注または点滴静注
- 毒素産生源の除去:創傷部位の異物の除去,壊死組織の除去,清浄化(毒素中和後に行う),ペニシリンGあるいはメトロニダゾール
- 全身管理・支持療法:病室環境,呼吸管理,鎮静・鎮痙薬,筋弛緩薬など
- 再発予防:破傷風トキソイド(Td)接種

c. 予防(表1)

結 核

a. 病 態

- 主に6歳以下の小児にみられる乳幼児型では結核性髄膜炎,粟粒結核,結核腫型結核,浸潤型結核などの病型
- 小学生以降にみられる成人型では浸潤型結核,空洞形成型結核など
- 乳幼児型ではツベルクリン反応(ツ反)自然陽転,家族検診,

肺炎・髄膜炎の発症を契機にみつかることが多い

b. 診 断
- ツベルクリン反応：陽性になるのは感染後8〜10週，BCG接種後は陽性になる
- クオンティフェロン（QFT-3G）検査：BCG接種の影響を受けない結核特異的
- 喀痰・胃液の培養，遺伝子検査
- 胸部CT：単純X線検査ではみつかりにくい

c. 治 療
- 予防内服（感染源あり，ツ反自然陽転，QFT-3G陽性，胸部CT異常なし）：イソニアジド（INH）6ヵ月
- 肺結核：INH，リファンピシン（RFP），ピラジナミド（PZA），ストレプトマイシン（SM）またはエタンブトール（EB）2ヵ月，その後INHとRFP 4ヵ月
- 髄膜炎：INH，RFP，PZA，SM 2ヵ月，その後INHとRFP 7〜10ヵ月

肺炎マイコプラズマ

a. 病 態
- 肺炎など呼吸器感染症が主体．学童期，若年成人の肺炎の主原因
- 肺外合併症として無菌性髄膜炎，脳炎，小脳失調，横断性脊髄炎，発疹，多形紅斑，Stevens-Johnson症候群，心筋炎，心外膜炎，関節炎，溶血性貧血，血小板減少，肝機能障害など

b. 診 断
- ペア血清による抗体価（補体結合法，微粒子凝集法）の上昇が確定的
- 迅速診断法（イムノカード）による陽性だけでは急性感染診断の特異性は低い
- LAMP法（遺伝子検出法．保険収載）は急性期診断に有用

c. 治 療
- エリスロマイシン，クラリスロマイシン，アジスロマイシン，ミノサイクリンなど

- 重症例にはステロイド

クラミジア

1 *Chlamydia trachomatis*
a. 病　態
- 母子感染による新生児・乳児の結膜炎および肺炎. 結膜炎は生後5〜14日に発症. 肺炎は多くが生後1〜3ヵ月の乳児に発症, 咳嗽, 多呼吸, 無熱, 好酸球増多を呈する
b. 診　断
- 結膜・咽頭からの抗原検出, 核酸増幅検査, 血清抗体検査
c. 治　療
- エリスロマイシン

2 *Chlamydia pneumoniae*
a. 病　態
- 肺炎, 気管支炎などの呼吸器感染症. 3〜12歳の小児の肺炎の14%という報告あり
b. 診　断
- microimmunofluorescence (MIF) 法で単一血清ではIgM抗体の上昇, ペア血清ではIgG抗体の4倍以上の上昇
c. 治　療
- エリスロマイシン, クラリスロマイシン, アジスロマイシン

文　献
1) Kliegman RM et al (eds) : Nelson Textbook of Pediatrics, Elsevier, Philadelphia, 20th ed, 2015
2) American Academy of Pediatrics (ed) : Red Book : 2012 report of the Committee on Infectious Diseases, American Academy of Pediatrics, Elk Grove Village, 30th ed, 2015
3) 日本小児感染症学会 (編) : 日常診療に役立つ小児感染症マニュアル2012, 東京医学社, 東京, 2012

C 疾患

2) ウイルス感染症

麻疹

a. 病態
- 8〜12日の潜伏期後に発熱，咳嗽，鼻汁，結膜充血が出現する．咳嗽は増強し，高熱となり，発疹が出現する．発疹の出現する1〜4日前に麻疹特有のKoplik斑（頬粘膜にみられる白色斑点）がみられ，診断の決め手となる．発疹は顔面，耳介後部から始まり，体幹，四肢へ拡がり癒合する．発疹出現初日までの2〜3日間がもっとも症状が強く重症感があるが，その後は次第に軽快する
- 合併症として中耳炎，肺炎，脳炎などがあり，後二者は麻疹の死亡原因となる．また麻疹罹患8〜10年後に発症する亜急性硬化性全脳炎（subacute sclerosing panencephalitis：SSPE）は予後不良である

b. 診断
- IgMの検出，抗体価の有意な上昇（HI法，NT法，EIA法），咽頭，尿，血液からのウイルス分離
- 既感染を調べるにはEIA法かNT法

c. 治療
- 対症療法

d. 予防
- 麻疹ワクチン，麻疹風疹混合（MR）ワクチン
- 曝露後の予防：接触後72時間以内にワクチン接種．接触後6日以内に静注γグロブリン（100〜400 mg/kg，生後6ヵ月以下の乳児，妊婦，免疫不全患者などに投与）

風疹

a. 病態
1) 風疹
- 発疹と発熱が主症状．症状は軽く，他のウイルス性疾患との臨床的鑑別はむずかしい．発熱はあまり高くなく，出ないこともある．発疹は癒合傾向がなく，顔から頸，体幹，四肢に拡がるが，発熱とともに3日前後で消退．その他，耳介後部・後頭部・頸部リンパ節の腫脹
- 潜伏期間は14〜21日
- 合併症としてまれに脳炎，血小板減少性紫斑病，関節炎など

2) 先天性風疹症候群
- 妊娠20週までに母体が罹患すると発生．妊娠早期の罹患ほどリスクが高く，11週以前では90%の発症リスク
- 眼症状（白内障，網膜症，緑内障），心疾患（動脈管開存，末梢性肺動脈狭窄），聴力障害（高度感音性難聴），神経障害（精神遅滞，行動異常）などの先天障害

b. 診断
- 抗体価（HI）の有意な上昇．風疹 IgM の検出
- 先天性風疹症候群では新生児期の IgM 陽性，その後の抗体価（HI，IgG）の高値持続
- 既感染を調べるには HI 法か EIA 法

c. 治療
- 対症療法

d. 予防
- 風疹ワクチン，MR ワクチン
- 曝露後の予防法は確立されていない

流行性耳下腺炎（ムンプス）

a. 病態
- 発熱および疼痛・圧痛を伴う耳下腺の腫脹．片側のこともあるが約70%は両側．顎下腺の腫脹を伴うことや，顎下腺のみの腫脹のこともある．腫脹のピークは3日間くらい，約1

週間で治まる
- 潜伏期間は 12〜25 日（多くは 16〜18 日）
- 合併症として髄膜炎・髄膜脳炎，思春期以降では睾丸炎（不妊症になるのはまれ），女子では卵巣炎など．内耳障害は予後が悪い

b. 診 断
- IgM の検出．抗体価（CF，NT，HI，EIA）の有意な上昇．ウイルス分離
- 既感染の診断は EIA 法か NT 法

c. 治 療
- 対症療法

d. 予 防
- ワクチン．曝露後の予防は確立されていない

非ポリオエンテロウイルス

a. 病 態
- 夏から秋に流行
- 非特異的急性熱性疾患（もっとも多い，3 日間くらいの発熱のみ），手足口病（下腿，殿部にも出現），ヘルパンギーナ（発熱と咽頭口蓋弓部の水疱，潰瘍），無菌性髄膜炎，脳炎，心筋炎・心膜炎，流行性筋痛症，急性出血性結膜炎など
- 潜伏期間は 3〜6 日

b. 診 断
- ウイルス分離
- 血清学的診断はエンテロウイルスには 90 以上の血清型があるため，ある程度絞れていないとむずかしい

c. 治 療
- 対症療法

d. 予 防
- ワクチンなし

パルボウイルス B19

a. 病　態
- 伝染性紅斑（顔面，四肢近位部，体幹に出現．熱はない），関節炎，慢性溶血状態（遺伝性球状赤血球症など）における aplastic crisis，妊婦の感染では胎児水腫，免疫不全患者では慢性貧血，白血球減少，血小板減少など
- 潜伏期間は 4～14 日

b. 診　断
- IgM の検出．IgG の有意な上昇

c. 治療・予防
- 対症療法．ワクチンなし
- 伝染性紅斑では発疹の出現時にはほとんど感染性はないので，元気であれば登校・登園の制限は必要ない

単純ヘルペスウイルス

a. 病　態
- 粘膜・皮膚病変：歯肉口内炎（初感染によることが多い），口唇ヘルペス，再発性皮膚粘膜病変，Kaposi 水痘様発疹症，角結膜炎，性器ヘルペス
- ヘルペス脳炎（重篤，致命率・後遺症率高い）
- 新生児ヘルペス：産道感染による．表在型（皮膚・眼・口腔に局在），中枢神経型（脳炎），全身型（脳・肺・肝・心・副腎など多臓器，致命率高い）
- 免疫低下患者の感染（重篤化する）

b. 診　断
- ウイルス分離，PCR 法による DNA 検出．有意な抗体価の上昇

c. 治　療
- 粘膜皮膚病変：アシクロビル（80 mg/kg/日，分 4，経口），またはバラシクロビル（50 mg/kg/日，分 2，経口）
- 脳炎：アシクロビル 15 mg/kg/回，1 日 3 回，点滴静注，14～21 日

- 新生児ヘルペス：アシクロビル 20 mg/kg/回, 1 日 3 回, 点滴静注, 14〜21 日

水痘・帯状疱疹

a. 病 態

1) 水痘
- 潜伏期間は 14〜16 日（10〜21 日）
- 瘙痒を伴う紅色丘疹に始まり水疱, 膿疱, 痂皮と急速に変化する. 極期にはこれらの発疹が混在してみられる. 体幹に多くみられるが, 口腔, 結膜にも出現する. 発熱は発疹の出現から 2〜3 日みられるが出ないことも多い
- 合併症として皮膚の二次性細菌感染症, 脳炎, 小脳失調症, 血小板減少など

2) 先天性水痘症候群
- 妊娠 8〜20 週に頻度が高く, 2%の発症率
- 瘢痕性皮膚病変, 四肢低形成, 眼病変（白内障, 脈絡網膜炎, 小眼球症）, 中枢神経異常（小頭症, 精神遅滞）など

3) 新生児水痘
- 分娩 5 日前〜2 日後に感染した母親から生まれた新生児の水痘は重症化し, 致命的となることがある

4) 免疫低下患者, ステロイド投与患者では重症化

5) 帯状疱疹
- 神経支配領域に帯状に水疱疹が出現. 顔面, 体幹に多く片側性で, 正中を越えない
- 小児では胎内や乳児期早期に感染を受けた場合に多くみられる

b. 診 断
- 臨床的に容易. 既感染の診断は EIA 法

c. 治療（アシクロビル）
- 水痘：80 mg/kg/日, 分 4, 経口, 5 日間
- 免疫低下・新生児水痘・ステロイド投与患者：10 mg/kg/回, 1 日 3 回, 点滴静注, 7 日間以上

d. 予 防
- ワクチン

- 曝露後予防:72時間以内にワクチン.接触後96時間以内に静注γグロブリン(400 mg/kg).接触後7日目より7日間アシクロビル内服(40 mg/kg/日,分4)

EBウイルス

a. 病 態
- 伝染性単核症:発熱,咽頭・扁桃炎,頸部リンパ節腫脹,肝脾腫,眼瞼浮腫,リンパ球増加,異型リンパ球増加,肝機能異常など.潜伏期間は30〜50日
- X連鎖リンパ増殖性疾患(Duncan病),Burkittリンパ腫,鼻咽頭癌
- 慢性活動性EBウイルス感染症

b. 診 断
- 伝染性単核症の急性感染はVCA-IgM陽性,EA陽性,VCA-IgG高値,EBNA陰性で診断できる

c. 治 療
- 伝染性単核症については対症療法

サイトメガロウイルス(CMV)

a. 病 態

1) 先天感染
- 子宮内感染による.症候性感染はいわゆる巨細胞封入体症(肝脾腫,黄疸,出血斑,小頭症など).無症候性でも難聴,精神遅滞など後障害が出現する

2) 周産期以後の感染
- 産道,母乳,水平感染による.ほとんどが無症候性.一部の新生児・乳児に肝脾腫,肝炎,肺臓炎.乳幼児期以降では伝染性単核症様

3) 免疫低下患者の感染症
- 骨髄移植後などの患者に発症.再活性化によることが多いが再感染,初感染のこともある.肺臓炎,肝炎,腸炎など重篤で致命的.AIDS患者では網膜炎

b. 診 断

1) 先天感染
- 出生後3週以内の尿, 唾液, 血液, 髄液などからのウイルス分離, DNA検出. 臍帯血, 生後3週以内の血液からのIgM検出

2) 周産期以後の感染
- 出生時のウイルス, IgMが陰性でその後のウイルス分離, IgM陽性, IgG抗体の持続陽性であれば周産期感染. それ以降の初感染(水平感染)はCMV抗体陽転, IgM陽性, ウイルス分離

3) 免疫低下患者の感染症
- 活動性の評価にはCMV抗原血症の検出・定量あるいはreal-time PCR法によるCMVゲノム血症の検出・定量
- 特定の臓器感染の診断にはその臓器組織, 生検材料からの抗原・ゲノムの検出

c. 治 療

- 免疫低下患者の感染症(肺臓炎など)に対してガンシクロビル+静注γグロブリン, ホスカルネットなど
- 先天感染に対してはガンシクロビル6週間静注療法で聴力, 精神運動発達の改善が認められたとの報告あり

ヒトヘルペスウイルス (HHV) 6・7

a. 病 態

- 突発性発疹が主体. 生後6~15ヵ月に発症すること多く, 突然, 高熱が3日くらい続いた後, 解熱とともに体幹を中心に斑丘疹が出現する. 一般に有熱期間は機嫌良好だが, 痙攣や大泉門膨隆を伴うこともある. 下痢を伴うことも多い
- HHV-7によるものは発症年齢がHHV-6Bより遅い. HHV-6Bの潜伏期間は10日くらい
- その他, 発疹を伴わない熱性疾患, 熱性痙攣, 脳炎など
- 免疫低下患者(臓器移植後)では再活性化による発熱, 皮疹, 肝炎, 骨髄抑制, 肺炎, 脳炎など

b. 診 断
- 突発性発疹は臨床的に容易．ウイルス分離，DNA 検出，抗体価の有意な上昇

c. 治 療
- 突発性発疹では対症療法
- 重症例，免疫低下患者の感染ではガンシクロビル

インフルエンザ

a. 病 態
- 突然の高熱，咽頭痛，頭痛，関節痛，倦怠感などの全身症状で発症し，鼻汁，咳嗽．乳幼児では全身症状が軽く呼吸器症状が主．二峰性の発熱のこともある．B 型では嘔吐，腹痛などや下肢の筋炎を合併することがある
- 潜伏期間は 24～48 時間
- インフルエンザ脳症（1～3 歳に多い．発熱早期から痙攣，意識障害）は進行がきわめて早く，死亡率・後遺症率が高い

b. 診 断
- 抗原迅速検査が有用（鼻腔拭い液の方が咽頭より感度が高い．発症早期の検査では偽陰性のことあり）．ウイルス分離，血清診断（HI 法，CF 法）

c. 治 療
1) ノイラミニダーゼ阻害薬
- A，B 両型に有効．発症 48 時間以内に投与開始で有効
- ザナミビル：吸入薬，5 歳以上，1 回 2 吸入，1 日 2 回，5 日間
- オセルタミビル：内服薬，2 mg/kg/回，1 日 2 回，5 日間，B 型には効果が低い
- ペラミビル：静注薬，10 mg/kg，単回点滴静注
- ラニナミビル：吸入薬，10 歳以上 40 mg，9 歳以下 20 mg を単回吸入

2) その他の抗インフルエンザ薬
- アマンタジン：内服薬，5 mg/kg/日，分 2，5 日間，A 型のみに有効．耐性ができやすい
- ファビピラビル（未発売）：RNA ポリメラーゼ阻害薬，内服

薬．発症48時間を過ぎても有効性が期待できる．ノイラミニダーゼ阻害薬耐性ウイルスにも有効

d. 予 防
- 不活化ワクチン．弱毒生ワクチン（鼻腔噴霧接種，高い有効率）は日本では未認可

RSウイルス

a. 病 態
- 乳幼児の細気管支炎，肺炎（慢性肺疾患，先天性心疾患などの患児では重症化する）．上気道炎，クループ．冬季に流行
- 潜伏期間は2〜8日（多くは4〜6日）

b. 診 断
- 抗原検出（迅速診断）

c. 治 療
- 補液，酸素投与，重症例には人工呼吸管理など対症療法
- キサンチン製剤，ステロイドの効果については明らかでない

d. 予 防
- 早産児出身，先天性心疾患などの患児に対してパリビズマブ（シナジス®）投与

アデノウイルス

a. 病 態
- 咽頭・扁桃炎（滲出性扁桃炎のことが多く，高熱が続き，白血球増多，CRP高値のことが多い），肺炎（重症化することある），咽頭結膜熱，角結膜炎，心筋炎，胃腸炎，出血性膀胱炎など
- 潜伏期間は，呼吸器感染は2〜14日，腸管感染は3〜10日

b. 診 断
- 抗原検出（咽頭，結膜，便），ウイルス分離，血清抗体価

c. 治 療
- 対症療法

ロタウイルス

a. 病　態
- 胃腸炎（下痢，嘔吐，発熱．他のウイルス性より症状が重い）．発疹，痙攣，肝炎を伴うこともある．潜伏期間は2～4日

b. 診　断
- 抗原検出（迅速診断）

c. 治　療
- 対症療法

d. 予　防
- 経口生ワクチン：ロタリックス®（単価ワクチン，2回接種），ロタテック®（5価ワクチン，3回接種）

ノロウイルス

a. 病　態
- 下痢，嘔吐．発熱は軽度．潜伏期間は24～48時間

b. 診　断
- 抗原検出（迅速診断．3歳未満・65歳以上が保険適用）

c. 治　療
- 対症療法

d. 予　防
- 消毒には次亜塩素酸ナトリウム（消毒用エタノールは無効）

文　献
1) Kliegman RM et al (eds)：Nelson Textbook of Pediatrics, Elsevier, Philadelphia, 20th ed, 2015
2) American Academy of Pediatrics (ed)：Red Book：2012 report of the Committee on Infectious Diseases, American Academy of Pediatrics, Elk Grove Village, 30th ed, 2015
3) 日本小児感染症学会（編）：日常診療に役立つ小児感染症マニュアル 2012，東京医学社，東京，2012

C 疾患

3) その他の感染症

真菌感染症

1 カンジダ

a. 病　態
- 鵞口瘡，乳児寄生菌性紅斑，低出生体重児や免疫低下患者における真菌血症・全身感染，カテーテル感染

b. 治　療
- 鵞口瘡に対して抗真菌口腔用ゲル外用薬（ミコナゾール），乳児寄生菌性紅斑では抗真菌外用薬を塗布．全身感染ではアムホテリシン B，フルコナゾール，ミカファンギンなど

2 クリプトコッカス

a. 病　態
- 免疫低下患者とくに AIDS 患者における肺炎，髄膜炎

b. 治　療
- アムホテリシン B＋フルシトシン

3 アスペルギルス

a. 病　態

1) 侵襲性肺アスペルギルス症
- ほとんどが免疫低下患者（血液悪性腫瘍患者の化学療法による好中球減少，慢性肉芽腫症などの食細胞機能不全，ステロイドなど免疫抑制薬投与）に起こる

2) アレルギー性気管支肺アスペルギルス症
- アスペルギルスに対するアレルギー反応によって起こる慢性肺疾患

b. 治　療

1) 侵襲性肺アスペルギルス症
- アムホテリシン B（あるいはその脂肪製剤），ミカファンギン，イトラコナゾール，ボリコナゾール

2) アレルギー性気管支肺アスペルギルス症
- ステロイド

4 *Pneumocystis jiroveci*
a. 病　態
- 免疫低下患者（悪性腫瘍化学療法患者，移植患者，AIDS 患者など）の肺炎

b. 治　療
- ST 合剤，ペンタミジン

リケッチア

1 ツツガムシ病
a. 病　態
- 発熱，発疹，刺し口

b. 治　療
- テトラサイクリン系抗菌薬（ミノサイクリン）

2 Q　熱
a. 病　態
- 急性型は発熱を主症状とするインフルエンザ様．しばしば不明熱の原因となる

b. 診　断
- 血清診断，PCR 法

c. 治　療
- テトラサイクリン系抗菌薬（ミノサイクリン）

文　献
1) Kliegman RM et al (eds)：Nelson Textbook of Pediatrics, Elsevier, Philadelphia, 20th ed, 2015
2) American Academy of Pediatrics (ed)：Red Book：2012 report of the Committee on Infectious Diseases, American Academy of Pediatrics, Elk Grove Village, 30th ed, 2015
3) 日本小児感染症学会（編）：日常診療に役立つ小児感染症マニュアル 2012，東京医学社，東京，2015

② 内分泌代謝疾患

A 診療の基本姿勢と注意点

- 小児期にみる内分泌疾患の診療において，年齢を考慮した症状の把握，検査データの解釈，成長とともに病態が変化することに留意した細やかな経過観察を行い，さらに薬用量が成人と異なり成長に伴って変化することに留意する
- 内分泌疾患は，病歴と診察所見からおおよそその診断がつく場合が多い（表1，表2）．診断を進めるうえで重要なのは成長障害の有無である．身長・体重の記録（母子手帳，内科健診の記録など）を参照して必ず成長曲線を描くようにする
- 内分泌疾患を疑ったら，それぞれ血中あるいは尿中ホルモンの測定を行い，診断を確定する．しかし，ホルモンを測定して低値あるいは高値であるからといって，それが即そのホルモンを分泌する器官の低下症あるいは亢進症を意味しない．また，測定法の見かけ上の問題もある．さらに測定の感度が十分ではない場合は低値の判断はむずかしい
- したがって，測定したホルモン値を判断する際，そのホルモンより上位に働くホルモンが存在する場合，フィードバック機構から，その上位のホルモンとの関係で常に考えることである
- さらに，あるホルモン値が低値で上位のホルモンが存在しない，あるいは測定が困難である場合には，負荷試験を行って刺激に対する反応をみることである．刺激試験に対して反応が低下していることを確認して初めて低下症と確認できる．逆に，あるホルモンが高値の場合も，抑制試験によりその自律性を確かめる必要のある場合が多い
- さらに一般に新生児期から症状を認めるものは，早期の診断・治療を必要とし，乳児期以降に発症した場合と比較して，同じ疾患でも重症であることが多い．また，早期に治療を開始しないと知能発達に影響を及ぼす場合もある

表1 小児期にみられる内分泌疾患における主な症状と疾患

新生児期における臨床所見

A. 病歴

1. 哺乳不良,体重増加不良→副腎・副甲状腺・膵疾患
2. 痙攣,嘔吐,呼吸・循環不全→低 Ca 血症・低血糖症・低 Na 高 K 血症)→副腎・副甲状腺・膵疾患
3. 便秘→クレチン症

B. 診察所見

1. 皮膚所見
   - 色素沈着(とくに外陰部,乳輪)→副腎疾患
   - カフェオレ斑→ McCune-Albright 症候群
   - 黄疸の遷延,乾燥した皮膚,浮腫,大腿皮膚のたるみ→クレチン症
2. 外性器の異常
   - 尿道下裂,二分陰嚢,矮小陰茎,停留精巣,陰唇癒合,陰核肥大,共通尿生殖洞→副腎疾患,性腺・下垂体疾患による性分化異常症
3. 頭頸部
   - 顔面浮腫・巨舌・小泉門開大・甲状腺腫大→クレチン症
   - 翼状頸→ Turner 症候群
4. 胸腹部
   - 腹部膨満・臍ヘルニア→クレチン症
5. 四肢
   - 手背・足背のリンパ浮腫,外反肘→ Turner 症候群

乳児期以降明らかになる臨床所見

A. 病歴

1. 成長障害→下垂体・甲状腺機能低下症,尿崩症,Turner 症候群など
2. 二次性徴の早期出現→思春期早発症,McCune-Albright 症候群
3. 多飲・多尿(夜尿)→尿崩症,副甲状腺機能亢進症(高 Ca 血症)
4. 痙攣発作(てんかんの発作)→副甲状腺機能低下症(低 Ca 血症)
5. 空腹時冷汗・不活発→成長ホルモン欠損症
6. 不活発→甲状腺機能低下症

B. 診察所見

1. 皮膚所見
   - 色素沈着の持続・増強→副腎疾患
   - カフェオレ斑の拡大・増強→ McCune-Albright 症候群
2. 頭頸部
   - 前額突出・顔面正中低形成→成長ホルモン欠損症,複合型下垂体機能低下症
   - 頸部腫瘤→甲状腺疾患(異所性甲状腺など)
3. 胸腹部
   - 楯状胸・乳頭開離→ Turner 症候群
4. 四肢
   - 外反肘→ Turner 症候群

表2 小児における内分泌疾患早期発見のための手がかり

	定義・基準
Ⅰ.成長の異常	
(1) 低身長	−2 SD 以下
(2) 成長率低下	4.5 cm 以下
(3) 高身長	+3 SD 以上
(4) 成長率増加	成長曲線のキャッチアップで正常の思春期以外によるもの
Ⅱ.体重の異常	
(1) 肥満	著しい肥満(肥満度 40%以上)あるいは急な肥満の進行
(2) やせ	著しいやせ(肥満度 30%以下)あるいは急なやせの進行
Ⅲ.外性器の異常	
男児	小陰茎,停留精巣(精巣が小さいか触れないもの,尿道下裂を伴うもの)
女児	陰核肥大(陰茎のニュアンスのある)もの
Ⅳ.思春期発来時期の異常	
(1) 思春期が早い	
男児	9歳以下で陰茎・精巣の発育 10歳以下で陰毛の発生,成長スパート開始 11歳以下で腋毛,ひげの発生,変声
女児	7歳6ヵ月以下で乳房の発育,成長スパート開始 8歳以下で陰毛・腋毛の発生 10歳6ヵ月以下で初潮
(2) 思春期が遅い	
男児	15歳以下で陰茎・精巣の発育をみない 15歳以上で陰毛の発生をみない
女児	14歳以上で乳房の発育をみない 15歳以上で初潮をみない
Ⅴ.その他	甲状腺腫,多毛,色素沈着など

② 内分泌代謝疾患

B 検査

1 成長ホルモン（GH）系機能検査
- GH 分泌不全が疑われる場合に分泌刺激試験を早朝空腹時，安静臥位にて行う

a. インスリン負荷試験
- 速効型インスリン 0.1 単位/kg を生理食塩液で薄めて静注（ただし GH 分泌不全が強く疑われる場合には半分量とする）
- 投与前，15 分，30 分，60 分，90 分，120 分に採血．GH，血糖［コルチゾール，副腎皮質刺激ホルモン（ACTH）］を測定．血糖≦50 mg/dL または前値の 1/2 以下に低下すれば十分な刺激だったと判定．副作用として低血糖症状

b. アルギニン負荷試験
- アルギニン注 0.1 g/kg（最大 30 g）を 30 分かけて点滴静注
- 投与前，30 分，60 分，90 分，120 分に採血．GH，血糖（IRI，CPR）を測定

c. クロニジン負荷試験
- クロニジン（カタプレス®）0.1 mg/m²（最大 0.15 mg）を経口投与
- 投与前，30 分，60 分，90 分，120 分に採血．GH を測定
- 副作用として血圧低下，眠気

d. レボドパ負荷試験
- L-dopa 10 mg/kg（最大 500 mg）を経口投与
- 投与前，30 分，60 分，90 分，120 分に採血．GH，プロラクチン（PRL）を測定．副作用として悪心，めまい

e. グルカゴン負荷試験
- グルカゴン 0.03 mg/kg（最大 1 mg）を皮下注
- 投与前，30 分，60 分，90 分，120 分に採血．GH，血糖（CPR，IRI）を測定
- 副作用として低血糖，低血圧

f. 成長ホルモン放出ペプチド（GHRP）-2 負荷試験
- GHRP-2 2 μg/kg（最大 100 μg）を静注

- 投与前,15分,30分,45分,60分に採血.GHを測定
- 副作用として熱感,発汗

2 甲状腺機能検査

a. 甲状腺刺激ホルモン放出ホルモン(TRH)負荷試験

- 早朝空腹時,安静臥位にて行う.TRH 5 μg/kg(最大500 μg)を生理食塩液で薄めて静注
- 投与前,15分,30分,60分,90分,120分に採血.甲状腺刺激ホルモン(TSH),PRLを測定.副作用として悪心

b. 甲状腺ヨード摂取率

- 甲状腺ホルモンで治療中の場合には,検査日の3週間前に1/4量のチロナミン®(分3)に変更し,2週間服用後に1週間中断して行う.ヨード制限は最低1週間行う

3 性腺系機能検査

a. 黄体形成ホルモン放出ホルモン(LH-RH)負荷試験

- LH-RH 2 μg/kg(最大100 μg)を生理食塩液で薄めて静注
- 投与前,15分,30分,60分,90分,120分に採血.黄体形成ホルモン(LH),卵胞刺激ホルモン(FSH)を測定

b. ヒト絨毛性ゴナドトロピン(hCG)負荷試験

- hCG 4,000単位/m²/日を早朝に3日間連続筋注
- 初回投与前,24時間,48時間,72時間に採血.テストステロンを測定
- LH-RH負荷試験を行う場合はhCG負荷試験の前に実施

c. ヒト閉経期ゴナドトロピン(hMG)負荷試験

- hMG 75〜100単位/m²/日を早朝に5日間連続筋注
- 初回投与前,24時間,48時間,72時間,96時間,120時間に採血.エストラジオール(E2),テストステロンを測定.初回投与前と負荷後の24時間蓄尿で尿中総エストロゲン測定
- LH-RH負荷試験を行う場合はhCG負荷試験の前に実施.卵胞破裂の危険性

4 副腎皮質系機能検査

a. 副腎皮質刺激ホルモン放出ホルモン(CRH)負荷試験

- 早朝空腹時,安静臥位にて行う.CRH 1.5 μg/kg(最大100 μg)を生理食塩液で溶解して静注
- 投与前,15分,30分,60分,90分,120分に採血.ACTH,

コルチゾールを測定
- 副作用として顔面紅潮．視床下部-下垂体-副腎系に影響する薬剤を使用中の場合，検査前に中止しておくことが望ましい

b. rapid ACTH 負荷試験
- コートロシン®注 0.25 mg/m² (最大 0.25 mg) を静注
- 投与前，30 分，60 分に採血．コルチゾールを測定
- 視床下部-下垂体-副腎系に影響する薬剤を使用中の場合，検査前に中止しておくことが望ましい

c. デキサメタゾン負荷試験 (Liddle 法)
- Day 1-2：蓄尿開始
- Day 3-4：午前 8 時に血中コルチゾール測定，少量デキサメタゾン 0.5 mg (小児では 30 μg/kg) を 6 時間ごとに 2 日間内服
- Day 5-6：午前 8 時に血中コルチゾール測定，大量デキサメタゾン 2 mg (小児では 120 μg/kg) を 6 時間ごとに 2 日間内服
- Day 7：午前 8 時に血中コルチゾール測定
- 尿中遊離コルチゾールを連日測定

d. メチラポン負荷試験 (Liddle 法)
- 検査 2 日前より蓄尿．午前 8 時に採血．メチラポン (メトピロン®) 750 mg (小児では 300 mg/m²) を 4 時間ごとに 6 回内服．尿中遊離コルチゾールと，血中 ACTH，コルチゾール，11-deoxycortisol を連日測定
- 副腎不全の危険性．副作用として悪心，めまい

5 プロラクチン (PRL) 分泌機能検査
- PRL 分泌刺激試験：TRH 負荷試験
- PRL 分泌抑制試験：レボドパ負荷試験，ブロモクリプチン負荷試験

6 抗利尿ホルモン (ADH) 系機能検査

a. Miller 水制限試験
- 前日 21 時より禁飲食
- 午前 8 時，排尿後に体重測定，採血．1 時間ごとに体重測定，採尿，採血．尿・血漿浸透圧，ADH を測定．尿浸透圧が 30 mOsm/kg/時以内の上昇が 2 時間以上認められた時点で

図1 Ellsworth-Howard試験

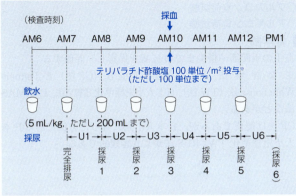

※3分以上かけてゆっくり注射すること

水溶性ピトレシン® 5単位/m² 筋注
- 1時間,2時間後に採尿し,尿浸透圧測定

7 副甲状腺ホルモン (PTH) 系機能検査

a. Ellsworth-Howard 試験 (PTH負荷試験)
- 前日は乳製品摂取の制限が望ましい.当日朝は絶食.カルシウム剤,その他のP吸収阻害薬の投与は行わない
- 負荷前テリパラチド酢酸塩(ヒトPTH)100単位/m²(最大100単位)を生理食塩液に溶解して緩徐に静注.図1のように飲水,採尿,採血.尿量,尿中P,Cr,cAMPと,血清Ca,P,Cr,総蛋白またはアルブミンを測定
- 副作用としてアナフィラキシー(詳細はヒトPTH注の添付文書を参照)

8 膵内分泌機能検査

a. ブドウ糖負荷試験
- 早朝空腹時に行う.トレーラン®G(75 g/225 mL)1.75 g/kg(最大75 g)を経口投与
- 投与前,30分,60分,90分,120分,(180分)に採血,採尿.血糖(BG),IRI,Cペプチド(CPR)と尿糖を測定
- 副作用として悪心.insulinogenic index = ΔIRI/ΔBG(Δと

は投与後 30 分間の上昇分）
b. グルカゴン負荷試験
c. アルギニン負荷試験

9 骨年齢

- 左手の手関節〜指尖までの X 線を撮影し，評価する
- 主な評価法には Greulich-Pyle 法（GP 法）と Tanner-Whitehouse 法（TW 法），日本人小児標準化 TW2 法，CASMAS 法などがある
- GP 法は簡便であるが，日本人小児に合った方法である日本人小児標準化 TW2-RUS 法がより客観的である

C 疾 患
1）成長障害

1 病因・病態
- 低身長は，同性・同年齢の平均身長より2SD以上下回っているものと定義される
- 低身長を呈する病態（表1）のうち，成長ホルモン分泌不全性低身長症（growth hormone deficiency：GHD），Turner症候群，軟骨低形成症，Prader-Willi症候群，慢性腎不全性低身長症，SGA（small for gestational age）性低身長症は，成長ホルモン（GH）治療が可能である
- GHDは，視床下部・下垂体に器質性病変がある器質性，原因が明らかでない特発性，遺伝性に分けられる．器質性が約15％で，特発性が約85％，遺伝性が数％である．特発性の男女比は3.2：1で，器質性の男女比は1：1である．器質性では間脳・下垂体近傍脳腫瘍が多い．特発性の原因として骨盤位分娩，仮死例が多い．また下垂体離断がみられることもある[1,2]
- GH分泌単独欠損症と複数の下垂体ホルモンの欠損しているものに分けられる．下垂体ホルモンの障害の種類と基礎疾患により様々な症状がみられる．GHDの分泌能は，重度，中

▶ 表1 成長障害の分類
1. 内分泌疾患：3〜5％
   成長ホルモン分泌不全性低身長症，甲状腺機能低下症など
2. 症候群：1〜2％
   ・Turner症候群，Prader-Willi症候群など染色体異常を伴った症候群
   ・Noonan症候群，Russell-Silver症候群など染色体異常を伴わない症候群
3. 骨系統疾患：0.2〜0.5％
   軟骨無形成症，軟骨低形成症など
4. 体質性低身長：85〜90％
   子宮内発育不全性低身長（SGA性低身長症），家族性低身長，特発性低身長など
5. 慢性疾患に伴う低身長：1〜3％
   慢性腎不全性低身長，消化器疾患などによる低身長
6. その他の低身長
   愛情遮断症候群など

等度までの幅がある[3)]

2 診 断

a. 問 診
- 出産時の状況（仮死，黄疸，分娩様式など），両親の身長や二次性徴出現年齢，既往歴（慢性疾患，骨折の有無），発達歴などを明らかにする
- 成長曲線を作成する
- 分娩異常，新生児低血糖症，遷延性黄疸，小陰茎の存在など周産期異常に伴うときには成長ホルモン分泌不全症を疑う

b. 身体所見
- 身長，体重，arm span，上節/下節比の測定，顔貌異常，貧血，二次性徴，心雑音，女児ではTurner徴候（外反肘，後髪毛低位，翼状頸など）の有無を検索する
- 軟骨無形成症では四肢短縮をみる

c. 検 査
- 一般検査（腎尿細管性アシドーシスが疑われれば血液ガス分析）の他，骨年齢，染色体検査（Turner症候群，Klinefelter症候群，奇形症候群などが疑われる場合），骨疾患が疑われれば腰椎のX線検査を行う．器質性疾患が疑われれば脳MRI検査を行う．内分泌疾患を疑えばT4/TSH，LH/FSH，性ステロイド，IGF-Iの測定を行う
- GH分泌能はアルギニン，クロニジン，グルカゴン，インスリン，レボドパ，GHRP-2負荷試験のうち2種類を用いて行い，GHの分泌不全を証明する．必要があればGHRH-GH-IGF-I系の遺伝子変異を検索し，診断を確定する

d. GHDの診断・治療基準
- 厚生労働省特定疾患間脳下垂体障害調査研究班による「成長ホルモン分泌不全性低身長症診断の手引き」に従って行う
- 20歳未満の患者に対する高額なGH治療に対する医療費助成制度では，−2.5 SD以下の低身長で，成長ホルモン分泌刺激試験のGH頂値が6 ng/mL以下（GHRP-2負荷では頂値が16 ng/mL以下）で，IGF-I値が200 ng/mL未満（5歳未満では150 ng/mL未満）であるものが助成対象となる．また，給付終了身長基準は，男子156.4 cm，女子145.4 cmで

ある[4]
- −2 SD と −2.5 SD の間の GHD で治療を受けたい場合は,保険診療になるので,高額医療費制度を利用して治療を受ける

e. 治 療
- GHD では,GH 0.175 mg/kg/週を標準治療量とし,週6〜7回に分割して皮下注射する.その他の疾患では,0.35 mg/kg/週まで増量可能である
- その他,原因疾患に対する治療と不足しているホルモンの補充を行う.ACTH 系はヒドロコルチゾン,TSH 系はレボチロキシンナトリウム,性腺刺激ホルモンは男性にはテストステロンあるいは hCG/hMG 療法,女性にはエストロゲン/プロゲステロンを投与する

文 献
1) 藤枝憲二(編):成長障害のマネジメント,医薬ジャーナル社,東京,2005
2) 藤枝憲二(編):成長曲線は語る,診断と治療社,東京,2005
3) 厚生労働科学研究費補助金難治性疾患克服研究事業 間脳下垂体機能障害に関する調査研究班 平成19年度総括・分担研究報告書,2008
4) 小児慢性特定疾病情報センターホームページ:小児慢性特定疾病における成長ホルモン治療の認定について [http://www.shouman.jp/hormone/](2015/11)

C 疾　患

2）甲状腺疾患

1 先天性甲状腺機能低下症[1]

a. 病因・病態
- 先天的に甲状腺機能の低下した病態で，頻度は出生3,000～4,000人に1人．甲状腺の形成異常やホルモン合成障害などに起因する
- 甲状腺ホルモンの不足は成長・発育や知能発達の障害をもたらすため，早期に診断し，治療を優先することが重要
- 新生児マススクリーニングの対象疾患（一部地域を除いて中枢性クレチン症は対象外）．濾紙血TSHのカットオフ値は地域によって異なる．血清TSH＝全血TSH×1.6

b. 症状・身体所見
- 遷延性黄疸，便秘，臍ヘルニア，体重増加不良，皮膚乾燥，不活発，巨舌，嗄声，四肢冷感，浮腫，小泉門開大，甲状腺腫など
- ダウン症候群，先天性心疾患，小奇形の合併が多い

c. 検査・診断
- 血清TSH上昇，fT4（T4）低下，fT3（T3）低下
- 膝関節X線で大腿骨遠位端骨核の有無を確認
- 低形成などには甲状腺エコー検査も有用
- 病型診断は5歳頃に行う

d. 治療・処方例
- チラーヂンS®初期投与量5～10μg/kg/日（分1）．重症例（fT4＜0.7 ng/dL）では12～15μg/kg/日から開始
- 4週後までにTSH正常化を目指す．遅れている場合には投与量を増やす
- その後はTSHが正常範囲を保持するように投与量を調節（表1）．その際，fT4が正常上限を超える場合がある

2 慢性甲状腺炎（橋本病）[2]

a. 病因・病態
- 自己免疫性甲状腺炎の代表疾患で，甲状腺機能低下をきたす

表1 適正維持量の目安

年齢	用量
乳児期	5～10 μg/kg/日
1～5歳	5～7 μg/kg/日
6～12歳	4～6 μg/kg/日
13～18歳	2～4 μg/kg/日

場合が多い
- 萎縮性甲状腺炎：低年齢に好発，著明な甲状腺機能低下と早期からの甲状腺萎縮が特徴

b. 症状・身体所見
- びまん性甲状腺腫大，易疲労性，無力感，寒がり，便秘，徐脈，皮膚乾燥，成長率低下など

c. 検査・診断
- 抗甲状腺ペルオキシダーゼ（TPO）抗体（または甲状腺マイクロゾーム抗体）陽性，抗サイログロブリン抗体陽性，甲状腺機能低下または正常，高コレステロール血症
- 甲状腺エコー検査で内部エコー低下や不均一

d. 治療・処方例
- 不足している甲状腺ホルモンの適正補充．前項の「先天性甲状腺機能低下症」に準ずる
- 3～6ヵ月ごとの甲状腺機能評価
- 経過中の無痛性甲状腺炎発症により，一過性甲状腺中毒症を呈する場合があり，その場合は甲状腺ホルモン投与を中断する

3 Basedow病 [2,3)]

a. 病因・病態
- TSH受容体抗体が刺激性に作用する自己免疫疾患で，甲状腺機能亢進を呈する
- 妊娠，出産，感染などが誘因となる場合がある

b. 症状・身体所見
- 甲状腺中毒症（頻脈，体重減少，手指振戦，発汗増加など），びまん性甲状腺腫大，眼球突出，その他（多動，集中力低下，情緒不安定，不眠，学力低下，下痢，食欲亢進，成長加速，骨年齢促進）

c. 検査・診断
- fT4 高値, fT3 高値, TSH 低値, 抗 TSH 受容体抗体（TRAb）または刺激抗体（TSAb）陽性. 甲状腺刺激ホルモン放出ホルモン（TRH）負荷試験で TSH 低反応. コレステロール低下, CPK 低下, ALP 上昇
- 放射性ヨード（またはテクネシウム）甲状腺摂取率高値. シンチグラフィでびまん性集積
- 甲状腺エコー検査にて血流増加

d. 治療・処方例
- 小児期の第一選択は内科的治療. 速効性はないが, 抗甲状腺薬としてメルカゾール®［チアマゾール（MMI）］が第一選択. 初期投与量 MMI 0.5〜1.0 mg/kg/日（分1〜2）で, 原則として最大 30 mg/日. 症状改善し, TSH 正常化まで続け, 以後漸減. 維持量は MMI 5〜10 mg/日（分1）. 治療開始から2年間は治療を継続する. 副作用として無顆粒球症, 肝機能障害, 皮疹, 脱毛, 抗好中球細胞質抗体（ANCA）関連性血管炎など
- 頻脈が激しければプロプラノロール（1〜2 mg/kg/日）などのβ遮断薬を併用
- 甲状腺クリーゼの場合や, 早期に甲状腺機能を正常化へ導きたい場合には速効性のある無機ヨードを併用. ヨウ化カリウム液 10〜20 mg/日（分1）
- その他に外科的治療（亜全摘術）, 放射性ヨード療法

文 献
1) 日本小児内分泌学会, 日本マス・スクリーニング学会：先天性甲状腺機能低下症マス・スクリーニングガイドライン（2014年改訂版）［http://jspe.umin.jp/medical/gui.html］（2015/11）
2) 日本甲状腺学会：甲状腺疾患診断ガイドライン 2013 ［http://www.japanthyroid.jp/doctor/guideline/japanese.html］（2015/11）
3) 日本小児内分泌学会：小児期発症バセドウ病薬物治療のガイドライン 2008. 日 児 誌 112：946, 2008 ［http://jspe.umin.jp/medical/gui.html］（2015/11）

C 疾 患

3）急性副腎不全

a. 病因・病態
- コルチゾールおよびアルドステロンの絶対的あるいは相対的欠乏により，重篤なショック症状や電解質バランスの障害を呈して生命にかかわる緊急事態（表1）
- 原発性と続発性に分類されるが，多くは慢性副腎不全を呈する疾患において発症する
- 発症時期に年齢特異性がある．小児期によくみられるものは，副腎出血，先天性副腎過形成症および先天性副腎低形成症によるもの，さらにグルココルチコイド投与によるステロイド消退症候群に基づくものなどである

b. 症状・身体所見
- 臨床症状は非特異的で多彩である．症状はコルチゾール不足とアルドステロン不足による症状に分けられ，食欲不振，悪心，

表1 副腎不全をきたしうる疾患

1. 主として新生児期・乳幼児期に発症するもの
A. 原発性
副腎低形成，無形成症（DAX-1/SF-1 異常症），ACTH 不応症，副腎酵素欠損症（先天性副腎過形成症，アルドステロン欠損症），偽性低アルドステロン症，副腎白質ジストロフィー，Wolman 症候群，副腎出血
B. 続発性
無脳症，下垂体低形成・無形成，下垂体前葉機能低下症（PROP-1，HESX-1，LHX4 など），ACTH 単独欠損症，CRH 欠損症
2. 幼児期以降に発症するもの
A. 原発性
Addison 病，副腎摘出，副腎外傷，動静脈血栓による副腎出血，副腎出血を伴う重症感染症，Waterhouse-Friderichsen 症候群
B. 続発性
間脳・下垂体異常による ACTH 分泌不全（間脳下垂体部の破壊性病変，腫瘍，下垂体出血，下垂体摘出など），医原性（steroid withdrawal syndrome，ACTH 長期使用後），薬剤によるもの（グルテチミド，アミノグルテチミド，メトロピン）

嘔吐，下痢，脱水，循環血液量減少，低血圧，ショック，筋力低下，麻痺，徐脈，不整脈，心停止，低血糖などがみられる
- 原因により副腎不全症状の出現年齢や症候に特徴がある
- 新生児の副腎出血は，生後2～3日に発症する
- 先天性副腎過形成症・低形成症では生後1週間ぐらいまでは症状の発現がないことが多い．先天性副腎過形成症では，皮膚色素沈着と男性化症状（女児で陰核肥大，共通泌尿生殖洞など）がみられる
- 副腎低形成症では，約半数に色素沈着がみられない
- 副腎出血では，副腎不全症状と出血症状がみられる
- 先天性下垂体機能低下症は原発性に比べて症状は軽く，ミネラルコルチコイド欠乏症状はなく，他の下垂体ホルモン不足があればその症候が認められる
- 年長児では慢性副腎不全が多い
- 他の疾患に罹患したり，グルココルチコイドの投与を急に中止したり，また下垂体，視床下部の病変，髄膜炎菌の菌血症のような重症感染などにより発症する

c. 検査・診断

- 治療開始前に必ず採血して血清，血漿を保存する．血中副腎皮質刺激ホルモン（ACTH），コルチゾールの測定を行う．ACTH高値・コルゾール低値であれば副腎原発性で，ACTH低値であれば続発性と診断しうる
- その他，血清電解質，血糖，血液ガス，CBC，GOT，GPT，LDH，Cr，コレステロールを検査する
- 高K血症があり，血清Naが正常かあるいは低下していて，血清Na/K比が30以下であれば副腎不全の存在が疑われる．血糖値は，ステロイド作用不足により糖新生が低下するので多くの場合低値となる．高K血症があるとテント状T波の増高をみる
- アルドステロン欠乏の診断は血漿レニン活性の測定が役立つ．欠乏でレニン活性は上昇する
- 必要に応じて迅速ACTH負荷試験を実施し，副腎不全の証明と病型診断を行う．この際，尿中ステロイド分析が有用である

d. 治療・処方例

- 治療の基本方針は，急性副腎不全の治療は一刻を争うもので，原因の如何を問わず，また検査結果を待たず治療を開始することである
- 治療の原則は，十分なグルココルチコイドの補充と，水・電解質バランスの正常化による循環不全の改善にある
- 輸液療法は生理食塩液（Na 90 mEq/L, Cl 130 mEq/L）と10％ブドウ糖液（乳幼児），5％ブドウ糖液（年長児）1：1混合液を主成分とし，K^+を含まない液を用い，20～40 mL/kgを最初の2時間で注入し，以後120～150 mL/kgを24時間で点滴する
- ステロイドの投与はグルココルチコイドとミネラルコルチコイド双方の作用を持つコルチゾール製剤を使用する．10～20 mg/kg（最大100 mg）をワンショットで注入する（乳幼児では25 mg/回，年長児では50～100 mg/回）
- 急性副腎不全が改善されたら，適宜K^+を含んだ維持輸液に変更し，経口摂取が可能となればステロイド維持療法に移行する．コルチゾール25～100 mg/m^2/日を分3で経口投与し，以後漸減し3～4週間で維持療法に移行する
- 維持療法は，ヒドロコルチゾン（コートリル®）を乳児期には10～20 mg/m^2/日，幼児期10～15 mg/m^2/日，学童期10～15 mg/m^2/日を目安として投与する．必要量には個人差が大きいので，内分泌所見，身長，体重増加率，骨成熟などを指標として症例ごとに調整する．年長児には就寝前にデキサメサゾン®0.4 mgを投与する．発熱時，ストレス時にはヒドロコルチゾン投与量を2～3倍にする
- 塩類喪失があればフロリネフ®を投与する．新生児期では0.025～0.05 mg/日で開始する．維持量は各年齢で0.025～0.2 mg/日で投与する

文献

1) 藤枝憲二：副腎ステロイド合成酵素異常症の診断基準・病型分類・重症度，内科 95：1835-1839, 2005
2) Fujieda K, Tajima T : Molecular basis of adrenal insufficiency. Pediatr Res 57 : 62R-69R, 2005
3) 日本内分泌学会：副腎クリーゼを含む副腎皮質機能低下症の診断と治療に関するガイドライン, 2014

C 疾患

4) 思春期発来異常

1 思春期早発症

a. 病因・病態
- 二次性徴の出現が年齢不相応に早期にみられ、成長の加速、骨年齢の進展、性機能の成熟などの変化が異常に早期に起こる病態
- ゴナドトロピン放出ホルモン (Gn-RH) 依存性 (中枢性思春期早発症)、非依存性、部分的な思春期早発症に分類される
- Gn-RH 依存性思春期早発症がもっとも頻度が高く、また男女比は 1:1.5～5 以上、女児では特発性の占める割合が高く、男児では器質性のもの (頭蓋内腫瘍、hCG 産生腫瘍など) の頻度が高い

b. 症状・身体所見
- 女児において 7.6 歳未満で乳房発育、8 歳未満で陰毛発生、または小陰唇色素沈着などの外陰部成熟、陰毛発生、10 歳 6 ヵ月未満の性器出血などの症状と、また身長増加促進、骨成熟の進展がみられる
- 男児では、9 歳未満で精巣 (4 mL 以上)、陰茎、陰嚢などの明らかな発育、10 歳未満で陰毛の発生、11 歳未満で腋毛、髭の発生や声変わりがみられる

c. 検査・診断
- 血中 LH/FSH、性ステロイド [エストラジオール (女児) あるいはテストステロン (男児) 値] の年齢不相応の上昇を認める
- 診断に際し、二次性徴の進展には個人差が大きく、また思春期早発症の病態も不均質であることから、臨床症状、検査所見を総合して判断することが重要

d. 治療・処方例
- 真性思春期早発症の治療は、LH-RH アナログ (リュープリン®) による治療を行う。30 μg/kg (症状により 180 μg/kg まで増量可) 皮下注の治療によりゴナドトロピン、性ステロ

イド抑制，骨成熟進展抑制に良好な効果を示す

2 思春期遅発症

a. 病因・病態

- 二次性徴の出現あるいは思春期の発来が遅れる病態をいう．永続性と一過性，また永続性には中枢性と原発性がある．一過性の体質性思春期遅発症がもっとも多い
- 永続性で中枢性のものには，脳腫瘍による汎下垂体機能低下症，特発性成長ホルモン分泌不全性低身長症，ゴナドトロピン単独欠損症（Kallmann 症候群など），Prader-Willi 症候群，副腎低形成を合併する *DAX-1* 異常症などがある
- 原発性には男児において Kleinfelter 症候群，無精巣症など，女児では Turner 症候群，その他の卵巣形成不全症などが頻度として高い．後天性のものでは性腺摘出，薬剤（抗がん薬など），放射線照射によるものがある

b. 症状・身体所見

- 性ホルモン分泌不全による二次性徴の出現の遅れ
- 男児において 14 歳までに Tanner stage G2（精巣容量 4 mL）に達しない場合，女児では 13.5 歳までに Tanner stage G2（乳房の budding）に達しない場合，さらにいったん二次性徴が出現しても 5 年以内に完了しない場合を異常とする．これらの基準に合えば遅発症を疑う
- さらに成長加速や骨成熟の進行の遅れを伴う

c. 検査・診断

- 永続性と体質性遅発症を鑑別することが重要．体質性については除外診断で鑑別
- 病歴で器質性疾患の除外を行う．両親の二次性徴の出現年齢を聴取．成長曲線の作成と骨年齢の評価を行う
- 身体所見として，疾患特異的な肥満，類宦官様体型，Turner 表現型，Noonan 表現型，全身疾患，嗅覚異常の有無の検索
- 検査は，末梢血・一般生化学検査，検尿と，内分泌検査として LH/FSH，性ステロイドを測定する
- LH/FSH 値が同年齢児の基礎値より高いときは，原発性の性腺機能低下症を疑う．一方，LH/FSH 値が骨年齢相当で

あるか，それよりも低値である場合には，体質性遅発症か低ゴナドトロピン性性腺機能低下症を疑う
- 女児で低身長を認めた場合は，染色体検査は必須である．染色体検査，性腺組織あるいは性腺機能の評価のため hCG 負荷・hMG 負荷試験を行う

d. 治療・処方例
- 通常，男女とも 15 歳を過ぎてから治療が開始される
- 中枢性永続性性腺機能低下症では，LH-RH 療法，ゴナドトロピン療法（hCG-hMG 療法），性ステロイド療法のいずれかを選択し治療する
- 女児ではエストロゲン・プロゲステロン製剤による Kaufmann 療法を行う
- 中枢性の大部分を占める体質性遅発症には，原則として治療を必要としない
- 低身長あるいは二次性徴の発達の遅れに対してきわめて強い劣等感を抱く児については，骨年齢 12 歳頃から短期間の性ステロイド療法を行う．男児にはテストステロンのデポ剤，女児にはプレマリン®の投与を行う．治療により二次性徴が出現すれば治療は中止する

文 献
1) 藤枝憲二：思春期早発症，思春期遅発症．ホルモンと臨 54（春季増刊号）：250-259, 2006
2) 藤枝憲二：性腺機能低下症．小児診療 67：1651-1659, 2004

C 疾患

5）カルシウム代謝異常

1 副甲状腺機能低下症

a. 病因・病態
- 副甲状腺ホルモン（PTH）の作用低下
- 原因としてPTH分泌不全，PTH不応症，Ca感知受容体（CaSR）異常などがある

b. 症状・身体所見
- テタニー，脱毛，歯牙萌出遅延，エナメル低形成，知覚異常など

c. 検査・診断
- 低Ca血症，高P血症，ALP正常，BUN正常，Cr正常

d. 治療・処方例
- 活性型ビタミンD［アルファロール®0.01μg/kg/日（分1～2）］．血清Ca 8.5～9.0 mg/dL，尿Ca/Cr比≦0.3を目指す．維持量0.05～0.1 g/kg/日（分1～2）
- 合併症（腎結石，白内障，脳基底核石灰沈着）に注意

2 偽性副甲状腺機能低下症（PHP）

a. 病因・病態
- 腎におけるPTH不応症であり，4つの病型に分類される（表1）
- 軽度知能障害の合併
- *GNAS*遺伝子異常が原因とされる

b. 症状・身体所見
- Albright hereditary osteodystrophy（AHO）（円形顔貌，低身長，肥満，短指症，第4中手骨短縮，皮膚石灰化，知能障害など）や，多内分泌腺不応症を伴う場合がある

c. 検査・診断
- 低Ca血症，高P血症，PTH高値，ALP正常，BUN正常，Cr正常
- Ellsworth-Howard試験（p91参照）

d. 治療・処方例
- アルファロール®0.01～0.05μg/kg/日（分1～2）

表1 PHPの分類

	AHO	尿cAMP反応	尿P反応	血清Ca	多内分泌腺不応症	Gsα活性
1a	あり	低下	低下	低下	あり	低下
1b	なし	低下	低下	低下	なし	正常
2	なし	正常	低下	低下	なし	正常
偽性	あり	正常	正常	正常	なし	低下

3 ビタミンD欠乏性くる病

a. 病因・病態
- ビタミンD欠乏による石灰化障害

b. 症状・身体所見
- 骨格・軟骨部の変形（X脚，O脚），成長障害，低Ca血症による痙攣

c. 検査・診断
- 血清ALP上昇，Ca低下，P低下，PTH上昇，25OHD低下，1.25(OH)$_2$D正常〜低下
- X線でくる病性変化確認［長管骨骨幹端のcupping，毛羽立ち（flaring），骨端部辺縁の拡大など］

d. 治療・処方例
- 食事などの原因除去
- アルファロール® 0.01〜0.05μg/kg/日（分1〜2）で開始し，血清Ca，P，ALPの正常化まで続ける．尿Ca/Cr比≦0.3を保ち，X線所見の改善後に治療中止

4 低リン血性くる病

a. 病因・病態
- 近位尿細管でのP再吸収障害により，くる病性変化をきたす
- X連鎖性の頻度が高く*PHEX*遺伝子異常が同定されている
- その他に常染色体優性遺伝形式で*FGF23*遺伝子異常によるもの，原因不明のものがある

b. 症状・身体所見
- 骨格・軟骨部の変形（X脚，O脚），成長障害

c. 検査・診断
- 低P血症，血清ALP上昇，Ca正常，PTH正常．尿中P排

泄亢進
- X線でくる病性変化確認

d. 治療・処方例
- アルファロール®0.025～0.1μg/kg/日（分1～2）で開始し，血清 ALP の正常化を目指す
- 改善がなければ P 製剤を併用する．ホスリボン®を P として 20～40 mg/kg/日（分 3～6）
- PTH 正常，尿 Ca/Cr 比≦0.3 を保ち，ALP をゆっくり低下させる
- 二次性副甲状腺機能亢進症による高 Ca 血症に注意

文 献
1) 日本小児内分泌学会ホームページ：ビタミン D 欠乏性くる病・低カルシウム血症の診断の手引き．[http://jspe.umin.jp/medical/gui.html]（2015/11）

C 疾患

6) 糖尿病

a. 病因・病態
- インスリン作用の不足による慢性高血糖を主徴とし，種々の代謝異常を伴う疾患群で，原因は多様である
- 代謝異常が長く続けば糖尿病性合併症をきたす

b. 症状・身体所見
- 口渇，多飲，多尿，夜尿，易疲労性，全身倦怠感，食欲不振，嘔吐，腹痛，体重減少など

c. 検査・診断［日本糖尿病学会（2010 年）］（図1）
- 血糖値が早朝空腹時≧126 mg/dL，75 g 経口ブドウ糖負荷試験（OGTT）2 時間値≧200 mg/dL，随時≧200 mg/dL のいずれか，もしくは HbA1c≧6.5％ が認められれば「糖尿病型」と判定

図1 糖尿病の臨床診断フローチャート

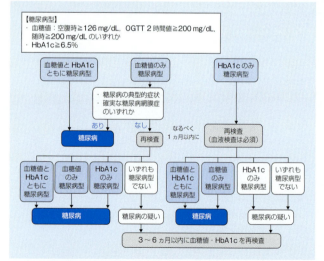

［糖尿病診断基準に関する調査検討委員会：糖尿病 53：458, 2010 を改変して引用］

- 血糖値，HbA1c ともに「糖尿病型」と確認された場合には糖尿病と診断できる
- 別の日に行った検査で「糖尿病型」が再確認できれば糖尿病と診断できる．ただし，HbA1c のみの反復検査では診断不可
- 血糖値が「糖尿病型」を示し，かつ次のいずれかが認められる場合は初回だけでも糖尿病と診断できる．①糖尿病の典型的症状（口渇，多飲，多尿，体重減少など）の存在，②確実な糖尿病網膜症の存在
- 小児の診断基準は成人と同じで，OGTT 実施時のブドウ糖負荷量は 1.75 g/kg（最大 75 g）とする

1 糖尿病性ケトアシドーシス（diabetic ketoacidosis：DKA）

a. 病因・病態
- 著しい高血糖による代謝異常のためケトアシドーシスとなった状態
- 糖尿病の初発症状としてしばしばみられるが，治療中の場合にも起こりうる

b. 症状・身体所見
- 口渇，多飲，多尿，嘔吐，腹痛，体重減少，意識障害など

c. 検査・診断
- 著明な高血糖，代謝性アシドーシス，ケトーシス，脱水
- 評価項目：脱水状態の程度，体重減少の程度，バイタルサイン

d. 治療・処方例
- 一般療法：ショック状態などには気道確保，酸素投与，人工呼吸などの救急救命処置を優先する．心肺モニター，静脈路確保，蓄尿（必要なら導尿）など
- 輸液療法：脳浮腫予防のため脱水の補正を急ぎすぎないこと
- 治療開始に先立つ検査：体重測定，血糖，血液ガス分析，電解質，血算，HbA1c

1) 初期治療（開始～1 時間）
- インスリン投与と輸液で循環不全・腎不全を改善．生理食塩液または 1/2 生理食塩液 10～15 mL/kg/時（最大 500 mL/時）．別ルートから速効型インスリン 0.1 単位/kg/時の持続静注（ただし初期血糖≤300 mg/dL ならば 0.05 単位/kg/時）

> 処方例

- 生理食塩液 500 mL に速効型インスリン 50 単位を混注し（0.1 単位/mL），1 mL/kg/時で点滴静注．血糖測定を 1 時間ごとに行い，降下速度を 100 mg/dL/時程度とする．原則としてメイロン®によるアシドーシス補正は行わない

2) 移行期（1 時間〜利尿期）
- 細胞内脱水の補正．利尿確認後ソリタ®-T2 に変更 5〜10 mL/kg/時．低 K 血症の出現に注意し，PO_4 イオン補給も考慮する．血糖 ≤300 mg/dL となればインスリン 0.05 単位/kg/時．目標血糖値 150〜250 mg/dL を維持するようにインスリン投与量を調節

3) 維持期（利尿期〜36 時間）
- ソリタ®-T2 500 mL＋20% ブドウ糖 60 mL＋1M KCl 10 mL を 5 mL/kg/時．意識の回復，悪心のないことを確認して経口摂取を開始．摂食可能であれば，インスリン投与を頻回皮下注あるいは持続皮下注入（CSII）に切り替える

> 処方例

- 速効型インスリン 0.25 単位/kg/6 時間

2 1型糖尿病（T1DM）

a. 病因・病態
- 膵 β 細胞破壊に基づく糖尿病
- 自己免疫機序の関与

b. 症状・身体所見（前項に準じる）

c. 検査・診断（前項に準じる）

d. 治療・処方例
- 食事療法：同性同年齢の健常児と同等の適切な食事が基本で，食事制限ではない．肥満がなければ 1,000＋100×年齢（kcal/日）が目安
- インスリン治療（表 1）：様々な組み合わせがあるが，可能な範囲で，生理的インスリン分泌に近づけるようにする．基本は超速効型または速効型を各食前に，基礎分泌分として持効型または中間型を 1 日 1〜2 回．年少児や昼食前のインスリン注射が不可能な場合には混合製剤の 2 回法などを行う．年少児では食事量，運動量ともに不安定で，インスリン必要

表1 インスリン製剤の種類

種類	作用発現時間	最大作用時間	作用持続時間	製剤
超速効型	5〜15分	30分〜3時間	3〜5時間	ノボラピッド®, ヒューマログ®, アピドラ®
速効型	30分〜1時間	1〜3時間	6〜8時間	ノボリンR®, ヒューマリンR®
中間型	1〜3時間	4〜10時間	18〜24時間	ノボリンN®, ヒューマリンN®, ヒューマログN®
持効型	1〜2時間	-	24〜28時間	ランタス®, レベミル®, トレシーバ®
混合製剤	5分〜1時間		18〜24時間	ノボラピッド30ミックス®, ヒューマログミックス25®, ヒューマログミックス50®, ヒューマリン3/7®

量も少ない．思春期にはインスリン抵抗性が高まるため，インスリン必要量が増加する一方，反抗期などの影響で不安定となる場合が少なくない．血糖自己測定（SMBG）が必要
- シックデイ対策：基礎インスリン投与を中断しないこと．水分摂取を心掛け，SMBGを強化し，（超）速効型インスリンの投与量・回数を調節する．感染時にはストレスホルモンなどの影響で高血糖になりやすい．早めの病院受診を勧める
- 低血糖時の対処：症状の把握．経口摂取可能であればグルコースなどの摂取．経口摂取不能や重症であれば，グルカゴン（0.5〜1.0 mg）皮下注やグルコース（20%ブドウ糖1 mL/kg）の静注

3 2型糖尿病（T2DM）

a. 病因・病態
- 主に肥満に起因し，インスリン分泌低下，インスリン抵抗性を呈する
- 膵自己抗体陰性

b. 症状・身体所見（前項に準じる）

c. 検査・診断（前項に準じる）
- インスリン抵抗性指標（HOMA-IR）
  = 空腹時IRI（μU/mL）×空腹時血糖（mg/dL）/405

表2 ISPADが推奨する小児糖尿病の血糖コントロールの目標値

コントロールの水準	理想(非糖尿病)	適切	不適切(介入提案)	ハイリスク(介入必要)
臨床的評価				
高血糖	高血糖なし	無症状	多飲, 多尿, 夜尿	視力障害, 体重増加不良, 発育不良, 思春期遅延, 学校出席不良, 皮膚または全身感染, 血管合併症の所見
低血糖	低血糖なし	軽度の低血糖 重症低血糖なし	重症低血糖の発生(意識障害, 痙攣)	
生化学的評価				
SMBG値(mg/dL) 早朝, 食前	65〜100	90〜145	>145	>162
PG(mg/dL) 食後PG	〜126	90〜180	180〜250	>250
就寝時PG	80〜100	120〜180	<120 or 180〜200	<80 or >200
夜間PG	65〜100	<80〜161	<75 or >162	<70 or >200
HbA1c (%)	<6.05	<7.5[*1]	7.5〜9.0[*1]	>9.0[*2]

注1) 示した目標値はガイドラインとしての値であり, 重症低血糖や頻回の軽度〜中等度の低血糖を起こさず, できる限り正常血糖に近い血糖値を達成するよう各症例に適した目標値をもつべきである.
2) 示した目標値は, 重症低血糖の既往や無自覚性低血糖の有無などの要因により, 各症例で調節されるべきである.
3) PGはSMBGによる血漿血糖値である.
[*1]: これらの値は臨床的研究あるいは専門医の意見に基づいているが, 厳格な確証に基づく推奨はない. 多くの血糖測定器械はPG(血漿血糖値)表示であるためPGとして表記した.
[*2]: DCCTにおける成人の従来治療法の平均HbA1c値は8.9%である. DCCT, EDIC共にこの値以上であると予後不良であると報告しているため, 9.0%以上をハイリスクとし, それ以下を推奨値としている.

[日本糖尿病学会・日本小児内分泌学会(編):小児・思春期糖尿病コンセンサス・ガイドライン, 南江堂, 東京, 2015より引用]

d. 治療・処方例

- 肥満解消
- 薬物療法として小児ではメトホルミン(メトグルコ®)が第一選択

- 食事療法：肥満があれば食事制限が必要となる場合がある（「肥満」の項p116参照）
- 運動療法：適度な運動はインスリン抵抗性を改善し，インスリン効率を高める．摂取カロリーの10%が目安．インスリン治療中は低血糖に注意．全身状態不良や尿ケトン陽性の場合には避ける

4 コントロール目標

- 小児・思春期は低血糖の危険を避けることが優先されるべきであり，また年少児の血糖管理は不安定であることから，目標HbA1c以下になることを盲目的に推奨すべきではない（表2）

文　献

1) 日比逸郎ほか：改訂版こどもの糖尿病（インスリン依存性）ガイドブック，形成社，東京，1992
2) 日本糖尿病学会・日本小児内分泌学会（編）：小児・思春期糖尿病コンセンサスガイドライン，南江堂，東京，2015
3) 日本小児内分泌学会糖尿病委員会（編）：こどもの1型糖尿病ガイドブック，文光堂，東京，2007
4) 池上博司（編）：小児・思春期糖尿病の対応マニュアル，中山書店，東京，2012

C 疾患

7）肥　満

a. 病因・病態
- 脂肪組織の過剰状態．摂取エネルギーが消費エネルギーを上回るために過剰エネルギーが蓄積
- 増加傾向で，小児の5～10%
- 2型糖尿病（T2DM）や脂質異常症，脂肪肝，高血圧，メタボリックシンドロームとの関連（表1）

b. 症状・身体所見
- 過体重，黒色表皮症（インスリン抵抗性の指標），皮膚線条，月経異常など

c. 検査・診断
- 診断基準に沿って判定を進める
- 肥満度（%）＝（実測体重－標準体重）÷標準体重×100

1）肥満児の判定
- 18歳未満の小児で肥満度が20%以上，かつ有意に体脂肪率が増加した状態

表1　日本人小児のメタボリックシンドロームの診断基準（6～15歳）（厚生労働省研究班，2010年3月改変版）

1があり，2～4のうち2項目を有する場合に，メタボリックシンドロームと診断する．
1. 腹囲 80 cm 以上
2. 血清脂質：中性脂肪 120 mg/dL 以上　かつ／または　HDLコレステロール 40 mg/dL 未満
3. 血圧：収縮期血圧 125 mmHg 以上　かつ／または　拡張期血圧 70 mmHg 以上
4. 空腹時血糖 100 mg/dL 以上

（注）腹囲/身長比が0.5以上であれば項目1に該当するとする．小学生では腹囲75 cm以上で項目1に該当するとする
（注）上記の基準は，空腹時採血における基準である．食後採血の場合，食後2時間以降で中性脂肪 150 mg/dL 以上，血糖 100 mg/dL 以上を有所見とする

［大関武彦ほか：小児のメタボリックシンドローム診断基準の各項目についての検討．厚生労働科学研究費補助金（疾病・障害対策研究分野 循環器疾患等生活習慣病対策総合研究事業），小児期メタボリック症候群の概念・病態・診断基準の確立及び効果的介入に関するコホート研究，平成18年度総合研究報告，大関武彦（主任研究者），p5-7, 2007 より引用］

- 体脂肪率の基準値は以下の通りである(測定法を問わない)
- 男児(小児期全般):25%以上
- 女児 11 歳未満:30%以上,11 歳以上:35%以上

2) 肥満症の定義:肥満に起因ないし関連する健康障害(医学的異常)を合併するか,その合併が予想される場合で,医学的に肥満を軽減する治療を必要とする病態をいい,疾患単位として取り扱う

3) 肥満症の診断(表 2,表 3)

表 2 小児肥満症の診断基準(案)(2014 年版)

A 項目:肥満治療を必要とする医学的異常
①高血圧
②睡眠時無呼吸症候群など換気障害
③2 型糖尿病・耐糖能障害
④内臓脂肪型肥満
⑤早期動脈硬化
B 項目:肥満と関連が深い代謝異常
①非アルコール性脂肪性肝疾患(NAFLD)
②高インスリン血症かつ/または黒色表皮症
③高 TC 血症かつ/または高 non HDL-C 血症
④高 TG 血症かつ/または低 HDL-C 血症
⑤高尿酸血症
参考項目:身体的因子や生活面の問題
①皮膚線条などの皮膚所見
②肥満に起因する運動器機能不全
③月経異常
④肥満に起因する不登校,いじめなど
⑤低出生体重児または高出生体重児
肥満症の診断:6 歳から 18 歳未満で下記のいずれかの条件を満たす
1) A 項目を 1 つ以上有するもの
2) 肥満度が 50% 以上で B 項目の 1 つ以上を有するもの
3) 肥満度が 50% 未満で B 項目の 2 つ以上を有するもの (参考項目は 2 つ以上あれば,B 項目 1 つと同等とする)

[日本肥満学会(編):肥満研 20:136-138, 2014 より引用]

表3 小児肥満症診断スコア

肥満症の診断：5歳0ヵ月以降の肥満児で合計スコアが6点以上のもの	
肥満の程度	スコア
肥満度が50％未満	0点
肥満度が50％以上	3点
肥満治療がとくに必要となる医学的問題	
高血圧	6点
睡眠時無呼吸など肺換気障害	6点
2型糖尿病，耐糖能障害（HbA1cの異常な上昇）	6点
腹囲増加または臍部CTで内臓脂肪蓄積	6点
肥満と関連の深い代謝異常など	
肝機能障害（ALTの異常値）	4点
高インスリン血症	4点
高コレステロール血症	3点
高中性脂肪血症	3点
低HDLコレステロール血症	3点
黒色表皮症	3点
高尿酸血症	2点
身体的因子および生活面の問題（この項目では最高3点まで）	
皮膚線条，股ズレなどの皮膚所見	2点
肥満に起因する骨折や関節障害	2点
月経異常（続発性無月経が1年半以上持続する）	1点
体育の授業などに著しく障害となる走行，跳躍能力の低下	1点
肥満に起因する不登校，いじめなど	1点

［朝山光太郎ほか：肥満研 8：206, 2002 より引用］

d. 治療・処方例

- 症候性肥満（表4）の場合は原疾患の治療を優先する
- 肥満治療の原則は消費エネルギーを高め，摂取エネルギーを抑えること．食事療法と運動療法が中心となる
- 発育期の中等度以下の肥満児では厳しい食事制限はせずに，体重増加を抑えて身長発育を待って肥満度を減少させる．摂取エネルギーは栄養所要量の9割程度に制限する
- 運動（あるいは生活）療法としては個々の症例に合わせた具体的指導が重要

表4 症候性（二次性）肥満

内分泌性肥満	Cushing 症候群（病），甲状腺機能低下症，偽性副甲状腺機能低下症，インスリノーマ，多嚢胞性卵巣症候群など
先天異常症候群	Bardet-Biedl 症候群，Prader-Willi 症候群，Turner 症候群，ダウン症候群など
視床下部性肥満	間脳腫瘍，Frölich 症候群など
薬物による肥満	抗てんかん薬，副腎皮質ホルモンなど
運動制限による肥満	腎疾患，喘息，心疾患，精神運動発達遅滞などに伴うもの

［朝山光太郎ほか：肥満研 8：204, 2002 より引用］

● 本人のみならず家族の理解・協力が不可欠

文 献

1) 朝山光太郎ほか：小児肥満症の判定基準―小児適正体格検討委員会よりの提言．肥満研 8：204, 2002
2) 吉永正夫：日本人小児のメタボリックシンドロームの特徴と頻度．肥満研 11：196, 2005
3) 岡田知雄ほか：小児肥満症の UPDATE．肥満研 20：136, 2014

③ 神経疾患

A 診療の基本姿勢と注意点

1 小児神経学と臨床所見の特徴
- 小児神経学は，英語で表現すると pediatric neurology と child neurology の 2 通りとなる．pediatric neurology は文字通り翻訳すると小児科学的神経学であり，小児科学のなかの一専門分野と解釈される．一方，child neurology は小児の神経系に関する医学といえる
- いずれにせよ，小児神経学は，小児科学と神経学の両者を母体として，次第に専門化，独立化してきた[1]．したがって，そこでみられる様々な症状や徴候は，発達神経学的徴候と成人神経学的異常症候の両方の側面をもっている

2 カバーすべき領域の広さ
- 神経外来での主な疾患群は，脳の発生異常（遺伝子異常，染色体異常，中枢神経系の形成異常など），痙攣性疾患，運動障害，脳炎・脳症，神経・筋疾患，脊髄疾患などの身体的疾患に加え，自閉症スペクトラム，注意欠如/多動症（ADHD）などの発達障害，さらに心身症，不登校などの心理的疾患など多岐にわたっている
- ことに近年，親子関係の変化に伴い，子ども虐待が社会問題にまで発展している．それに伴い，愛着障害，心的外傷後ストレス障害，不安障害，薬物依存など児童精神科の課題への対応も求められており，小児神経科医がカバーすべき領域は大変広くなっている

3 症状の捉え方の要点

a. 問 診
- 診察の基本姿勢として，まず問診が重要である．できるだけ保護者の話を整理しながら聞き出すことが大切である．家族歴のチェックも重要である

b. 評 価
- 適切な小児科ならびに神経学的診察法による正しい評価が求められる．そのとき，医師や看護師の態度だけでなく，診察

室の広さや内装などにも考慮して，子どもたちがリラックスして診察が受けられるように配慮すべきである

4 症状の理解の仕方
- 問診や診察から得た情報に加え，様々な臨床検査結果（中枢神経系の形態学的所見，生理学的所見，生化学的所見ならびに心理学的所見など）を総合して診断を進めていくが，常に，目の前にある症状や徴候と神経系の各部位の機能や障害との関連性を意識しながら診察する注意深さが必要である

5 治療の目標
- 日進月歩する医学の進歩にもかかわらず，神経疾患を患った子どもたちの多くは，何らかの機能障害を残す可能性が高い．機能障害に対する治療は取りも直さず重要であるが，それだけでなく，それぞれの個人の生活の質を高め，社会参加につながる対応を心掛けるべきである
- ことに，子どもの将来に不安を抱いている家族を支え，バランスのよい家庭心理学が構築できるよう，十分な子育て支援が求められている

文 献
1) 福山幸夫（編）：小児神経学の歴史と専門教育．小児神経学の基礎，診断と治療社，東京，p1, 1979

③ 神経疾患

B 検査

脳波検査

1 脳波記録上の基本的な手順とポイント

a. モンタージュ
- 電極は 10-20 法に基づき装着する
- 単極誘導：耳朶に基準電極を置く．基礎波の評価，脳全体または半球性の異常，左右差の検出に適する
- 双極誘導：頭皮上に置いた 2 つの電極間の電位差をみるので局在性の異常を検出しやすい

b. 条　件
- 較正 50 μV/5 mm，紙送り 3 cm/秒，時定数 0.3 が標準

c. 負荷脳波
- 脳波の反応性の確認と突発性異常波誘発が目的である
1）開閉眼：安静時に 10 秒程開閉眼を行う
2）閃光刺激
- 発光部は眼前 15〜30 cm とし，原則として 10 秒刺激して 10 秒休む
3）過呼吸
- 開始前に 1 分程安静記録を行った後，閉眼状態で 2〜3 秒に 1 回を目安に過呼吸を促す．通常 3 分間行い，終了後 3 分間記録を継続する
4）睡眠：てんかんの診断には不可欠

d. 小児における脳波検査時の鎮静について
- 睡眠時は突発波が誘発されやすく，てんかん診療においては睡眠脳波が必須である．このため検査の前日には睡眠時間を短くしてもらい，当日は検査前に眠ってしまわないように注意を払ってもらいながら極力自然睡眠を促す
- 小児では検査時に安静を保つことが困難であり，薬剤による鎮静を要する場合も多い．薬剤を用いた場合には覚醒後しばらくの間興奮したりふらつくことがあるため，転倒などの事

表1 正常発達における優位律動周波数の変化

乳児	幼児	小学生	それ以後
4～6 Hz	6～8 Hz	8～10 Hz	9～11 Hz

故に注意を払うように保護者に説明する

鎮静薬の処方例

① トリクロホスナトリウムシロップ（トリクロリール®）0.7 mL/kg（最大 20 mL），経口
② シプロヘプタジンシロップ（ペリアクチン®）0.4～0.5 mL/kg，経口
③ 抱水クロラール（エスクレ®）30～50 mg/kg（最大 1,000 mg），注腸

- ①または②．30分～45分ほどで眠らないときは③を追加
- 経口を嫌がる児では③．30～45分ほどで眠らないときは③を 1/2 量追加
- とくに精神遅滞を伴う自閉症スペクトラム障害の児は薬剤による鎮静が効きにくい．眠りにくいことが予想される児では最初に①と②を併用し，30～45分ほどで眠らないときは③を追加

2 脳波判読上の基本的な手順とポイント

a. 基礎波（背景波）の解析

- 優位律動：できるだけ覚醒に近い閉眼状態で，単極誘導の後頭部を中心に，周波数・振幅・その左右差などを記載（表1）
- 優位律動以外：徐波や速波の混入があれば局在などを記載

b. 脳波の反応性の評価

1) 開閉眼：開眼でα波抑制（α-attenuation）
2) 閃光刺激：光過敏性がある場合には突発性異常波が出現
3) 過呼吸
- 徐波化（build up）が起こってもよいが遷延は異常．もやもや病では再徐波化（re-build up）がみられる．欠神てんかんで突発性異常波の賦活が認められやすい
4) 睡眠脳波
- 突発波が誘発されやすく，てんかん診断には必須
- 睡眠脳波の発達変化
① 新生児：高振幅徐波相と低振幅相が数秒ごとに繰り返す交代

性脳波（trace alternant）が受胎44週頃までみられる
② 0〜2歳：入眠期に群発性徐波が混入．生後2〜3ヵ月よりstageⅡで瘤波，紡錘波出現．紡錘波の左右同期はなくても正常
③ 2〜10歳：入眠期群発性徐波の持続が短くなる．紡錘波は2〜4歳より前頭優位となり左右が同期する

- 異常と誤りやすい小児の生理的睡眠脳波

① 入眠期群発性徐波：生後4ヵ月より10歳頃まで前頭中心部優位に高振幅徐波が出現．てんかん性異常波と見誤ることがある
② 中心部鋭波（vertex sharp wave）：stageⅠ〜Ⅱで前頭・中心部に高振幅鋭波が出現．幼児期ではときに尖鋭化が顕著でてんかん性異常波と誤りやすい

3 突発的活動の解析

a. 突発性異常波（てんかん性異常波）

- 棘波（20〜70 msec：14 Hz以下）・鋭波（70〜200 msec：5〜14 Hz）：振幅にはとくに規定がないが，100 μV以上，あるいは基礎波の2倍以上が目安
- 棘徐波複合・鋭徐波複合：1〜2つ以上の棘波・鋭波に徐波が組み合わされる

b. てんかん性異常波と誤りやすい突発的活動

1) 14 & 6 Hz陽性棘波
- 浅睡眠期に側頭・後頭部でみられることがある．意義は不明

2) ミューリズム（μ rhythm）
- 覚醒時に中心部にみられる櫛歯状律動波．意義は不明

3) 薬物速波
- ベンゾジアゼピン系，バルビツール系薬剤の服用により，生理的なβ波より振幅の高い速波が前頭中心部優位に出現する

c. アーチファクト

1) 被検者に由来するもの
- 筋電図：もっとも多い．高周波数・高振幅の連続波形で，脳波との鑑別は困難ではない
- 心電図：心電図記録との比較で脳波との鑑別は容易
- まばたき，眼球運動：前頭極部に高振幅徐波が混入．覚醒時にみられ，睡眠で消失するのが特徴
- 発汗，呼吸運動：基線が大きく揺れる．発汗の影響は前頭部

に出やすい．部屋の温度調節が重要
2) 外因に関連するもの
- 交流障害（ハム）：50/60 Hz の規則的な速波が混入．電極やアースをチェック．止められる機器は止める
- 電極の問題：あらゆるタイプの波形が記録され，しばしば突発波と鑑別困難．異常波形の広がり方が鑑別の参考になる

画像検査（MRI）

- MRI は，形態的画像検査の手段であるが，拡散強調画像などの撮影法を組み合わせることにより，病変の質的診断のための情報量が増す

a. T1 強調画像
- 腫瘍，梗塞，浮腫，脱髄などの病変は，水分の増加を反映して低信号に描出されることが多い．
- T1 強調画像で高信号を呈する病変には，脂肪や高蛋白液を含む囊胞や腫瘍，亜急性期（出血後 4〜14 日目）の血腫，皮質層状壊死などの壊死組織が含まれる

b. T2 強調画像
- 水分含量の増加を伴う病変は，高信号を呈する
- T2 強調画像で低信号を呈する病変には陳旧性出血巣のヘモジデリンが挙げられる

c. 造影 MRI
- ガドリニウム製剤による造影 MRI には，T1 強調画像を用いる
- 血液脳関門の破綻部分の検出に優れ，転移性脳腫瘍や髄膜病変の検出に有用である

d. FLAIR（fluid-attenuated inversion recovery）画像
- 「脳脊髄液の信号を抑制した T2 強調画像」のようにみえる
- 脳実質と脳脊髄液腔との識別が容易であり，脳室周囲や脳表付近の病変検出に優れている
- 多発性硬化症などの脱髄性疾患の場合には，その白質病変の検出感度が高い

e. 拡散強調画像
- 水分子の拡散の遅い部分が高信号となるような撮影法

- T2強調画像で強い高信号を示す病変では，拡散が遅くないのに，拡散強調画像で高信号にみえることがあり，「T2 shine through」と呼ばれる
- 拡散強調画像で高信号がみられたとき，水分子の拡散が制限されているのか，「T2 shine through」をみているのか区別する必要がある．そのためには，ADC（apparent diffusion coefficient，見かけの拡散係数）の計測が必要となり，ADCを画像化したものをADC mapと呼ぶ
- ADCは，水分子の拡散の激しさを表しており，自由水（自由に動ける水分子）が多いとADC値は高くなり，ADC mapでは高信号を呈する
- ADC値の上昇は，自由水の増大を伴う細胞外性浮腫をきたす病態でみられる．血液脳関門の破綻により血管性浮腫が生じる場合や水頭症などでみられる間質性浮腫がある場合がそれにあたる
- posterior reversible encephalopathy syndrome（PRES）では，脳血管の自己調節能を超える急激な高血圧により，血液脳関門が破綻するという病態が推定されており，血管性浮腫を反映してADCは上昇する．免疫抑制薬（シクロスポリン，タクロリムス）による脳症もこの範疇に入ると考えられている
- ADC値の低下は，水分子の拡散が制限されていることを示し，背景となる病態には，細胞性浮腫，粘稠な液体（脳膿瘍，類上皮腫），細胞密度の高い腫瘍（悪性リンパ腫など），出血（脳出血）が含まれ，拡散強調画像では高信号を呈する．細胞性浮腫は，成因により虚血性と細胞毒性に分けられる
- 虚血性細胞性浮腫：エネルギー代謝障害に起因するもので細胞のポンプ機能が消失するために生じ，脳梗塞の急性期や低酸素性虚血性脳症などでみられる
- 細胞毒性細胞性浮腫：グルタミンなどの興奮性アミンの過剰により細胞膜の受容体を介して，Naポンプが影響をうけて浮腫を生じるもので，痙攣重積にて発症する急性脳症の細胞性浮腫に関与していると考えられている

f. 正常発達に伴うMRI像変化

- 髄鞘形成は2歳頃まで急速に進行し，発生学的に古い部位か

B. 検査

表2 正常児における MRI 上の髄鞘化の出現時期

部 位		T1 強調画像 (高信号化)	T2 強調画像 (低信号化)
中小脳脚		生下時	0～2ヵ月
小脳半球白質		0～4ヵ月	3～5ヵ月
内包後脚	後部	生下時	0～2ヵ月
	前部	0～1ヵ月	4～7ヵ月
内包前脚		2～3ヵ月	7～11ヵ月
半卵円中心		2～4ヵ月	7～11ヵ月
脳梁膨大部		3～4ヵ月	4～6ヵ月
脳梁膝部		4～6ヵ月	5～8ヵ月
後頭葉白質辺縁部		4～7ヵ月	11～14ヵ月
前頭葉白質辺縁部		7～11ヵ月	14～18ヵ月

[Barkovich AJ (ed): Pediatric Neuroimaging, Lippincott-Williams & Wilkins, Philadelphia, 4th ed, p13-70, 2005 より引用]

ら新しい部位,尾側から頭側,背側から腹側,中心から末梢へと進行する.このような髄鞘形成は,MRI の信号強度に反映される.
- 髄鞘形成に伴い,コレステロールや糖脂質が増加し,T1 が短縮し T1 強調画像で高信号化がみられる.T2 強調画像では,水分含量の減少を反映して T2 が短縮して低信号化する
- 髄鞘化の遅延は,種々の脳形成異常,代謝異常などでみられるため,正常発達過程における髄鞘形成に伴う MRI の信号変化を知ることは大切である(表2).

心理・発達検査

- 心理・発達検査で明らかにしたいことは,以下の点である
①知的能力が暦年齢に比して遅れはないか
②認知面でのばらつきや偏りはないか
③対象となる子どもの対人関係のとりかたや,行動特性を把握する
- 上記は,発達障害の診療において的確な診断に至るうえで重要であり,実施者の経験や主観に左右されやすい問診による「感覚」よりも,より客観的な指標として心理・発達検査を

表3 心理・発達検査

検　査	対象年齢	所要時間
遠城寺式乳幼児分析的発達検査	0ヵ月～4歳7ヵ月	15分
新版K式発達検査	0ヵ月～成人*	30分
田中ビネー知能検査	2歳0ヵ月～成人*	60分
WISC-IV	5歳0ヵ月～16歳11ヵ月	90分
S-M社会生活能力検査	中学生まで	20分
WAIS-III	16歳0ヵ月～	90分
CARS（小児自閉症評定尺度）	1歳6ヵ月～15歳	20分
KABC-II	2歳6ヵ月～18歳11ヵ月	90分
PVT（絵画語彙発達検査）	3歳0ヵ月～10歳11ヵ月	15分
ITPA（言語学習能力診断検査）	3歳0ヵ月～9歳11ヵ月	90分
グッドイナフ人物画知能検査（DAM）	3歳0ヵ月～9歳0ヵ月	10分
フロスティック視知覚発達検査	4歳0ヵ月～7歳11ヵ月	40分
PFスタディ（絵画要求不満テスト）	4歳～	20分

*5歳以上の発達レベルに達した場合には，他のものへの移行が適当
□□□：より特異的な機能の評価に適した検査
WISC：Wechsler Intelligence Scale for Children, WAIS：Wechsler Adult Intelligence Scale, KABC：Kaufman Assessment Battery for Children

用いる
- 発達レベルや認知的なばらつきは，表3の上段に挙げる検査で大まかに把握し，より詳細な認知・行動面の評価手段として下段に挙げる検査を用いる
- 予測される発達障害に応じて，実施する検査をいくつか組み合わせる

a. 検査法例
- 自閉スペクトラム症が疑われる幼児：新版K式発達検査，CARS，ITPA
- 限局性学習症が疑われる学童：WISC-IV，KABC-II，フロスティック視知覚発達検査
- 心身症で相談に訪れた中学生：WISC-IV，S-M社会生活能力検査，PFスタディ

文　献
1) Barkovich AJ (ed)：Pediatric Neuroimaging, Lippincott-Williams & Wilkins, Philadelphia, 4th ed, p13-70, 2005

C 疾患

1) 熱性痙攣

- 熱性痙攣は，乳幼児期に通常38℃以上の発熱に伴う発作性の痙攣を起こす疾患で，中枢神経感染症など明らかな発作の原因疾患がないもの．有病率は7〜8%

a. 分類
- 一般に，①持続時間が15分以上，②焦点性発作，③24時間で2回以上繰り返す，のいずれかを認めるものを複雑型，他を単純型という

b. 診断
- 髄膜炎，脳炎・脳症の鑑別が必要
- 意識障害や発作の遷延，神経学的所見に注意し，発熱の原因に対する検査を行う
- 頭部画像検査や脳波は，上記の鑑別に必要な場合に行うが，脳波検査は熱性痙攣の再発やてんかんへの移行予測の参考にはならない

c. 治療方針
- 痙攣時の対応は前項「痙攣発作・意識障害」(p31)を参照されたい．本項では再発予防のための方針を示す
- 多くは1回きりの発作で，反復するのは約30%

1) 発熱時ジアゼパム応急投与
- ①15分以上遷延する発作があったとき，②要注意因子（表1）が2項目以上あり，発作を2回以上反復しているとき，③短期間に発作が頻発するとき，のいずれかに該当する場合，37.5℃以上の発熱時にジアゼパム坐剤あるいは経口剤0.4〜0.5 mg/kg/回を投与する
- 8時間後に，発熱が持続する場合には同量を追加投与する
- 解熱薬坐剤を同時に使用するとジアゼパムの吸収が阻害されるので，ジアゼパム坐剤の使用を優先し，解熱薬坐剤は30分以上の間隔をあけて使用する

表1 要注意因子

てんかん発症の要注意因子
- 熱性痙攣発症前の明らかな神経学的異常もしくは発達遅滞
- 非定型発作（複雑型熱性痙攣に相当）
- 両親・同胞におけるてんかんの家族歴

熱性痙攣再発の要注意因子
- 1歳未満の発症
- 両親または片親の熱性痙攣の既往

[福山幸夫ほか：小児臨 49：207, 1996 を改変して引用]

2) 抗痙攣薬持続内服療法
- ①低熱性（37℃台）発作を2回以上反復しているとき，②15分以上の遷延性発作の既往があり，かつ発熱に気づかずジアゼパム投与のタイミングを失する可能性のあるとき，③遷延性発作の既往があり，ジアゼパム投与にもかかわらず同じ遷延性発作を反復したとき，のいずれかに該当する場合，フェノバルビタール 3～5 mg/kg/日，分1～2，またはバルプロ酸ナトリウム 20～30 mg/kg/日，分2（最初の2週間は半量）を投与する

3) 投与期間
- 通常1～2年間，もしくは5歳までを目標として漸減中止する

C 疾患
2) てんかん

- 種々の病因により，脳神経細胞の同期した過剰興奮に由来する反復性の発作（てんかん発作）がみられる慢性の脳疾患．有病率は0.5〜1%

a. 分類
- 下記を相互に組み合わせた4つの大分類が基本
- 「焦点性か全般性か決定できないてんかん」「特殊症候群」がこれらとは別に分類される

1) てんかん（症候群）分類
- 局在関連性てんかん：一側大脳半球内の病巣を起源とする焦点性発作を示すもの．発作型は，意識障害を伴うもの，伴わないもの，両側性痙攣発作へ進展するものに分類される
- 全般てんかん：発作の起始から両側大脳半球が巻き込まれ，意識を失い，運動症状を伴う場合には両側となるもの．全般発作には，欠神発作，ミオクロニー発作，間代発作，強直発作，強直間代発作，脱力発作が含まれる

2) 原因分類
- 特発性：器質性・代謝性脳疾患がなく，遺伝的素因が強いと考えられるもの
- 症候性・潜因性：病因と考えられる脳病変の存在が推定されるもの

b. 診断
- 診断でもっとも重要なのは正確な発作症状の把握である
- ①意識消失の有無，②運動症状の部位と性質，③感覚症状や自律神経症状，④発作の長さや頻度，⑤発作終了後の様子，などから発作型を把握する
- 上記に加え，年齢，知的発達を含めた神経学的所見，脳波所見（表1），画像所見，その他の検査所見から，てんかん（症候群）分類診断を進める

表1 小児の主なてんかん症候群の脳波所見

局在関連性てんかん

a) 特発性

① 中心・側頭部に棘波をもつ良性小児てんかん
・基礎波は正常．中心・側頭部に高振幅鋭波（ローランド波）が，主に睡眠時に認められる
② 後頭部に突発波をもつ小児てんかん（Panayiotopoulos 症候群）
・基礎波は正常．幼児期早期では後頭部に焦点性棘波がみられるが，てんかん波の出現部位は年齢とともに多焦点化し，前頭部へ移動する

b) 症候性

① 慢性進行性持続性部分てんかん（Rasmussen 症候群）
・片側性棘波・鋭波が多発．背景波も非対称．進行とともに発作波範囲が広がり徐波化が進む

全般てんかん

a) 特発性

① 乳児良性ミオクロニーてんかん
・3 Hz より速い全般性棘徐波あるいは多棘徐波複合が短く群発する．光過敏性を示すことが多い
② 小児欠神てんかん
・基礎波は正常．両側同期性の 3 Hz 棘徐波複合
③ 若年ミオクロニーてんかん
・基礎波は正常．3〜6 Hz の全般性多棘徐波．光過敏性を示すことが多い

b) 潜因性または症候性

① 点頭てんかん（West 症候群）
・高振幅棘波，鋭波，徐波が無秩序にみられる（ヒプスアリスミア）
② Lennox-Gastaut 症候群
・左右対称性に 1.5〜2.5 Hz の遅棘徐波複合．睡眠時に 10 Hz の高振幅波バースト（rapid rhythm）

焦点性か全般性か決定できないてんかん

① 乳児重症ミオクロニーてんかん
・発症時は正常．1 歳過ぎより徐波化，2.5〜4 Hz の多棘徐波出現．光過敏性を示すことが多い

c. 治療

1) てんかん薬物治療の原則

① 第一選択薬単剤から開始し（表2），眠気，めまい，肝機能障害などの一般的な副作用の他，個々の薬剤に特徴的な副作用にも注意しながら漸増する
② 治療効果，脳波所見，副作用の有無，血中濃度（表3）などから維持投与量を決める

表2 発作型による抗てんかん薬の選択

発作型	第一選択薬	第二選択薬	付加薬	使用すべきでない薬
部分発作	CBZ or LTG	LEV, ZNS, VPA	CLB, GBP, TPM	
全般性強直間代発作	VPA	CBZ	CLB, LEV, TPM	
欠神発作	ESM or VPA	LTG		CBZ, GBP, PHT
ミオクロニー発作	VPA	TPM or LEV	CZP, CLB, ZNS	CBZ, GBP, PHT
強直発作	VPA	LTG	TPM, PB, PHT	CBZ, GBP
脱力発作	VPA	LTG	TPM	CBZ, GBP

CBZ：カルバマゼピン，CLB：クロバザム，CZP：クロナゼパム，ESM：エトスクシミド，GBP：ガバペンチン，LEV：レベチラセタム，LTG：ラモトリギン，PB：フェノバルビタール，PHT：フェニトイン，TPM：トピラマート，VPA：バルプロ酸ナトリウム，ZNS：ゾニサミド

③十分な血中濃度においても効果が得られないときには他剤に変更する
④発作抑制が困難な場合，多剤併用が必要になる
⑤薬物治療で難治の場合には，食事療法（ケトン食療法），外科的治療（焦点切除，脳梁離断），迷走神経刺激療法などの可能性も考慮する

2）特殊なてんかん（West 症候群）の治療
●施設により治療方針は様々であるが，本項では指針の一例を示す
①ビタミン B_6（ピドキサール®）を 20 mg/kg/日，分 3 で始め，3 日ごとに増量して 40〜50 mg/kg/日まで，肝機能異常に注意しながら 2 週間で効果を判定
②無効なら VPA または ZNS を維持量まで使用
③無効なら合成 ACTH（テトラコサクチド酢酸塩：コートロシン®Z）0.01 mg/kg/回，1 日 1 回筋注を連日 2 週間行い（内服薬と併用），発作が抑制されれば以後の 2 週間で漸減中止
④抑制されなければ 1 回量を 0.02 mg/kg に増量して最長計 4 週間まで連日投与を延長，以後の 2 週間で漸減中止

表3 主な抗てんかん薬の使用量の目安と治療血中濃度

薬剤名	初期使用量（mg/kg/日）	維持使用量（mg/kg/日）	治療血中濃度（μg/mL）	副作用
VPA	10〜15	20〜30	50〜100	高アンモニア血症, 月経異常, 夜尿, 脱毛
CBZ	3〜5	5〜20	5〜12	薬疹, 血球減少, 聴覚異常, 脂質異常症
PHT	3〜5	5〜10	10〜20	小脳失調, 多毛, 歯肉肥厚
ZNS	2〜4	4〜8	10〜30	発汗障害, 腎結石, 食欲低下
PB	1〜2	2〜5	15〜40	集中力低下, 多動
ESM	10〜15	20〜30	40〜100	悪心, 嘔吐, 血球減少
CZP	0.01〜0.025	0.025〜0.1	0.01〜0.07	気道分泌増加
CLB	0.2〜0.3	0.3〜0.8		気道分泌増加
GBP	10	20〜40		体重増加
TPM	1〜2	3〜8		発汗障害, 腎結石, 体重減少
LTG	併用薬により異なる*	併用薬により異なる*		薬疹, 興奮, 易刺激性
LEV	5〜10	20〜60		抑うつ, 気分変動, 興奮

*VPA併用時：0.15 mg/kg/日, 分1, 2週後 0.3 mg/kg/日, 分1, 2週後 0.3 mg/kg/日ずつ増量し, 1〜5 mg/kg/日, 分2で維持
VPA非併用時：0.6 mg/kg/日, 分2, 2週後 1.2 mg/kg/日, 2週後 1.2 mg/kg/日ずつ増量し, 5〜15 mg/kg/日, 分2で維持

3) 脳炎・脳症

a. 概　念
- 急性脳炎とは，種々の病原体の感染により脳実質に炎症が生じ，発熱の他に意識障害，痙攣，麻痺などの神経症状を呈した状態を指す

b. 病　因
- 単純ヘルペスウイルス，エンテロウイルス，麻疹ウイルスなどが起因ウイルスとして知られている．炎症所見は明らかではないが同様の症状を呈する場合，脳症に分類する．炎症性サイトカインにより血管内皮細胞が障害され，血管原性浮腫をきたすという病態が推定されており，インフルエンザウイルス，ヒトヘルペスウイルス（HHV）-6，ロタウイルス感染に引き続き発症することが多い

c. 症　状
- ウイルス感染による通常の症状が先行する．発熱，頭痛，嘔吐などの症状で始まり，その数時間〜数日後に，意識障害，痙攣などの神経症状，異常言動，行動異常を呈することが多い

d. 検　査
- 血液・生化学検査，血液ガス分析，尿検査
- 髄液検査（眼底検査，CT/MRIで脳圧亢進が疑われる場合は，その治療を優先する）
- 頭部CTあるいはMRI
- 脳波検査
- 病原体検索：ウイルス抗原検査，血清抗体価，ウイルス分離・PCR法

e. 治　療
- 呼吸・循環の確保がもっとも優先される．脳炎・脳症の治療で重要なことは，その可能性を疑った場合には，早期に治療を開始することである

1) 増悪因子の排除
- アスピリン，ジクロフェナクナトリウム，メフェナム酸，テオフィリンを使用しない

2) 痙攣発作のコントロール
- ジアゼパム：0.3〜0.5 mg/kg 静注
- ミダゾラム：0.1〜0.3 mg/kg，静注．0.1〜0.5 mg/kg/時，持続静注
- ホスフェニトイン：初回 22.5 mg/kg ゆっくり静注，維持 5〜7.5 mg/kg/日
- 静注用フェノバルビタール（ノーベルバール®）：初回 15〜20 mg/kg 静注，維持 2〜5 mg/kg/日
- チオペンタール：3〜5 mg/kg/回，静注．1〜5 mg/kg/時，持続静注（呼吸管理下で行う）

3) 脳圧降下薬（脳浮腫を改善し，脳血流の改善をはかる）
- D-マンニトール（20％）：2.5〜5 mL/kg を 1 時間で点滴静注，1 日 3〜6 回

4) 抗ウイルス薬
- 単純ヘルペス脳炎：アシクロビル 10〜15 mg/kg を 1 日 3 回，点滴静注
- インフルエンザ脳症：オセルタミビル 2 mg/kg/回（最大量 75 mg）を 1 日 2 回経口投与，原則 5 日間

5) 過剰な免疫反応を抑制するための治療
- γグロブリン大量投与：γグロブリン 1 g/kg を 10〜15 時間かけて点滴静注
- メチルプレドニゾロン・パルス療法：メチルプレドニゾロン 30 mg/kg（最大量 1 g/日）を 5％ブドウ糖液 250 mL に溶解し，2〜3 時間かけて点滴静注，3 日間連続で行う．ヘパリン 100〜150 IU/kg/日による抗凝固療法を併用する
- シクロスポリン：1〜2 mg/kg/日，持続静注
- 血漿交換
- 脳低体温療法

C 疾 患
4）発達障害・心身症

1 発達障害
a. 分 類
- WHOによる分類（ICD-10）や米国精神医学会による分類（DSM-5）およびわが国における行政的な分類など，様々に発達障害の分類がなされているがいまだ一定してはいない

b. 診 断
- 出生歴・発達歴の詳細な聴取と併せて，誰がどう困っているのかを把握することが重要である．なかでも，周囲の大人の困り感のみに注目するのではなく，不注意や過剰適応を念頭に置いた受動的な症状による子ども自身の困り感を的確に把握した診断を心掛けることが重要である
- 発達障害は，就園以降の集団での生活経験を経て顕在化することが多く，診断およびその後の治療的介入において，保育士や教師との連絡・連携，医療や療育の専門機関との連携は重要である
- 発達障害は1人に1つの診断ということはむしろ少なく，いくつかの発達障害が合併している場合が多いことに留意する必要がある（図1，表1）
- 発達性協調運動症やチック症，夜尿，睡眠障害など多彩な周辺症状を有することを念頭に置く必要がある

c. 治 療
- 診断に関する正しい理解を大人に促し，冷静で一貫した対応を指導する
- 発達特性に基づく環境統制
- 必要時には，周辺症状や中核症状に対する薬物療法

d. 公的扶助
- 知的能力障害の程度や家庭の経済状態によるが，療育手帳の申請（主として知的障害に対して）や特別児童扶養手当・障害児福祉手当，および心身障害者扶養共済制度，自立支援医療による医療費の扶助など適切な福祉サービスの紹介も忘れ

図1 主な発達障害の関係

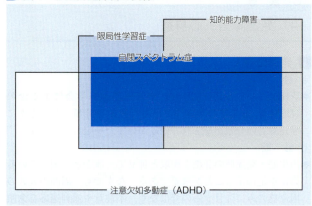

てはならない

2 心身症
- 身体症状のなかで，その発症と経過に心理・社会的因子が密接に関与し，器質的ないし機能的障害が認められる病態
- 診療するにあたって，心理・社会的要因への対応が必要となる
- 不登校を伴うことが多い．背景に受動的な症状を主体とした発達障害が存在することもある

a. 症　状
- 喘息発作，慢性頭痛，反復性腹痛，周期性嘔吐，胸痛，動悸，起立性調節障害などがよくみられる
- 症状には動揺性，多彩性，易変性があることが特徴
- 心理・社会的要因と症状の発現に相関があり，心理・社会的要因への介入によって症状が変化する場合には強く疑う

b. 検　査
- 訴えに応じて，器質的疾患の有無の検索を目的に血液検査，画像検査などを行う．器質的疾患を除外する

c. 治　療
- 身体症状を否定することなく対応する．身体症状に対して，薬物を用いた対症療法などを行い，症状の軽減をはかる
- 二次的に摂食の偏りがみられる場合があるので，身長・体重

表1 主な発達障害の概要

	主要な症状	診断*1 (DSM-5参照)	治療と対応
知的能力障害	・乳児期の運動発達において遅れを示していることが多い ・発達歴に注意を要するが言語発達、身辺自立を含めた基本的な適応性に乏しく、生活習慣の習得など、全般にわたって一定のレベルに達していない	発達検査または知能検査および概念の発達、社会的適応さまざまな面で生活能力などを総合して、測定尺度を把握する。診断基準に基づいて重症度を特定する：軽度／中等度／重度／最重度	問題点に応じた早期からの療育的介入や、適切な教育環境の整備
注意欠如多動症 (ADHD)	・知的なレベルからみても明らかに逸脱した、不注意や多動性・衝動性を示し、これによって社会的な不利益が生じていることが重要 ・学齢期中盤から多動性は目立たなくなるが、不注意症状は長く残る場合が多い ・思春期以降、新奇な場面で症状が目立つ、睡眠障害・不器用などもみられる ・衝動性は反社会的な行動につながることがある	いつから、どれくらいの期間、どのような場面で問題となる行動が認められているのかに関して、多動性・衝動性・不注意の観点から診断基準に照らして判断する	子どもの自尊心を育てることが目標 ・ペアレントトレーニング ・教師との連携 ・環境統制 ・薬物療法（メチルフェニデートやアトモキセチンなどを中心として）
自閉スペクトラム症	・運動発達に大きな遅れはないことが多く、しばしば多動を伴う。始語が遅く、言葉の遅れがやりとりが成立しにくい。言語プロンプトが必要な状況理解に関する症状を示す ・お絵描きや粘土などの想像力のいる活動を好まなかったり、偏見や睡眠障害、独特の抑揚で話す。見通しが立たないと想像的な情報の認知が優先する、痛みに鈍く慣れに弱いといった特性がみられる、感覚過敏などの特徴や不器用さを呈することもある	複数の状況で、社会的コミュニケーションと対人的相互反応における持続的な欠陥がみられること。また、行動・興味・活動の限定された反復性な様式を2つ以上という特性を中心に、診断基準により診断する	母子通園センターの早期からの利用 ・作業療法、言語聴覚士による指導 ・PECSやTEACCHプログラムの理解と応用 ・教育機関との連携 ・薬物療法：攻撃的にはピモジドやアリピプラゾール、などの抗精神病薬やリスパダール（0.5 mg/kg/日）などが有効な場合がある。強迫症状や常同行動に対してはSSRIの併用が有用、睡眠障害時には、眠薬導入薬よりもメラトニンや抗ヒスタミン薬、抗精神病薬などの有用性が高い
限局性学習症	・粗大運動の発達や、対人的な疎通性および身辺自立などは全般において大きな問題がないが、計算や読み書きなどで特徴的で著しい困難をきたす ・不器用や落ちつきのなさを併せもつこともある	認知発達検査の結果で、学業場面での困難さから、診断基準によって診断する	教育現場との連絡・連携必須 ・認知処理特性の苦手を得意を把握して、苦手な課題に関して、認知的な特徴からどうアプローチするかの工夫と、作業療法士や言語聴覚士による指導・心理的サポート

*1 発達障害は、様々な疾患の一側面として症状を呈することも多いが、一般的にいう発達障害単独の場合には、聴力検査、頭部画像検査、血液生化学検査、脳波検査などより、現状を説明しうるその他の原因がないことを診断する必要がある

PECS : the picture exchange communication system, TEACCH : treatment and education of autistic and related communication handicapped children, SSRI : 選択的セロトニン再取り込み阻害薬

の変化に注意を払う
- 心理・社会的要因除去のために,学校・家庭と連携をとりながら環境整備に努める.家族へのサポートが重要であり,身体症状は子ども自身に実際に感じられているものであるという認識を家族と共有しながら,対応を検討する

文　献
1) 高橋三郎ほか(監訳),日本精神神経学会(監):DSM-5精神疾患の分類と診断の手引,医学書院,東京,2014
2) 星加明徳,宮本信也(編):よくわかる子どもの心身症―診療のすすめ方,永井書店,東京,2004
3) 宮本信也:子どもの心身症とは.からだの科学 231:14-17, 2004
4) 日本小児心身医学会(編):小児心身医学会ガイドライン集,南江堂,東京,改訂第2版,2015

C 疾 患

5）その他の疾患（重症心身障害児など）

- 神経・筋疾患は，遺伝性疾患や治療が限られている疾患もあるが，適切な診断とケアにより，患者と家族の全人的サポートをすることが重要である

1 脳性麻痺

a. 病因・病態
- 受胎から新生児期に生じた脳の非進行性病変に基づく運動および姿勢の異常である
- 病因は，早産低出生体重児における脳室周囲白質軟化症や周産期の低酸素性虚血性脳症，脳形成障害，新生児期の脳内出血など

b. 症状・身体所見
- 運動パターンの異常，筋緊張の異常，反射の異常などを認める
- てんかんや睡眠障害を高率に合併．寝たきりの重症心身障害児の場合は，胃食道逆流症や誤嚥性肺炎を起こしやすい

c. 検査・診断
- 頭部 CT，脳 MRI
- 進行性疾患を除外する

d. 治 療
- 早期から理学療法，作業療法，言語療法を組み合わせて全人的アプローチを行う
- 筋緊張に対しては，抗痙縮薬による治療に加えて，2009 年から A 型ボツリヌス毒素（ボトックス®）治療が可能となった
- 合併するてんかんや睡眠障害のコントロール
- 変形拘縮の予防
- 胃食道逆流症には逆流防止術，誤嚥性肺炎を頻回に起こす場合は誤嚥防止術も考慮

2 Rett 症候群

a. 病因・病態
- 主に女児に発症する神経発達障害である
- 病因は，*MECP2* 遺伝子異常である

b. 症状・身体所見
- 生後6〜18ヵ月頃に一見正常に発達していた女児が，目的のある手の運動機能や言語を失う退行を認め，特異な手の常同運動，歩行の異常が出現する．生後に頭囲発育が遅れる．しばしば，てんかん，呼吸異常，睡眠障害，脊柱側弯を合併する

c. 検査・診断
- 診断は臨床症状による
- 典型例の約90%に *MECP2* 遺伝子異常を認める

d. 治療
- 理学療法，作業療法や音楽療法
- 合併するてんかんや睡眠障害のコントロール
- 脊柱側弯の進行予防

3 神経皮膚症候群

a. 病因・病態
- 皮膚もしくは皮下組織と神経組織を同時に障害する発達異常である
- 主な疾患は，神経線維腫症（neurofibromatosis：NF）1型，結節性硬化症（tuberous sclerosis：TS），Sturge-Weber症候群（SWS）など

b. 症状・身体所見
- 発達の遅れや，てんかん発作などで発症
- 皮膚所見は，NFではカフェオレ斑や神経線維腫，TSでは皮膚の白斑や顔面の血管線維腫，SWSでは顔面のポートワイン母斑

c. 検査・診断
- 特徴的な皮膚所見．頭部CT，脳MRI，脳波検査

d. 治療
- てんかんに対しては抗てんかん薬を用いる
- TSに合併する腎・脳腫瘍に哺乳類ラパマイシン標的蛋白質（mammalian target of rapamycin：mTOR）阻害薬

4 もやもや病

a. 病因・病態
- 原因不明の進行性脳血管閉塞症．脳動脈の狭窄に伴い側副血行路（もやもや血管）が出現する

b. 症状・身体所見
- 脳虚血に伴い,麻痺,てんかん,不随運動などが出現する.脳虚血は過呼吸で誘発される

c. 検査・診断
- 脳MRIとMRAにより両側性に,内頸動脈終末部,前および中大脳動脈近位部の狭窄または閉塞,大脳基底核部に異常血管網を認める
- 脳波検査で,過呼吸負荷によりre-build up所見

d. 治療
- 間接的あるいは直接的脳血管吻合術
- 内科的には抗血小板療法.合併するてんかんに対しては抗てんかん薬を用いる

5 フロッピーインファント

a. 病因・病態
- 乳児期に筋緊張低下を呈する疾患には,脊髄性筋萎縮症(spinal muscular atrophy:SMA)タイプI,福山型先天性筋ジストロフィー(Fukuyama type congenital muscular dystrophy:FCMD),ミトコンドリア脳筋症,Prader-Willi症候群,先天性筋強直性ジストロフィーなどがある

b. 症状・身体所見
- 頸がすわらない,坐位がとれないなど筋緊張の低下を認める
- SMAでは知的障害を伴わないが,FCMDでは知的障害,てんかんを合併

c. 検査・診断
- 頭部CT,脳MRI,血清CK,筋電図,筋生検,髄液中の乳酸,ピルビン酸,遺伝子診断などにより鑑別

d. 治療
- 必要に応じて呼吸サポートをする

6 デュシェンヌ型進行性筋ジストロフィー

a. 病因
- ジストロフィンの欠損により筋が壊死し,進行性に筋力低下をきたす

b. 症状・身体所見
- 3～5歳頃に,歩行障害で気づかれる.腓腹筋に仮性肥大を

認める

c. 検査・診断

- 高 CK 血症．X 連鎖性劣性遺伝であり，遺伝カウンセリングが重要．MLPA（multiplex ligation-dependent probe amplification）法による遺伝子診断により約 70％で診断が可能．遺伝子診断がつかない場合は筋生検

d. 治　療

- 進行性疾患であるが，呼吸管理や心不全治療などにより平均寿命は 30 歳代半ばに達している．2014 年に診療ガイドラインが作成されている．経口ステロイドにより歩行期間の延長が期待される．呼吸サポートや心不全に対する治療，脊柱変形の予防

文　献

1) 北住映二ほか（編）：重症心身障害児・者 診療・看護ケア実践マニュアル，診断と治療社，東京，2015
2) 青天目信，伊藤雅之（編著）：レット症候群診療ガイドブック，大阪大学出版会，大阪，2015
3) 日本神経学会，日本小児神経学会，国立精神・神経医療研究センター（監）：デュシェンヌ型筋ジストロフィー診療ガイドライン 2014，南江堂，東京，2014

④ 呼吸器疾患

A 診療の基本姿勢と注意点

- 外来患者において咳，鼻汁などの呼吸器症状はもっとも頻度の高い主訴である．ほとんどは軽症で自然軽快するが，一部の重篤化しうる児，積極的な治療が必要な児を早期に抽出する必要がある
- 小児は低酸素に弱く，呼吸予備能が少ないため呼吸障害から呼吸不全，心停止への進行速度が速い．したがって，呼吸障害のサインを見逃さないことが重要である

1 呼吸障害のサイン
1) 呼吸数の異常：多呼吸（60回/分以上は全年齢で異常）
2) 努力呼吸：肩呼吸，陥没呼吸，鼻翼呼吸，腹式呼吸（シーソー呼吸），起坐呼吸，頭部の上下運動
3) チアノーゼ
- これらはすべて視診で把握可能であり，受診態度や表情などと併せて注意深く観察する

2 診察と鑑別診断のポイント
- 呼気性喘鳴（wheezing）は下気道狭窄を示唆し，吸気性喘鳴（stridor）は上気道狭窄を示唆する
- 舌圧子を用いた咽頭の診察は子どもが泣いてしまうことが多いため最後に行う
- 長引く咳が主訴の場合，多くは繰り返す上気道炎，感冒が原因である．次に喘息，副鼻腔炎などを鑑別する
- 問診で大まかな見当をつける．喘息の咳は寝入りばなから明け方に多い．副鼻腔炎，慢性鼻炎では朝の覚醒時に多い．「何月何日のいつから」というエピソードでは気道異物を考慮する
- 小児の呼吸器感染症では急性中耳炎の合併率が高い．鼓膜の診察は必ず行い，必要なら耳鼻咽喉科医と連携して診療にあたる
- 長引く頑固な咳では四種混合ワクチン接種歴があっても百日咳の可能性も考慮する．年長児や成人の間でも百日咳流行が起こっている

④ 呼吸器疾患

B 検 査

1 胸部X線検査
- 簡便かつ多くの情報量が得られる
- 吸気時に撮影するのが原則．気管支異物が予想されるときは吸気時・呼気時の撮影が診断に有用である
- 肺野のみではなく，軟部組織，肋骨なども観察する
- 斜位か否かは鎖骨の内側端の位置関係で確認する．右が前側にねじれると右鎖骨内側端が左方へずれる

2 胸部CT検査
- 単純X線写真で十分な情報が得られない場合，胸部CT検査を行う
- 肺野，縦隔，腫瘍性病変の診断に有効．また大血管の走行，位置関係の確認にも有用．胸部X線上，心陰影と重なる部分の病変も確認できる
- 肺結核の診断に単純X線写真のみでは不十分な場合がある．濃厚な接触歴があるときなどは，胸部CT検査での微細な浸潤影の確認が唯一の陽性所見になることもある

3 肺血流シンチグラフィ
- 肺塞栓，梗塞など血流の低下を診断できる
- 呼吸不全でも血流の低下を確認できる

4 呼吸機能検査
- 慢性呼吸器疾患の経過観察に有用．しかし患者の協力が必要なため，理解力のある小学生以上でなければ検査できない
- 肺活量（VC）の低下は肺線維症などの拘束性障害や無気肺で起こり，努力肺活量（FVC），1秒率（$FEV_{1.0}$％）の低下は閉塞性障害（気管支喘息など）を示唆する

C 疾患

1）咽頭炎・扁桃炎

- 多く（70〜80％）はウイルス性である．細菌性はA群溶連菌の頻度が高い

a. 症状
- 発熱，咳嗽，咽頭痛，咽頭発赤，扁桃に白苔が付着している場合はアデノウイルス感染，EBウイルス感染（伝染性単核症）を疑う

b. 検査
- A群溶連菌，アデノウイルスなどの迅速診断，白血球数，CRP，咽頭培養，必要なら血液培養

c. 治療
- ウイルス性のいわゆる上気道炎・感冒に抗菌薬は不要である
- A群溶連菌に対する抗菌薬治療（内服）
- バイシリンG®（PCG）：5万単位/kg/日，分3〜4，10日間
- アモキシシリン（AMPC）：30 mg/kg/日，分2〜3，10日間
- セフジニル（CFDN）：9〜18 mg/kg/日，分3，5日間
- セフジトレンピボキシル（CDTR-PI）：9 mg/kg/日，分3，5日間
- セフカペンピボキシル（CFPN-PI）：9 mg/kg/日，分3，5日間
- 基本的にはペニシリン系抗菌薬が第一選択だが，コンプライアンスなどを考慮し選択する

C 疾 患

2) 喉頭炎

1 急性喉頭蓋炎
- インフルエンザ桿菌（type b）が主な原因となる急激に進む喉頭蓋炎．窒息の危険があり緊急度の高い疾患である

a. 症 状
- 吸気性喘鳴，嗄声，呼吸困難，流涎，咽頭痛，嚥下痛

b. 検 査
- すべての検査は気道確保やその準備がなされた後に行われるべきである．耳鼻咽喉科医，麻酔科医などのサポートを要する．咽頭培養採取，咽頭の視診なども細心の注意を払い，決して1人で行ってはならない
- 頸部X線側面像：喉頭蓋の腫脹，中咽頭拡大
- 血液培養，咽頭培養

c. 治 療
- 気道確保：緊急時には輪状甲状靱帯穿刺，気管切開．挿管する場合は細めのチューブを使用する
- 抗菌薬：静注
  - セフォタキシム（CTX）：150 mg/kg/日，分3〜4（成人最高4 g/日）
  - セフトリアキソン（CTRX）：120 mg/kg/日，分2〜3（成人最高4 g/日）
  - メロペネム（MEPM）：120 mg/kg/日，分3〜4（成人最高3 g/日）
- デキサメサゾン®静注（0.5 mg/kg/回）：まず1回投与．効果をみて必要なら追加投与
- 吸入：生理食塩液1 mL＋ボスミン®0.2 mL＋デキサメサゾン®0.3 mL，1日3回

2 急性喉頭蓋炎以外のクループ症候群
- 多くはウイルス性で急性喉頭蓋炎よりは軽症である

a. 症 状
- 吸気性喘鳴，犬吠様咳嗽，嗄声

b. 治 療
- デキサメサゾン®静注（0.5 mg/kg/回）：まず1回投与．効果をみて必要なら追加投与
- 吸入：生理食塩液1 mL＋ボスミン®0.2 mL＋デキサメサゾン®0.3 mL
- 抗菌薬は急性喉頭蓋炎との鑑別がむずかしい場合があり，多くはCTXなどが投与される

③ 細菌性気管炎
- 喉頭蓋の腫大を呈さない喉頭から気管上部の細菌感染．ウイルス性のクループ症候群に，後から合併することがある．急性喉頭蓋炎と異なり，もっとも多い起因菌は黄色ブドウ球菌である

a. 症 状
- 吸気性喘鳴，犬吠様咳嗽，嗄声

b. 治 療
- デキサメサゾン®静注（0.5 mg/kg/回）：まず1回投与．効果をみて必要なら追加投与
- 吸入：生理食塩液1 mL＋ボスミン0.2 mL＋デキサメサゾン0.3 mL
- 抗菌薬は急性喉頭蓋炎との鑑別がむずかしい場合があり，多くはCTXなどが投与されるが，起因菌判明後に変更を考慮する

C 疾　患
3）気管支炎・肺炎

1 気管支炎
- 発熱，咳嗽などの気道感染症状があり，聴診上肺野にラ音を聴取．胸部 X 線写真では明らかな浸潤影を認めない

a. 原因微生物
- RS ウイルス，インフルエンザウイルス，ヒトメタニューモウイルスなどのウイルス性，インフルエンザ菌，肺炎球菌，*Moraxella catarrhalis* などの細菌性，マイコプラズマ，クラミジアなどの非定型細菌性など

b. 検　査
- 喀痰培養が起因菌同定にはよいが乳幼児では困難な場合も多い．後鼻腔培養で推定する
- 各種迅速キット（インフルエンザウイルス抗原，RS ウイルス抗原，アデノウイルス抗原，ヒトメタニューモウイルス抗原）は原因同定に便利

c. 治　療
- 「肺炎」の項を参照．細菌性を疑えば抗菌薬治療を行うが，薬剤耐性菌増加をきたしている昨今の状況をふまえて，安易な抗菌薬投与は控える

2 肺　炎
- 気道感染症状があり，聴診上肺野にラ音を聴取
- 胸部 X 線写真，胸部 CT で浸潤影を認める
- ときに肺炎で腹痛を訴えることがあるので注意が必要

a. 原因微生物
- RS ウイルス，インフルエンザウイルス，ヒトメタニューモウイルス，アデノウイルス，パラインフルエンザウイルスなどのウイルス性，インフルエンザ菌，肺炎球菌，黄色ブドウ球菌などの細菌性，マイコプラズマによる．結核菌の可能性も忘れず，家族歴にも留意する

表1 小児市中肺炎重症度の判定基準

	軽症	中等症	重症
全身状態	良好		不良
チアノーゼ	なし		あり
呼吸数	正常		*多呼吸
努力呼吸（呻吟，鼻翼呼吸，陥没呼吸）	なし		あり
胸部X線陰影	一側肺の1/3以下		一側肺の2/3以上
胸水	なし		あり
SpO₂	>96%		<90%
循環不全	なし		あり
人工呼吸管理	不要		必要
判定基準	上記すべてを満たす	軽症でも重症でもない	いずれか1つを満たす
治療場所	外来	入院	

*：年齢別呼吸数（回/分）新生児<60，乳児<50，幼児<40，学童<30

b. 検査
- 喀痰培養が起因菌同定にはよいが乳幼児では困難な場合も多い．後鼻腔培養で推定する
- 各種迅速キット（インフルエンザウイルス抗原，RSウイルス抗原，アデノウイルス抗原，ヒトメタニューモウイルス抗原）は原因同定に便利
- 血液培養を採取すべきである
- 胸部X線写真で十分な情報が得られない場合は胸部CTを撮影する

c. 重症度分類
- 「小児呼吸器感染症診療ガイドライン2011における小児市中肺炎重症度判定基準」を表1に示す．入院適応は中等症以上，乳児，内服コンプライアンスの問題，基礎疾患などから決めればよい

d. 治療（起因菌不明時）
- 各薬剤の具体的な用量は「付録F. 一般薬用量」を参照（p466～）

- 軽症では内服抗菌薬での加療も可
  - アモキシシリン（AMPC），アモキシシリン・クラブラン酸（AMPC/CVA），スルタミシリン（SBTPC），その他，広域セフェム系抗菌薬，トスフロキサシン（TFLX），テビペネム（TBPM-PI）
- 中等症以上は静注抗菌薬での治療が望ましい
  - アンピシリン（ABPC, ABPC/SBT），ピペラシリン（PIPC），セフォタキシム（CTX），セフトリアキソン（CTRX）
- 重症の場合はカルバペネム系抗菌薬あるいは高用量投与が可能な TAZ/PIPC（ゾシン®）を選択
- マイコプラズマ，クラミジアなどが疑われる際
  - クラリスロマイシン（CAM），アジスロマイシン（AZM），ミノサイクリン（MINO）

C 疾 患

4）その他の炎症性疾患

間質性肺炎

- 肺間質組織に起こった炎症
- 原因は感染（ウイルス，マイコプラズマ，クラミジアなど），皮膚筋炎などの膠原病，薬剤性［メトトレキサート（MTX）など］．原因不明は特発性となる

a. 症 状
- 呼吸困難，乾性咳嗽

b. 検 査
- 胸部聴診所見で捻髪音（fine crackle），胸部X線写真はスリガラス様陰影，酸素飽和度の低下，血清KL-6の上昇

c. 治 療
- 適切な原因検索を行い，専門施設への搬送あるいは連携して診療する
- 原因微生物に対する抗菌薬の投与（マクロライド系抗菌薬など），ステロイド（プレドニゾロン1～2 mg/kg/日，重症ならステロイドパルス療法も考慮される），酸素投与

胸膜炎・膿胸

- 胸膜の炎症により胸水が貯留する
- 膿性の液体貯留が起こった場合は膿胸となる

1 胸膜炎

a. 原因微生物
- マイコプラズマ，肺炎球菌，ウイルス，結核菌
- 年長児の場合はマイコプラズマが原因の可能性が高い

b. 検 査
- 胸部X線写真（正面および側臥位），血液培養，穿刺液培養
- 結核が疑われる場合はツベルクリン反応，クオンティフェロン

c. 治　療
- 病原微生物にあった抗菌薬の投与．マイコプラズマ・肺炎球菌を考慮して抗菌薬を選択する
- 胸水の量が多い場合は胸腔ドレーンを挿入・排液し，持続吸引を行う

2 膿　胸
- かつてはブドウ球菌によるものが多かったが近年ではまれとなり，肺炎球菌，連鎖球菌，嫌気性菌などが原因となる

a. 検　査
- 胸部X線写真（正面および側臥位），血液培養，穿刺液培養

b. 治　療
- 時期を逸せず胸腔穿刺，持続ドレナージを行い，確実な起因菌の同定に努める
- 基礎疾患のない市中発症ではSBT/ABPC，SBT/PIPC，CTXなど，基礎疾患を伴っていたり院内発症の例ではSBT/ABPCとクリンダマイシン（CLDM）の併用，あるいは嫌気性菌にスペクトラムを有するカルバペネム系抗菌薬［イミペネム・シラスタチン（IPM/CS）など］を選択する

3 中耳炎
- 耳管を通じて中耳腔に感染が生じたもの

a. 症　状
- 耳痛，耳漏，発熱，乳児では不機嫌で気づくことも多い
- 鼓膜所見で発赤，腫脹があれば診断できる．適正な抗菌薬適応のためには正確な鼓膜所見をとることが必須であり，必要なら耳鼻咽喉科医と連携して治療を行う

b. 原因微生物
- 肺炎球菌，インフルエンザ菌など

c. 重症度分類
- 「小児急性中耳炎診療ガイドライン」で提案するスコア表を**表1**に示す

d. 治　療
- 軽症であればすぐに抗菌薬投与の適応とはならない．耳痛や不機嫌などの症状をよく説明し3日後に再診してもらう
- 中等症以上では抗菌薬投与を行うが，中耳腔は呼吸器に比し

表1 急性中耳炎重症度分類

軽症：5点以下，中等症：6点から11点まで，重症：12点以上			
年齢（24ヵ月未満）	3		
耳痛	0	1（痛みあり）	2（持続性高度）
発熱	0（37.5℃未満）	1（0と2の間）	2（38.5℃以上）
啼泣・不機嫌	0	1	
鼓膜発赤	0	2（ツチ骨柄，鼓膜一部）	4（鼓膜全体）
鼓膜膨隆	0	4（部分的な膨隆）	8（鼓膜全体の膨隆）
耳漏	0	4（鼓膜診察可）	8（鼓膜診察不可）

て抗菌薬の移行性は低い
- 高用量での投与を行う．また必ず後鼻腔などの培養を採取しておく
  - アモキシシリン（AMPC），40〜80 mg/kg/日，分3〜4
  - アモキシシリン・クラブラン酸（AMPC/CVA），薬品量0.15 g/kg/日，分2（食直前）
  - セフジトレンピボキシル（CDTR-PI），15 mg/kg/日，分3

副鼻腔炎

- 鼻咽腔の炎症が副鼻腔に波及したもの．長期に鼻汁，鼻閉が続くときには慢性副鼻腔炎を疑う

a. 症 状
- 鼻汁，鼻閉，頭痛，ときに咳嗽

b. 原 因
- 細菌感染以外にアレルギーが原因の場合もある

c. 検 査
- 頭部X線撮影（Waters法）で上顎洞の液体貯留，粘膜肥厚

d. 治 療
- 急性感染には「気管支炎・肺炎」（p148），「中耳炎」（前出）の項を参照
- 慢性炎症の場合はマクロライド系抗菌薬の少量（通常量の1/2〜1/3）投与を3ヵ月程度行う．2〜3ヵ月で改善するが，

再燃することも多い
- 治療開始初期には抗炎症酵素薬,去痰薬なども併用する
- アレルギーの関与が示唆される場合は抗アレルギー薬の投与も考慮

C 疾 患

5）その他の疾患（気胸など）

1 気 胸
- 突然の胸痛と呼吸困難を呈した場合，本疾患を疑う
- 患側肺野で呼吸音が減弱する
- 胸部X線検査で診断し，外科医にコンサルトする

2 肺動静脈瘻
- 肺動脈と肺静脈の短絡奇形

a. 症 状
- チアノーゼ，労作時呼吸困難，ばち指，代償性多血症

b. 原 因
- 先天性が多い

c. 検 査
- 聴診上，血管性連続性雑音
- 胸部X線写真で淡い腫瘤状陰影．肺動脈造影や3D-CT像などで確定診断

d. 治 療
- 無症状であってもカテーテルによる肺動脈塞栓術を行う．塞栓術が不可能ならば肺部分切除

3 横隔膜ヘルニア
- 先天的に横隔膜から腹腔内臓器が逸脱する場合と，事故などで後天的に逸脱する場合がある
- 出生前に診断されていれば，母体に全身麻酔をかけ，意図的にsleeping babyの状態で出生させる．バッグ＆マスクによる換気は行わずただちに挿管し，早期に鎮静をかけ，腸管内への空気の流入を極力抑える．新生児遷延性高血圧症（PPHN）を合併しやすく，必要に応じて一酸化窒素（NO）を用いて肺血管抵抗を下げ，循環動態を安定させる
- 必要ならば膜型人工肺（extracorporeal membrane oxygenation：ECMO）の導入も考慮する
- 肺高血圧症とそれに伴う右心不全と左心拍出量の低下による循環不全を合併するため，循環維持に留意する

- 筆者の施設では手術は 2〜3 日の PPHN の改善後に,待機的に行っている

4 気管支性肺嚢胞
- 先天的に気管支との交通がない嚢胞が縦隔,肺内に発生する.気管分岐部付近に多い
- 一般的に無症状で偶然発見される
- 内腔は気管支粘膜上皮で覆われており,粘液が貯留している
- 悪性腫瘍との鑑別が重要
- 感染を繰り返す場合などは外科的切除が必要となる

5 先天性嚢胞性線維腫様肺奇形(congenital cystic adenomatoid malformation of lung:CCAM)
- 先天的な細気管支上皮の腺腫様増殖が特徴
- 胎児期に超音波診断されることもある.出生直後に呼吸困難を呈する場合と肺炎を繰り返すことで乳児期に発見される場合がある
- 治療は外科的切除

5 循環器疾患

A 診療の基本姿勢と注意点

1 基本姿勢
- 小児循環器の診察においても成長と発達の確認,併存症の有無をみる全身診察が欠かせない.それをふまえたうえで循環器にかかわる身体所見をとる
- 患者に触ることを億劫がらず,心エコーに頼らない姿勢が重要である
- 血圧測定もおろそかにしないこと
- パルスオキシメーターによる早期新生児期の下肢酸素飽和度測定は,チアノーゼ型心疾患の確認に有用である

2 身体所見に関する注意点

a. 視診・触診
1) 多呼吸,陥没呼吸:高肺血流や左房圧上昇により肺毛細血管の静水圧が血清浸透圧を凌駕し,リンパ管からの除水能も超えて水分が間質や肺胞内に貯留すると,肺コンプライアンスが胸郭コンプライアンスを下回って吸気時に肋骨弓や肋間が陥没する.陥没とうっ血による低換気は多呼吸を招く
2) チアノーゼ:動脈血中の不飽和ヘモグロビンが3~5 g/dL以上になるとチアノーゼを呈す.その程度は動脈血酸素飽和度とヘモグロビン総量に依存する
3) ばち指:チアノーゼに伴い,爪が球状になり指尖が肥大する
4) 浮腫,肝腫,脾腫:右心不全のため右室拡張期圧,右房圧,体静脈圧が上昇して生じる
5) 樽状胸郭:高肺血流が細気管支を圧迫しエアトラップが生じ,肺が過膨張になることによる
6) 胸壁振戦:胸壁上で4/6度以上の心雑音とともに手掌遠位で触知する細かい振動.大動脈弁狭窄では胸骨上窩において指先で触知する
7) 胸壁拍動:右室や左室の負荷が強いとき,それぞれ胸骨左縁下部や心尖部で拍動を触知する.左室の拡大が著しいと

きはより左方に偏位する
8) 四肢の動脈触知：血圧のおおよその高低を知る．bounding pulse は動脈管開存や大動脈弁閉鎖不全を示唆する．上下肢の強弱や伝達時間の差から大動脈縮窄の有無を知る

b. 心　音

1) 1音：房室弁の閉鎖による．心尖部で強く，頸部の拍動とほぼ同時に聴取する
2) 2音：正常では吸気後に幅広く（肺動脈成分の閉鎖遅延），呼気後に逆に狭く分裂する．心拍数や呼吸数の多い乳児ではこの呼吸性変動は分かりにくい．心房中隔欠損では呼吸の影響が心房間で相殺されるため固定性に分裂し，完全右脚ブロックのときは幅広く分裂する．Fallot 四徴では肺動脈弁成分が小さい．大血管転位では大動脈弁の位置により高位で大きな音となる．肺高血圧，とくに拡張期圧が上昇するような肺血管抵抗の高い場合には，肺動脈成分が大動脈成分と重なり単一で大きな音となる
3) 3音：房室弁を通る血流が多いとき，たとえば心房中隔欠損における三尖弁領域や，心室中隔欠損における僧帽弁領域で聴取する．心雑音や貧血のない3音は心不全を疑う
4) 4音：心室収縮不全に拡張不全も加わったときに1音の直前で聴取する

c. 心雑音

1) 汎収縮期雑音：心室中隔欠損でその欠損孔の位置により胸骨左縁の第2〜4肋間や心尖部で聴取する．一般に右室との血圧差が大きいほど高調になり，血圧差が少ないほど低調になる．筋性部の欠損では心筋の収縮により雑音の持続が短いものがある．僧帽弁閉鎖不全の汎収縮期雑音は心尖部から左背部に向かって放散する
2) 駆出性収縮期雑音：大動脈弁狭窄や肺動脈弁狭窄において胸骨上部付近で聴取する．大動脈弁狭窄の雑音は胸骨上窩で振戦としても触れる．振戦のわりに雑音が柔らかいときは大動脈弁下狭窄を疑う．肺動脈弁狭窄の雑音は肺野に放散し，圧差が大きいほど長くなる．ただしFallot四徴のような弁下狭窄では狭窄が中等度になると収縮後期に強く，

さらに重症になるとむしろ雑音は短く高調になり，チアノーゼ発作の際には消失する．大動脈縮窄の左背部の雑音は収縮期から2音を超えることがある
3) 拡張早期雑音：大動脈弁や肺動脈弁の閉鎖不全で聴取する．大動脈弁の逆流音は血圧差が大きいので高調である
4) 拡張中期雑音：3音と同様に相対的房室弁狭窄が存在するときに聴取する．音というより低調な振動を意識すると感じやすい．心房中隔欠損や心室中隔欠損で聴取する場合，肺体血流比が2.0以上あると思ってよい
5) 連続性雑音：Blalock-Taussig（BT）シャント術後や中等度以上の動脈管開存で聴取する．低出生体重児の動脈管開存では，一般に肺高血圧のために拡張期成分に乏しい
6) クリック：大動脈弁（ときに二尖弁）や肺動脈弁の狭窄で弁の解放時に聴取する．僧帽弁逸脱では収縮中期にクリックが発生する
7) 無害性雑音：上大静脈領域に坐位で聴取する連続性雑音をvenous humという．臥位になったり頸部を圧迫すると消失する．肺動脈弁領域の柔らかい駆出性収縮期雑音は軽い肺動脈狭窄との鑑別が困難である．胸骨左縁から心尖部にかけて広い範囲で聴取するstill雑音は，雑音というより純音に近く弦をはじくような音がする．乳児や中学生以降では認めにくい．四つ這いにすると消失することが多い

文　献
1) Phoon CKL : A Guide to Pediatric Cardiovascular Physical Examination, Lippincott-Raven, Philadelphia, 1998

⑤ 循環器疾患

B 検査

心電図

a. 小児期の心電図の特色
- 洞性頻脈の傾向：安静時平均心拍数（/分）は，新生児140，乳児120，幼児100，学童90，10歳以上75
- 中・高校生は左側胸部誘導の高振幅R波や深いQ波（とくに男子），接合部型ST下降や再分極早期といった非特異的なST変化を呈することが多い
- T波の加齢変化：生後1週以降の新生児では，右側胸部誘導のT波は陰性で，V5～V6は陽性．加齢とともに左側胸部誘導から順に陽性化する（高校生くらいですべて陽性）

b. 心房・心室負荷
- 心腔に対する負荷は圧負荷と容量負荷に分けられる
- 心房・心室負荷の心電図波形と代表的先天性心疾患（図1）

c. ST-T部分異常
- 心室負荷の際のST-T部分の所見は図1参照
- Brugada型心電図（V1～V3でJ点から40 msecの時点でSTが0.2 mV以上の上昇があり，covedあるいはsaddle back型を認めるもの）では心室細動の発生に注意する（図2）
- V3，V4誘導中心の陰性T波は孤立性陰性T波と呼ばれ，右室の拡張を示唆する（心房中隔欠損など）
- 尖鋭T波：高K血症，左室容量負荷
- 平低T波：低K血症，甲状腺機能低下，心筋炎，心筋虚血
- 巨大陰性T波：心尖部肥大型心筋症など強度の左室肥大，心筋虚血

d. QT時間延長
- QT時間測定はⅡ，V4，V5誘導で行うのが一般的
- 心拍数補正にはBazettの補正式（QT時間をRRの平方根で除す）を用いる．心拍数が早い場合はFridericiaの補正式（RRの三乗根で除す）を用いる．正常QTc：0.35～0.45秒

B. 検査

図1 心房・心室負荷

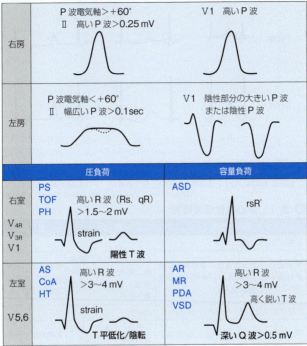

PS：肺動脈弁狭窄，TOF：Fallot四徴，PH：肺高血圧，ASD：心房中隔欠損，AS：大動脈弁狭窄，CoA：大動脈縮窄，HT：高血圧，AR：大動脈弁逆流，MR：僧帽弁逆流，PDA：動脈管開存，VSD：心室中隔欠損

［Wilde AA et al：Circulation 106：2514-2519, 2002 より引用］

図2 Brugada型心電図

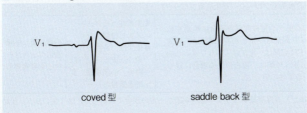

図3 代表的なQT延長症候群

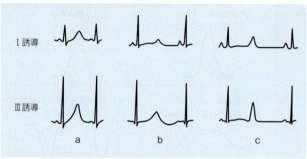

a. LQT1（KCNQ1）：幅広いT波の早期出現
b. LQT2（KCNH2）：T波の振幅が低く，しばしば結節形成ないし二峰性を示す
c. LQT3（SCN5A）：T波の幅，振幅は正常であるが，その出現が遅延する

[Moss AJ et al：Circulation 92：2786-2789, 1995 より引用]

表1 非心室性伝導障害

種類と説明	原因	治療
1度房室ブロック		
房室結節内の伝導遅延によりPR間隔が延長する［年長児≧0.24秒，年少児（5〜10歳）≧0.22秒］	急性リウマチ，膠原病，先天性心疾患，心筋症，ジギタリス中毒，術後	基礎疾患の治療以外は，特別な治療は不要
2度房室ブロック：mobitzⅠ型（Wenckebach）		
PR間隔が進行性に延長し，ついにはP波の後にQRS波が続かなくなり，心収縮が起こらない	心筋症，心筋炎，先天性心疾患，心筋梗塞，中毒（ジギタリス，β遮断薬）	基礎疾患の治療以外は，特別な治療は不要
2度房室ブロック：mobitzⅡ型		
PR間隔の延長なしに，突然心収縮が抜ける．ブロックはHis束レベルにあり完全房室ブロックへと進行することがある	mobitzⅠ型と同じ（ただし，正常小児ではみられない）	基礎疾患の治療．ペースメーカーが必要なこともある
3度房室ブロック（完全房室ブロック）		
心房と心室の収縮が完全に解離する．PP間隔は一定だがPR間隔は不規則．RR間隔は一定だが，かなり遅い心拍．QRSの幅は，接合部性の場合に狭く，心室性の場合広い	●先天性（母体ループスまたは膠原病） ●後天性（急性リウマチ，心筋炎，心筋症，術後，心筋梗塞，薬剤過量投与）	徐脈が著しい場合はペースメーカーを考慮する

補足）高度房室ブロック：心房収縮が一定の割合で伝導し，2対1ブロック，3対1ブロックなどをきたすもの

- QT延長症候群（図3）：torsades de pointesと呼ばれる心室頻拍により突然死を起こす．先天性のものはRomano-Ward症候群，Jervell and Lange-Nielsen症候群（先天性聾を伴う）
- その他のQT延長の原因：低Ca血症，心筋炎，心筋症，薬剤性（抗ヒスタミン薬とマクロライド系抗菌薬の併用など），中枢神経障害，溶連菌感染症，心収縮力低下

e. 非心室性伝導障害（表1）と心室性伝導障害（図4）
f. 上室性・心室性不整脈（図5）
- 心室頻拍：血行動態が安定していればリドカイン（1～2 mg/kg/回）を静注する．効果がなければアミサリン®（5～15 mg/kg/回）を考慮する．循環不全があるか，持続性で血圧低下傾向がある場合は早急にカルディオバージョン（同期下）を施行する

胸部X線写真

a. 心陰影（図6）
1）心胸郭比（cardiothoracic ratio：CTR）
- 立位正面，吸気位で撮影
- 乳児では60％，学童以上では50％以上が心拡大の目安
- ただし小児は必ずしも吸気位で撮影できないこと，CTRの高値は主に心腔拡大を示唆し，心筋肥大を必ずしも示唆しないことに留意する

2）形
- 木靴型はFallot四徴，著明な心拡大（wall to wall）はEbstein奇形，呼吸窮迫症候群（RDS）様肺野とsnow man型は各々総肺静脈還流異常の肺静脈閉塞と無名静脈還流（年長児），卵型は大血管転位（年長児），大動脈弓が3の字型では大動脈縮窄を示唆
- 主肺動脈陰影が拡大している場合は，肺動脈弁狭窄の狭窄後拡張，肺血流増加，肺高血圧を疑う

図4 心室性伝導障害

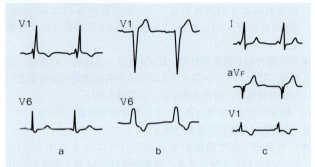

a. 完全右脚ブロック
   - 原因：心房中隔欠損，心内膜床欠損，心内修復術後，正常小児
b. 完全左脚ブロック
   - 原因：高血圧，虚血性心疾患，弁膜症，心筋症
c. Wolff-Parkinson-White（WPW）症候群
   - 原因：副伝導路（PQ短縮，デルタ波の存在）
   - 頻拍発作の治療：迷走神経刺激，ATP（0.1〜0.3 mg/kg）の急速静注，緊急の場合カルディオバージョン（0.5〜2.0 J/kg），乳児期にワソラン®は禁忌

図5 上室性・心室性不整脈

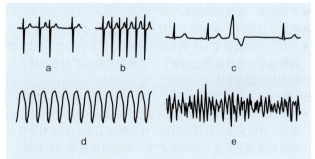

a. 上室性期外収縮：房室接合部より心房側での異所性興奮とそれに続く洞調律と同じ QRS 波，P 波は同定しにくいことがある
b. 上室性頻拍：上室性期外収縮の連続，通常心拍数 >180/分
c. 心室性期外収縮：心室の異所性興奮，幅広い QRS 波
d. 心室頻拍：3個以上の心室性期外収縮の連続，P 波との解離
e. 心室細動：心室脱分極の非協調性・非同期的な発生，大きさや形の異なる QRS 波の不規則な連続

図6 心陰影

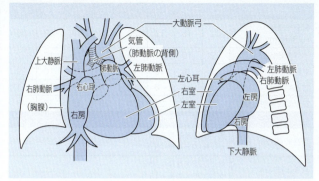

3) 心臓位
- 右胸心では Kartagener 症候群,内臓錯位症候群（無脾症・多脾症）に伴う複雑心奇形を,正中心では修正大血管転位を疑う

b. 肺血管陰影

1) 増強
- 左右短絡による肺血流増加：肺動脈陰影が太く肺野末梢まで伸びる．血管断面の円形陰影の顕在
- 左心不全や肺静脈閉塞による肺静脈うっ血：びまん性の肺野透過性減少

2) 減少
- チアノーゼ性心疾患：Fallot 四徴や三尖弁閉鎖などの肺動脈狭窄による
- 高肺血管抵抗性肺高血圧：肺野末梢の肺血管陰影減少

c. 気 道

- 正常小児では左側大動脈弓に伴い,気管は右に凸に軽く屈曲する．そうでない場合は右側大動脈弓（Fallot 四徴,22q11.2 欠失症候群などに注意）や血管輪を疑う
- ダウン症候群などで乳児期に仰臥位でいることが多い児は,右の S6 が無気肺になりやすい

表2 心エコー計測値

体表面積（m²）	0.2	0.25	0.3	0.4	0.5	0.8	1.0	1.4
房室弁横径（以下 mm）	12	15	17	20	23	29	32	36
上行大動脈径	9	10	11	13	14	17	18	22
主肺動脈径	8	9	10	11	12	15	16	19
右肺動脈径	5	6	6	7	8	9	10	11
左室拡張末期短軸径	19	21	23	26	29	35	39	43

左室拡張末期短軸径（mm）	
身長<75 cm	男：0.40×身長−1.1 女：0.39×身長−3.0
身長≧75 cm	男：0.22×身長+12.2 女：0.20×身長+13.3

下大静脈径（mm/m² 体表面積）
7.0±2.1（11 mm/m² 以上で循環血液量の過剰を疑う）

心エコー

a. 心エコー計測値（表2）と心エコー計算式（表3）
- Mモードによる左室のパフォーマンス評価は，左室の長軸に垂直かつ短軸上の中心に向かってプローブを当てて行う．ただし，左室壁を貫く一直線上の運動しか評価していないことに留意する
- 左室収縮パフォーマンスの指標は後負荷（体血圧）に影響される．血圧や壁応力を同時に評価する

心臓カテーテル造影検査

a. 説明と同意
- 患者と家族に現在の診断名と病状，検査の目的，方法，合併症と具体的な危険度，検査やカテーテル治療の必要性と施行しないときの不利益などを説明し，同意を得る

b. 診断的カテーテル造影検査
- 血圧・酸素含有量測定と計算式（表4）
- 血管造影：目的の部位で造影剤を注入し撮影する．心大血管

表 3 心エコー計算値

- 弁狭窄・弁逆流の推定圧差 (mmHg) : $4 \times$ 最大流速 (m/秒)^2

- 左室駆出分画 (EF)[1] $= \dfrac{\text{左室拡張末期容量} - \text{左室収縮末期容量}}{\text{左室拡張末期容量}}$

- 左室径短縮分画 (FS)[2] $= \dfrac{\text{左室拡張末期直径} - \text{左室収縮末期直径}}{\text{左室拡張末期直径}}$

- 平均円周短縮速度[3]
(meanVcf, circ/秒) $= \dfrac{\text{左室拡張末期直径} - \text{左室収縮末期直径}}{\text{左室拡張末期直径}} \times \dfrac{1}{\text{左室駆出時間}}$

- Tei index[4] $= \dfrac{(\text{僧帽弁閉鎖時間} - \text{左室駆出時間}\ [\text{すなわち等容収縮時間} + \text{等拡張時間}])}{\text{左室駆出時間}}$

- 左室収縮末期壁応力 (kdynes/cm^2) $= \dfrac{0.334 \times \text{左室収縮末期径 (cm)} \times \text{収縮末期血圧 (mmHg)}}{\text{左室後壁収縮末期厚/左室収縮末期径} \times \{1 + (\text{左室後壁収縮末期厚/左室収縮末期径})\}}$

[1] Mモード心エコーの容量計算には Pombo 法や Teichholz 法がある. 基準値 : 0.66 ± 0.04. Pombo 法 : 左室容量 = 短軸直径^3
[2] Mモード心エコーでは直接的な計算である FS で収縮パフォーマンスを表現する. 基準値 : 0.36 ± 0.04
[3] 基準値 : 1.25 ± 0.15 circ/秒
[4] 左室収縮能と拡張能の総合評価. 基準値 : 0.39 ± 0.05

表4 血圧・酸素含有量測定と計算式

$$\text{酸素含有量 (mL/L)} \fallingdotseq \frac{1.36 \text{ (mL/g Hb)} \times \text{Hb (g/dL)} \times 10 \times \text{酸素飽和度 (\%)}}{100}$$

$$\text{血流量}^{1)} \text{ (L/分)} = \frac{\text{酸素消費量}^{2)} \text{ (mL/分)}}{\text{血流の始点・終点間の酸素含有量差}^{3)} \text{ (mL/L)}}$$

$$\text{肺体血流比 (Qp/Qs)} = \frac{\text{肺血流量}}{\text{体血流量}}$$

$$= \frac{\text{大動脈と混合静脈血の酸素飽和度の差}}{\text{肺静脈と肺動脈の酸素飽和度の差}}$$

$$\text{肺体血圧比 (Pp/Ps)} = \frac{\text{肺動脈収縮期圧 (mmHg)}}{\text{大動脈収縮期圧 (mmHg)}}$$

$$\text{肺血管抵抗 (Rp index, Wood 単位)} = \frac{\text{肺動脈平均圧 (mmHg)} - \text{肺動脈平均楔入圧 (mmHg)}}{\text{Qp index}}$$

1) 体表面積で除したものを係数 (index) と呼ぶ
2) 仮定値の例：乳児 180 mL/分/m² BSA, 幼児 160, 年長児 140
3) 体血流量 Qs の場合：大動脈と混合静脈血
   肺血流量 Qp の場合：肺静脈と肺動脈
注1) 基準値：Qs index (心係数) 4〜5 L/分/m², Qp/Qs=1.0, Pp/Ps=0.2〜0.3, Rp index=1〜3 Wood 単位
注2) 左右短絡が多く肺動脈の酸素飽和度が高いと Qp/Qs の値は誤差が大きくなる

の位置関係は図6参照
- その他の検査：心内電気生理学検査, 血管内エコー, 熱希釈法による心拍出量測定, 高肺血管抵抗の場合の酸素吸入・一酸化窒素吸入・血管拡張薬を用いた急性肺血管拡張試験

c. カテーテル治療

1) バルーン拡大術
- 適応：肺動脈弁狭窄, 肺動脈狭窄, 大動脈弁狭窄, 大動脈縮窄など

2) コイル塞栓術
- 適応：動脈管開存, 体肺側副血行, 静脈-静脈側副血行, 動静脈瘻など

3) ステント留置術
- 適応：肺動脈狭窄，大動脈縮窄，動脈管開存維持など

4) 心房中隔バルーン裂開術
- 適応：大血管転位や肺動脈閉鎖などにおける心房間短絡過少

5) カテーテル焼灼術
- 適応：薬物療法で難治の上室性頻拍や心室頻拍

6) 心房中隔欠損閉鎖術
- 適応：手術適応のある単独の二次孔型心房中隔欠損で，幼児期以降．患者本人や家族の希望で認定施設でのみ可能

その他の画像検査

1 心筋シンチグラフィ

a. ^{201}Tl，^{99m}Tc-tetrofosmin
- 心筋への血流分布と心筋の viability を評価する
- 運動負荷：エルゴメーター
- 薬物負荷：ジピリダモール，ドブタミン
- tetrofosmin において定量的同期 SPECT（QGS）で左室容量や駆出率を評価する（年長児以降）

b. ^{123}I-BMIPP
- 心筋の脂肪代謝イメージ

c. ^{123}I-MIBG
- 心筋の交感神経機能イメージ

2 肺血流シンチグラフィ

a. ^{99m}Tc-MAA（粗大凝集アルブミン）
- 静脈内投与で肺の毛細血管にトラップされる．前後から撮像し血流の左右比や肺内の分布を評価する
- 右左短絡があると脳や腎臓が描出され，その短絡率を求めることができる

3 肺換気シンチグラフィ

- ^{81m}Kr（クリプトン），^{133}Xe（キセノン）
- 血流シンチグラフィと合わせて換気血流分布の一致を確認する
- 小児では持続吸入で行う ^{81m}Kr が使用しやすい

4 CT
- 石灰化の描出によい
- 多検出器型CT（MDCT）と造影により大血管や冠動脈などの精密な3次元画像を得る

5 MRI
- 造影により心筋障害部位に遅延造影効果が現れる
- シネ画像や3次元画像の他，駆出率や血流量測定も可能

バイオマーカー

- 心不全マーカー：BNP（基準値<30 pg/mL），NT-proBNP（基準値<330〜440 pg/mL）
- 心筋障害マーカー：トロポニンI（基準値<40 pg/mL），トロポニンT（基準値<14 pg/mL）

文 献

1) Wilde AA et al : Proposed diagnostic criteria for the Brugada syndrome : consensus report. Circulation 106 : 2514-2519, 2002
2) 新村一郎ほか：心電図セルフトレーニング，診断と治療社，東京，1999
3) Moss AJ et al : ECG T-wave patterns in genetically distinct forms of the hereditary long QT syndrome. Circulation 92 : 2786-2789, 1995
4) Park MK : The Pediatric Cardiology Handbook, Mosby, Philadelphia, 2003
5) Nagasawa H et al : Longitudinal observation of left ventricular end-diastolic dimension in children using echocardiography. Pediatr Cardiol 17 : 169, 1996
6) Sönmez F et al : The adjustment of post-dialysis dry weight based on non-invasive measurements in children. Nephrol Dial Transplant 11 : 1564, 1996

C 疾 患

1) 先天性心疾患

周産期の循環変化

a. 胎児循環（図 1-a）
- 胎盤で酸素化された血液：臍静脈→静脈管→主に卵円孔→左心
- 右室に流入した静脈血：多くは動脈管を通過

b. 生後の循環（図 1-b）
- 動脈管：出生後，主に酸素分圧の上昇と胎盤からのプロスタグランジン E_2（PGE_2）の供給の喪失により閉鎖
- 卵円孔：肺血流の増加による左房圧の上昇で機能的に閉鎖

左右短絡疾患

1 動脈管開存（patent ductus arteriosus：PDA）

a. 血行動態（図 1-c）
- 大動脈から肺動脈に向かって全心周期にわたり左右短絡（連続性雑音）．左房・左室に容量負荷

b. 治 療
- 短絡量が多く症状があれば，生後早期に結紮術．月齢6かつ体重6kg以上であればカテーテル塞栓術も可
- 新生児の PDA は「未熟児動脈管開存症」（p386）参照

2 心房中隔欠損（atrial septal defect：ASD）

a. 血行動態（図 1-d）
- 一次孔欠損型（不完全型心内膜床欠損），二次孔欠損型，静脈洞型，冠静脈洞型がある．右房・右室に容量負荷

b. 治 療
- 通常幼児期以降に肺体血流比1.5以上で心内修復，年長児ではカテーテル塞栓術も可能

図1 代表的な先天性心疾患の血行動態

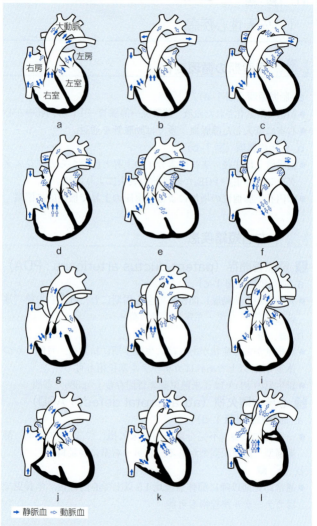

→ 静脈血　⇨ 動脈血

a. 胎児循環　b. 正常　c. 動脈管開存　d. 心房中隔欠損　e. 心室中隔欠損　f. 房室中隔欠損　g. Fallot四徴　h. 大血管転位　i. 総肺静脈還流異常　j. 三尖弁閉鎖　k. 肺動脈閉鎖　l. 左心低形成症候群

3 心室中隔欠損（ventricular septal defect：VSD）

a. 血行動態（図 1-e）
- 膜様部周辺，流入部，筋性肉柱部，流出部（筋性，弁直下）に分類．左房・左室に容量負荷
- 短絡血流による大動脈弁の右室側への逸脱や弁閉鎖不全を合併することがある

b. 治療
- 肺体血流比 1.5 以上，あるいは大動脈弁閉鎖不全があれば心内修復．肺血管抵抗（RpI）$>10\,\mathrm{U/m^2}$ を超える肺高血圧があれば適応を慎重に検討する必要がある

4 房室中隔欠損（atrioventricular septal defect：AVSD，完全型心内膜床欠損，共通房室弁口）

a. 血行動態（図 1-f）
- 大きな心房中隔欠損と心室中隔欠損を合併したものと同様．房室弁の逆流がさらに容量負荷を悪化させる．通常，重度の肺高血圧を合併する

b. 治療
- 乳児期早期に一期的に，あるいは肺動脈バンディング手術後に時期をおいてから心内修復．片側心室低形成の場合は Fontan 型手術となる

右左短絡（チアノーゼ性）疾患

1 Fallot 四徴（tetralogy of Fallot）

a. 血行動態（図 1-g）
- 肺血流量が少ないほどチアノーゼが強く，肺動脈や左室が低形成になる

b. 治療
- 肺血流量減少が強ければ体肺短絡術［Blalock-Taussig シャント（BT シャント）］を置き，1〜2 歳で心内修復

c. 無酸素発作（チアノーゼ発作）
- 右室流出路の急激な狭窄により肺血流量が突発的に著減した状態．高度のチアノーゼ，心雑音の消失，代謝性アシドーシ

スを呈する

1) 対処
- 胸膝位,急速輸液,酸素送与,アシドーシス補正(メイロン®静注),鎮静薬(モルヒネなど),β遮断薬,α刺激薬(ネオシネジン®)静注

静注例
- モルヒネ:0.1〜0.2 mg/kg/回,静注
- インデラル®(2 mg/2 mL):0.05〜0.1 mg/kg/回,緩徐静注
- ネオシネジン®(1 mg/1 mL):50〜100 μg/kg/回,静注.または0.1〜2.0 μg/kg/分,点滴静注

2) 予防:β遮断薬内服,貧血予防

処方例
- ミケラン®:0.1〜0.3 mg/kg/日,分2.
- インデラル®:1〜3 mg/kg/日,分3.低血糖に注意

2 大血管転位 (transposition of the great arteries : TGA)

a. 病態 (図1-h)
- 生存のために左房→右房,大動脈→肺動脈の短絡が必要.VSD・肺動脈弁狭窄(pulmonary valvular stenosis : PS)の合併の有無により病型が分かれる

b. 治療
- 低O_2血症が著しければ,生後まもなく経皮的バルーン心房中隔裂開術(BAS).生後2週前後で大血管スイッチ手術(Jatene手術)
- VSDとPSを合併したタイプは乳児期にBTシャント,幼児期に心室内リルーティング+右室流出路再建で心内修復

3 総肺静脈還流異常 (total anomalous pulmonary venous connection : TAPVC)

a. 病態
- 上心臓型[肺静脈血が無名静脈(図1-i)や上大静脈に還流],心臓型(冠静脈洞や右房に還流),下心臓型(横隔膜下の門脈などに還流)がある
- 異常還流血管の狭窄により肺うっ血が生じ(X線写真でスリガラス状の肺野),急速に状態が悪化する

- 術後も肺静脈閉塞に注意

b. 治　療

- 新生児期に共通肺静脈腔・左房吻合術

4 三尖弁閉鎖 (tricuspid atresia：TA)

a. 病態（図1-j）

- 左房で混合静脈血と肺静脈血が混和する．VSD や PS, TGA の合併に留意する

b. 治　療

- 心房間が狭小な場合は BAS，肺動脈狭窄が強い場合は BT シャントが必要となる
- 最終的には Fontan 型手術

1) Fontan 型手術［主な術式：total cavo-pulmonary connection（TCPC）］

・三尖弁閉鎖に限らず，利用できる心室が1つのとき，それを体心室とし，大静脈と肺動脈を吻合し肺循環を確保する

・上大静脈だけ肺動脈と端側吻合する両方向性 Glenn 手術を先行して施行することが多い

・肺血管抵抗が低いことが必要

5 純型肺動脈閉鎖 (pulmonary atresia with intactventricular septum)

a. 病態（図1-k）

- 肺血流は PDA に依存．右室は盲端で高圧．右室-冠動脈交通の存在や右室・三尖弁の形態で修復目標が異なる

b. 治　療

- まずプロスタグランジン E_1（PGE_1）による PDA 維持
- 新生児期に肺動脈弁裂開術を施行し順行性血流を確保できると，右室が発育し2心室修復が可能になることもある
- それが不可能なら Fontan 型手術

1) PDA 維持の PGE_1 点滴静注

静注例

・プロスタンディン®（20μg/A）：10〜100 ng/kg/分，点滴静注

・リプル®（5μg/mL）5〜10 ng/kg/分，点滴静注（有効最小量で維持）

※簡便な溶解法：リプル®1.2 mL/kg に5%ブドウ糖を加えて

全量 20 mL とし,1 mL/時で使用すると 5 ng/kg/分となる

6 左心低形成症候群 (hypoplastic left heart syndrome:HLHS)

a. 病態(図 1-l)
- 冠血流を含む体血流全体が PDA に依存
- 肺血管抵抗が低下すると体血流が失われ肺うっ血におちいる

b. 治 療
- まず PGE_1 点滴静注による PDA 維持.肺血管抵抗低下の防止に低酸素療法
- 新生児期に一期的 Norwood 手術,あるいは両側肺動脈バンディング+PGE_1 点滴(または動脈管ステント),その後 Norwood 手術+両方向性 Glenn 手術,そして Fontan 型手術

非短絡疾患

- 肺動脈弁狭窄(PS)≧40 mmHg
- 大動脈弁狭窄(aortic valvular stenosis:AS)≧50 mmHg
- 大動脈縮窄(coarctation of the aorta:CoA)≧20 mmHg
- 無症状でも上記以上の圧較差を認めればバルーン拡大術の適応となる

文 献
1) 日本循環器学会:先天性心疾患,心臓大血管の構造的疾患(structural heart disease)に対するカテーテル治療のガイドライン(2014 年版),2015
2) 日本循環器学会:先天性心疾患の診断,病態把握,治療選択のための検査法の選択ガイドライン(2013 年更新版),2013
3) 中澤 誠(編):先天性心疾患,メジカルビュー,東京,2005

C 疾 患

2）後天性心疾患

炎症性心疾患

1 感染性心内膜炎

a. 病 態
- 心臓の弁や心内膜あるいは血管内皮に疣腫を形成し多彩な症状を呈する
- 疣腫の形成には弁膜疾患や先天性心疾患の異常血流の影響・弁や人工血管など，異物の影響で生じた非細菌性血栓性心内膜炎が重要である

b. 起因菌
- 連鎖球菌，腸球菌，黄色ブドウ球菌で大半を占める

c. 診断（Duke 基準）
- 症状：原因不明の発熱（微熱のこともある），心雑音の出現，末梢血管病変（Osler 結節，Janeway 病変など），関節痛，全身塞栓症症状（脳，腎，腸，脾）
- 検査：血液培養（24 時間以上かけて連続 3 回の採取），心エコーでの疣腫描出

d. 治 療
- 起因菌が判明している場合には，感受性に応じて抗菌薬の 4〜6 週間の静注療法を行う
- 起因菌が判明していない場合の留意点は，①抗菌薬は 2 剤以上を併用する，②頻度の高い菌種を広くカバーする抗菌薬を選択する
- 効果判定は治療開始 48〜72 時間後に行う
- 治療に反応しない場合には，他臓器への感染性塞栓や病巣の弁輪部への進展・拡大を考慮する
- うっ血性心不全・抗菌薬に対する治療抵抗性・塞栓症状を示す場合には，外科的手術適応とそのタイミングを考慮する
- 可動性のある 10 mm 以上の疣腫では塞栓症を起こすリスクが高いため，早期手術が推奨されている

e. 予防的抗菌薬投与

1) 適応疾患：二次孔型心房中隔欠損以外の先天性心疾患のほとんど，人工弁置換，人工血管造設，弁膜症，閉塞性肥大型心筋症
2) 適応処置
- 高リスク：抜歯など口腔内の侵襲的処置，心臓手術，耳鼻科手術（アデノイドあるいは扁桃摘出術）
- 中リスク：呼吸器・消化器・泌尿生殖器の侵襲的処置

|抗菌薬予防投与例|

- 処置1時間前に1回の内服
- 処置が6時間以内に終了すれば追加投与の必要性はない
  - サワシリン®：成人2g，小児50 mg/kg
  〈ペニシリンアレルギーの場合〉
  - クリンダマイシン：成人600 mg，小児20 mg/kg
  - クラリスロマイシン：成人500 mg，小児15 mg/kg

2 心筋炎

a. 病因
- 感染症：ウイルス（コクサッキー，アデノ，パルボウイルスB19など）細菌，真菌，原虫，寄生虫など
- 膠原病，川崎病，薬物性

b. 臨床病型
- 急性，劇症型，慢性（遷延性，不顕性）

c. 症状
- 感冒様症状（発熱，悪寒，頭痛，倦怠感など）や消化器症状（悪心，嘔吐，下痢など）が先行し，その後心症状が出現することが多い
- 心症状には，①心不全症状，②心膜刺激による胸痛，③不整脈に随伴する症状がある

d. 検査
- 胸部X線写真：心拡大や肺うっ血像を認めることがある．心機能の低下が急激であった場合には心拡大は目立たない
- 心電図：ST-T変化，異常Q波，低電位．QRS幅の増大は悪化の兆しである．不整脈（房室ブロック，上室・心室頻拍，期外収縮の多発など）

- 血液検査：白血球の増多やCK-MB，CRPの上昇，トロポニンTやIの早期検出は有用である
- 心エコー：壁運動の低下，心膜液貯留
- 心臓MRI：ガドリニウム（Gd）遅延造影やT2強調画像では炎症部位に一致した所見が得られる．病変は心外膜側からびまん性に広がることが多い
- 核医学検査：Ga（ガリウム）の心筋集積は特異性は高いが感度は低い

e. 治 療
- 血行動態を改善させるため循環作動薬を投与する
- ステロイド大量療法は，房室ブロックや壁肥厚が存在する症例に効果を認めることもあるが，一般的に推奨されない
- 大量免疫グロブリン療法は大規模臨床試験では実証されていないが，成人に比べて小児例ほど有効性が大きい可能性がある

処方例
・完全分子型免疫グロブリン：1 g/kg/回，2日間
・救命のために外科的循環補助を必要とすることがある

心筋疾患

1 肥大型心筋症（hypertrophic cardiomyopathy：HCM）

a. 病 態
- 心室中隔と左室壁が肥大し内腔は正常か小さい．収縮能は保たれる一方，心室拡張能が障害される
- 肥大部位は左室流出路，中部，心尖部に存在する
- 肥大部位が左室流出路に存在する場合には，様々な程度の左室流出路狭窄を伴う
- 肥大部位の菲薄化により左室内腔の拡大と収縮力の低下を伴うと拡張型心筋症と同様の状態となる（D-HCM）
- 死因は成人では心不全死が，小児では突然死が多い
- 米国では若年性アスリート突然死の原因第一位（35％）である
- HCM類似の心肥大を呈する疾患：Fabry病，ライソゾーム病，糖原病，Danon病，Noonan/Leopard症候群，Costello

症候群，CFC症候群，糖尿病母体児など

b. 病因
- 遺伝性（心筋線維/サルコメア構成蛋白をコードする遺伝子の変異）
- 約半数は家族性で常染色体優性遺伝を示すが表現型は多彩である

c. 症状
- 肺うっ血：呼吸困難
- 低心拍出量：易疲労性，失神
- 心筋虚血：胸痛
- 無症状もまれではない

d. 検査
- 心電図：左側胸部誘導の異常Q波・ST低下・陰性T波．心尖部肥大型では巨大陰性T波
- 心エコー：心室中隔の肥厚（中隔/後壁の厚さの比1.3以上が非対称性中隔肥大の基準，僧帽弁の収縮期前方運動，左室流出路狭窄，左室拡張障害パターン，myocardial squeezing現象
- 心臓MRI：Gd遅延造影にて心筋線維化の広がりを把握できる
- 心臓カテーテル検査：二次性心筋症との鑑別が必要な場合には，心内膜心筋生検が必要である

e. 治療
- 身体活動の制限
- 左室流出路狭窄がある場合には，β遮断薬が第一選択となる．改善に乏しければ，Caチャネル拮抗薬やⅠa群抗不整脈薬（ジソピラミドやシベンゾリン）
- 左室流出路狭窄がない場合には，心不全管理に準じACE阻害薬やアンジオテンシン受容体拮抗薬（ARB），利尿薬なども適応となる
- 突然死主要危険因子（表1）が2つ以上ある場合には，ICDの植え込みを考慮する

表1 突然死に関する危険因子

主要因子
心停止（心室細動）
自然発症の心室頻拍
突然死の家族歴
原因不明の失神
著しい左室肥大（左室壁厚≧30 mm）
Holter 心電図による非持続性心室頻拍
運動に伴う血圧反応異常

2 拡張型心筋症（dilated cardiomyopathy : DCM）

a. 病 態
- 左室のびまん性収縮障害と左室拡大を呈する
- 1歳未満の発症がもっとも多い（50％）
- 1年生存率60％，5年生存率50％
- 死因は心不全死が最多である
- DCM 類似の心拡大を呈する疾患：不整脈原性右室心筋症，脚気心，左室心筋緻密化障害，筋ジストロフィーに伴う心筋疾患，ミトコンドリア心筋症，Fabry病

b. 病 因
- 遺伝性：約20〜30％は家族性で常染色体優性遺伝
- ウイルス感染
- 自己免疫異常

c. 症状・身体所見
- 低心拍出量によるもの：顔色不良，四肢冷感，易疲労感，体重増加不良，動悸
- 肺/消化管うっ血によるもの：労作時息切れ，呼吸困難，湿性咳嗽/食欲低下，悪心・嘔吐，腹痛
- 頸静脈怒張，頻脈，ギャロップリズム，湿性ラ音，喘鳴，肝腫大，浮腫

d. 検 査
- 胸部X線写真：心拡大，肺うっ血像
- 心電図：左室肥大，左房負荷，ST-T変化，異常Q波，心室内伝導障害

- 心エコー：左室左房の拡大，心筋壁の菲薄化，収縮能の低下，僧帽弁閉鎖不全の合併

e. 治　療
- 急性および慢性心不全に準ずる
- 心臓再同期療法（CRT）が有効なケースもある
- 内科的治療に抵抗し救命の期待がもてない場合には，補助人工心臓をブリッジとした心臓移植も考慮する

3 拘束型心筋症（restrictive cardiomyopathy：RCM）

a. 病　態
- コンプライアンスの低い硬い左室による左室流入障害が原因である
- 左室拡大はなく，収縮能も保たれている
- 小児期心筋症の5％程度，発症平均年齢は6歳である
- 小児例は成人例は比べて予後不良である
- 小児RCMの2年生存率は50％未満である

b. 症状・身体所見
- 呼吸困難，浮腫，動悸，胸痛，易疲労感など
- 頻脈，頸静脈怒張，浮腫，肝腫大，腹水など

c. 検　査
- 胸部X線：軽症では所見なし．進行すれば左房拡大によるdouble shadow．さらに進めば肺うっ血・右心系の拡大
- 心電図：特異的な所見なし．両心房負荷・ST-T異常，心房細動を認めることがある
- 心エコー：左室壁運動は正常，左室流入路波形で拡張障害パターン，左房もしくは両心房の著明な拡大

d. 治　療
- 肺うっ血・心不全に対して利尿薬は症状を軽減しうる
- 拡張不全心に対するACE阻害薬やβ遮断薬の効果についてのエビデンスはない
- 診断した時点で移植適応を考慮する

C 疾 患

3）肺高血圧

- 安静時の平均肺動脈圧が 25 mmHg 以上である状態（分類は表1）

肺動脈性肺高血圧症（PAH）

- 平均肺動脈圧が 25 mmHg 以上かつ PAWP（肺動脈楔入圧）≦15 mmHg

1 特発性/遺伝性肺動脈性肺高血圧（IPAH/HPAH）

a. 病因・病態
- 小児の好発年齢は 8～13 歳で性差はない
- 遺伝子異常として *BMPR2, ALK1, ENG, SMAD9, CAV1, KCNK3* が知られている
- 遺伝子異常は家族例の 70%，散発例の 10～40%
- IPAH に比べて HPAH は予後が悪い
- 肺動脈内腔の狭窄による肺動脈圧の上昇により，右室の後負荷が上昇する
- さらに進行すれば後負荷不適合から右心不全に至る
- 肺動脈内腔の狭窄は，①肺動脈の収縮・弛緩の不均衡，②微小血栓の形成，③血管内皮および平滑筋細胞の増殖・アポトーシスの不均衡による血管リモデリングが原因で起こる

b. 症 状
- 初期は無症状で運動時のみの症状（失神，易疲労感，息切れなど）

表1 肺高血圧臨床分類［ニース分類を簡略化（2013）］

第1群	肺動脈性肺高血圧症
第2群	左心性心疾患に伴う肺高血圧症
第3群	肺疾患および/または低 O_2 血症に伴う肺高血圧症
第4群	慢性血栓塞栓性肺高血圧症
第5群	詳細不明な多因子のメカニズムによる肺高血圧症

- 病状が進行すると右心不全徴候（浮腫，腹部膨満感など）

c. 検査

- 胸部X線検査：左第2弓の突出，両側肺動脈主幹部の拡大
- 心電図：右室肥大［V1のR/S>1，ストレインパターン，右軸偏位］，右房負荷（P波≧0.25 mV）
- 心エコー：右心系の拡大，心室中隔の左室側への圧排，三尖弁逆流（連続波ドプラを利用した推定右室圧の測定），右室流出路血流波形の駆出時間の短縮
- 心臓カテーテル検査：正確な肺動脈圧の測定および重症度，治療効果判定に必須の検査．一酸化窒素や酸素に対する肺血管の反応性を評価することも可能

d. 治療

- 支持療法として，酸素療法，利尿薬やジギタリス製剤，抗凝固・抗血小板薬を考慮する
- 肺血管拡張薬には，①エンドセリン受容体拮抗薬 ② PDE-5阻害薬 ③ PGI_2 製剤（内服・持続静注）の3系統が存在する
- 単剤での治療効果が不十分な場合には多剤併用療法に移行する
- はじめからほぼ時間差なく多剤を併用する upfront combination therapy が主流となりつつある
- リスク因子（表2）を半数以上満たす場合には，初期治療であっても PGI_2 持続静注を検討する
- 内科的治療に抵抗し進行性に悪化する場合には，肺あるいは心肺同時移植も考慮する

> 処方例

- トラクリア®成人 250 mg/日，小児 4 mg/kg/日，分2
- レバチオ®：成人 60 mg/日，小児 1〜2 mg/kg/日，分3
- アドシルカ®：成人 40 mg，分1．小児 1 mg/kg/日，分1
- ベラサス LA®：小児 3〜5 μg/kg/日，分3
- フローラン®持続静注：2 ng/kg/分から開始し 30 ng/kg/分まで段階的に漸増

e. 生命予後

- Ca拮抗薬（CCB）単剤治療での平均生存率は10ヵ月
- PGI_2 持続静注単剤での5年生存率は55%
- 多剤併用療法による治療では5年生存率が75%までに改善

C-3. 肺高血圧

表2 小児肺高血圧のリスク因子

低リスク	リスク因子	高リスク
無	右心不全	有
遅い	症状の進行度	速い
無	失神	有
	成長障害	体重増加不良あり
I, II	WHO機能分類*	III, IV
正常 or ほぼ正常	BNPあるいはNT-proBNP	著増, 増加傾向
	エコー評価	高度の右心拡大・機能障害 心嚢液貯留
$CI>3.0$ L/分/m^2 $mPAP/mSAP<0.75$ 肺血管の反応性あり	血行動態	$CI<2.5$ L/分/m^2 $mPAP/mSAP>0.75$ $RAP>10$ mmHg $PVRI>20$ WU・m^2

CI：心係数, mPAP：平均肺動脈圧, mSAP：平均体血圧, RAP：右心房圧, PVRI：肺血管抵抗
*NYHA分類を指す（次項「慢性心不全」表1参照）

2 先天性心疾患に伴う肺高血圧

a. Eisenmenger 症候群

1) 病因・病態
- 中等度以上の短絡を有する先天性心疾患に伴う肺高血圧の終末像
- 肺血管の閉塞性病変が進行し不可逆的変化をきたしたため, 左右短絡の減少・右左短絡の増加からチアノーゼをきたした病態
- 一般に生後半年頃より肺血管は組織学的変化をきたし, 1年半～2年で不可逆的変化をきたす
- trisomy 21 や多脾症候群では生後早期より肺血管の組織学的変化をきたす可能性がある

2) 症状
- 息切れ, チアノーゼ, 浮腫, 出血傾向（歯肉出血, 月経過多, 喀血など）

3) 治療
- IPAH/HPAHと同様であるが, とくにPGI$_2$製剤・PDE-5阻

害薬は体血圧を低下させる恐れがあるため注意深い観察が必要である

4）合併症
- 不整脈，痛風，腎不全，塞栓症，過粘稠度症候群

5）予後
- 単純心奇形での生存率（40年/50年/60年）：86%/75%/54%
- 複雑心奇形では40歳以降で急速に生存率が低下
- 死因は突然死（29.5%）がもっとも多く，右心不全（22.9%），喀血（11.4%）と続く
- 妊娠は禁忌
- 短絡閉鎖術は原則禁忌

b. 左右シャントに伴う肺高血圧
- 中等度から大きな欠損・短絡による肺高血圧

1）心房中隔欠損
- 肺体血流比（Qp/Qs）>1.3，肺血管抵抗（RpI）≦14単位・m^2は手術適応
- 肺体血管抵抗比（Rp/Rs）>0.85なら手術適応なし
- 0.5<Rp/Rs<0.85なら肺血管反応テストや肺生検を参考に決定

2）心室中隔欠損
- Qp/Qs>1.3でRpI≦8〜10単位・m^2は手術適応

c. 偶発性短絡心疾患に併発した肺高血圧
- 小さな欠損・短絡の左右シャントにもかかわらずIPAHに類似した著しい肺血管抵抗を呈する

d. 外科手術後の肺高血圧
- 術後肺高血圧に対して急性期は一酸化窒素・酸素吸入を行う
- 肺血管拡張薬を術後早期から併用することにより，一酸化窒素・酸素吸入からの離脱が容易になることもある

C 疾患

4）慢性心不全

- 慢性の心筋障害（容量負荷や圧負荷，心筋変性やチアノーゼなど）により心臓のポンプ機能が低下し，主要臓器の酸素需要量に見合うだけの心拍出量を維持するのが困難であったり，うっ血症状を呈したりする病態．小児では成長や発達も損なわれる

a. 重症度分類
- NYHA（New York Heart Association）分類（表1）

b. 検 査
- 各種画像評価（エコー，MRI，RI検査，CTなど）の他，血液検査も指標となる．BNP（基準値<30 pg/mL），NT-proBNP（基準値<330〜440 pg/mL）

c. 治 療

1）生活習慣
- 減塩食，肥満予防，適切な運動（重症の場合は安静）

2）心不全の重症度からみた薬物治療指針（図1）

①降圧薬：左室の後負荷や左右短絡を軽減する．ACE阻害薬やアンジオテンシン受容体拮抗薬（ARB）は心筋リモデリングを抑止する可能性がある

処方例
・レニベース®：0.02（開始量）〜0.2 mg/kg/日（成人2.5〜10 mg/日），分2

表1 心不全の重症度分類（NYHA分類）

Ⅰ度	心疾患はあるが身体活動に制限はない．日常的な身体活動では著しい疲労，動悸，呼吸困難あるいは狭心痛を生じない
Ⅱ度	軽度の身体活動の制限がある．安静時には無症状．日常的な身体活動で疲労，動悸，呼吸困難あるいは狭心痛を生じる
Ⅲ度	高度な身体活動の制限がある．安静時には無症状．日常的な身体活動以下の労作で疲労，動悸，呼吸困難あるいは狭心痛を生じる
Ⅳ度	心疾患のためいかなる身体活動も制限される．心不全症状や狭心痛が安静時にも存在する．わずかな労作でこれらの症状は増悪する

図1 心不全の重症度からみた薬物治療指針

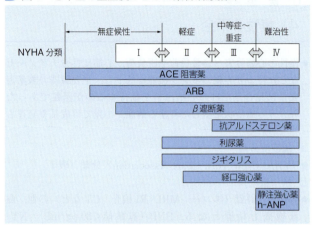

- ディオバン®：0.2（開始量）〜1.5 mg/kg/日（成人40〜80 mg/日），分1〜2

②β遮断薬：心筋仕事量軽減，拡張時間延長など．漸増していくこと

処方例

- アーチスト®：0.05（開始量）〜1.0 mg/kg/日（成人10〜20 mg/日），分2

③利尿薬：うっ血に基づく症状を軽減

処方例

- ラシックス®：1〜4 mg/kg/日（成人20〜40 mg/日），分2〜3
- アルダクトンA®：ラシックス®と同量
- 上記で不十分の場合
  - フルイトラン®：0.1〜0.2 mg/kg/日（成人2〜8 mg/日），分2〜3
  - バソプレシン（V_2）受容体阻害薬
    サムスカ®：0.1（開始量）〜1.0 mg/kg/日（成人15 mg/日），分1

④強心薬：強心作用

処方例

- ジゴシン®：維持量 0.005〜0.015 mg/kg/日（成人 0.25 mg/日），分 2
  - 飽和量は付録の「一般薬用量」の項参照
  - 維持量で開始すると半減期の 5 倍＝1 週間で飽和
  - 血中濃度 2 ng/mL を超えないようにする
- PDEⅢ阻害薬：アカルディ® 0.05〜0.1 mg/kg/日（成人 5 mg/日），分 2

⑤抗凝固薬：心内血栓形成予防

処方例

- ワーファリン®：0.05〜0.1 mg/kg/日，分 1
- PT-INR 値をモニターする

3）その他の治療

- 両心室ペーシング［心臓再同期療法（CRT），除細動器付き（CRT-D）］
- 補助循環，人工心臓，左室容積縮小術
- 心移植

文 献

1) 日本循環器学会：循環器病の診断と治療に関するガイドライン（2009年度合同研究班報告）：慢性心不全治療ガイドライン（2010年改訂版），2010

C 疾患

5) 川崎病

- 年間発生患者数は 2005 年から年間 1 万人を超え，2012 年には 13,917 人にも及んだ．生後 9～11 ヵ月にピークがあり，男/女比は 1.3 である

a. 診断（表 1）

- 6 つの主要症状のうち 5 つ以上を認めるもの，または 4 つの症状であっても冠動脈病変が確認され，他疾患を除外できるものを川崎病と診断する

▶ 表 1　川崎病診断の手引き

A. 主要症状

1. 5 日以上続く発熱（ただし，治療により 5 日未満で解熱した場合も含む）
2. 両側眼球結膜の充血
3. 口唇，口腔所見：口唇の紅潮，苺舌，口腔咽頭粘膜のびまん性発赤
4. 不定形発疹
5. 四肢末端の変化：（急性期）手足の硬性浮腫，掌蹠ないしは指趾先端の紅斑（回復期）指先からの膜様落屑
6. 急性期における非化膿性頸部リンパ節腫脹

6 つの主要症状のうち 5 つ以上の症状を伴うものを本症とする．ただし，上記 6 主要症状のうち，4 つの症状しか認められなくても，経過中に断層心エコー法，もしくは心血管造影法で，冠動脈瘤（いわゆる拡大を含む）が確認され，他の疾患が除外されれば本症とする

B. 参考条項：以下の症候および所見は，本症の臨床上，留意すべきものである

1. 心血管：聴診所見（心雑音，奔馬調律，微弱心音），心電図の変化（PR・QT の延長，異常 Q 波，低電位差，ST-T の変化，不整脈），胸部 X 線所見（心陰影拡大），断層心エコー図所見（心膜液貯留，冠動脈瘤），狭心症状，末梢動脈瘤（腋窩など）
2. 消化器：下痢，嘔吐，腹痛，胆嚢腫大，麻痺性イレウス，軽度の黄疸，血清トランスアミナーゼ値上昇
3. 血液：核左方移動を伴う白血球増多，血小板増多，赤沈値の促進，CRP 陽性，低アルブミン血症，α_2 グロブリンの増加，軽度の貧血
4. 尿：蛋白尿，沈渣の白血球増多
5. 皮膚：BCG 接種部位の発赤・痂皮形成，小膿疱，爪の横溝
6. 呼吸器：咳嗽，鼻汁，肺野の異常陰影
7. 関節：疼痛，腫脹
8. 神経：髄液の単核球増多，痙攣，意識障害，顔面神経麻痺，四肢麻痺

[厚生労働省川崎病研究班：川崎病診断の手引き，改訂第 5 版，2002 より引用]

- 主要症状を5つ満たさないが本症を疑う不全型は全体の20%弱を占め、冠動脈障害の合併には十分な注意が必要である
- BCG接種部位の発赤は本症に特徴的である. 2歳以下でみられることが多く、それ以降の年齢では少ない

b. 検　査

- 免疫グロブリン（IVIG）投与の適応判断に用いる原田スコア、IVIG不応例予測に用いる群馬、久留米、大阪のスコアで評価する（表2, 3）
- その他に、赤沈値亢進やBNP上昇、無菌性膿尿といった所見も参考となる
- 冠動脈瘤や僧帽弁閉鎖不全、心嚢液貯留の確認のため早期に心エコーを行う. 冠動脈病変は第9病日から拡大し、第11病日に瘤形成へ進展することが多いため注意する
- 冠動脈瘤は近位部に好発するが、segment 3・4移行部や5・6移行部、6・7移行部にも多く認める. 5歳未満で3 mm以上、5歳以上で4 mm以上を拡大とし、8 mmを超えるものを巨大瘤とするが、体格によって基準値は異なるためZスコアを用いることがより正確である. Zスコア計算アプリ（http://cgi.geocities.jp/kawasaki_disease_z/zsp_form.cgi）

c. 治療（図1）

- 急性期の治療目標は可能な限り早期に炎症を鎮静化することである

1）初期治療

① IVIG大量療法（Class I a, Grade A）

- 第7病日以前に開始することが望ましい. 2 g/kgを1〜2日間かけて投与する. 最初の1時間は0.01 mL/kg/時で開始し、バイタルに異常を認めなければ0.03 mL/kg/時に投与速度を上げる

② アスピリン（ASA）

- 有熱期は抗炎症作用目的で30〜50 mg/kg/日、分3内服. 解熱後は抗血小板作用目的で3〜5 mg/kg/日、分1内服. 冠動脈病変がない症例でも発症から6〜8週間は継続する
- 急性期の肝機能障害はIVIG投与により速やかに改善するためASA投与には問題がない. 代替薬としてのフルルビプロ

表2 IVIG適応スコア

原田スコア（4項目以上がIVIG適応）	
白血球数	12,000/μL以上
血小板数	35万/μL未満
CRP	4 mg/dL以上
Ht	35％未満
アルブミン	3.5 g/dL未満
年齢	12ヵ月以下
性別	男児

Ht：ヘマトクリット

表3 IVIG不応例予測スコア

1. 群馬スコア（小林ら） （5点以上がIVIG不応：感度76％，特異度80％）		
	閾値	点数
Na	133 mmol/L以下	2点
AST	100 IU/L以上	2点
診断病日	4病日以前	2点
好中球	80％以上	2点
CRP	10 mg/dL以上	1点
血小板数	30万/μL以下	1点
月齢	12ヵ月以下	1点

2. 久留米スコア（江上ら） （3点以上がIVIG不応：感度76％，特異度80％）		
	閾値	点数
ALT	80 IU/L以上	2点
診断病日	4病日以前	1点
CRP	8 mg/dL以上	1点
血小板数	30万/μL以下	1点
月齢	6ヵ月以下	1点

3. 大阪スコア（佐野ら） （2点以上がIVIG不応：感度77％，特異度86％）		
	閾値	点数
AST	200 IU/L以上	2点
総ビリルビン	0.9 mg/dL以上	1点
CRP	7 mg/dL以上	1点

フェンはエビデンスがない

2) IVIG 不応予測例に対する初期治療

① ステロイド［プレドニゾロン（PSL）］併用療法（Class I b, Grade B）
- 群馬スコア5点以上の症例で併用する（表3）．2 mg/kg/日（最大投与量60 mg/日），分3，静注で開始する．全身状態改善後に内服に変更．CRP 陰性化後，同量を5日間継続し，その後1 mg/kg/日，分2，5日間，0.5 mg/kg/日，分1，5日間投与し中止する
- PSL 投与中はファモチジン1 mg/kg/日，分2を併用する

② ステロイドパルス療法（IVMP）（Class II b, Grade B）
- 30 mg/kg/日（最大投与量1 g/日），1〜3日間．5%ブドウ糖に溶解し2時間かけて点滴静注．投与時は心電図モニターを装着し，バイタル変化に注意する
- 血栓形成の予防として，ヘパリン100〜150 IU/kg/日，持続静注を IVMP 終了翌日まで併用する報告もあるが，有用性は確立していない
- IVMP 後に PSL の後療法（1〜2 mg/kg/日で開始し数週間かけて漸減）を行う報告もある

3) IVIG 不応例に対する治療

① IVIG 再投与（Class III, Grade B）
- 初回の IVIG 終了後，約24時間後に37.5℃以上あれば，1〜2 g/kg を再投与する

② PSL 併用療法（Class II b, Grade C），IVMP（Class II b, Grade B）
- 投与量は前項の 2) ①，②参照

③ ウリナスタチン（UTI）［初期治療での IVIG 併用（Class II a, Grade B），不応例での追加（Class II b, Grade C）］
- 5,000 U/kg/回，3〜6回/日（1回最大投与量50,000 U）．生理食塩液または5%ブドウ糖に溶解し30分以上かけて点滴静注．IVIG との同一ルート内での混注は避ける．漸減後，中止する

④ インフリキシマブ（IFX）（Class II b, Grade C）
- 5 mg/kg/回，1回投与．生理食塩液100 mL に溶解し，2時

図1 川崎病急性期治療アルゴリズム

Risk score で層別化した場合、2nd line の☆印を 1st line に upgrade し、また 3rd line の＊印を 2nd line に upgrade しても良い。

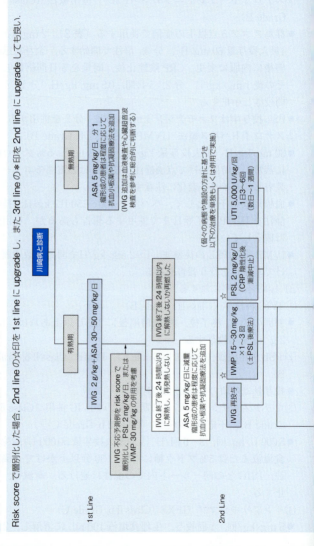

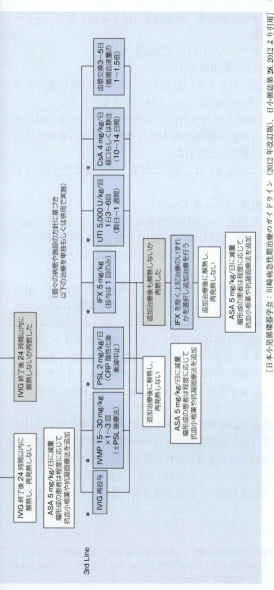

[日本小児循環器学会:川崎病急性期治療のガイドライン(2012年改訂版). 日小循誌第 28, 2012 より引用]

間以上かけて点滴静注．輸液ラインはインラインフィルターを使用する

⑤シクロスポリン A（CsA）（Class Ⅲ, Grade C）
- 4 ヵ月未満での使用報告は少ない
- 4 mg/kg/日，分 2 を経口投与する．急性期の吸収低下を考慮して 3〜5 mg/kg/日，分 2 で静注する報告もある
- 3 日目（5 回目）の投与前にトラフ値を測定し，血中濃度が 60〜200 ng/mL の範囲にあることを確認する．静注の場合は 2 日目に測定した方がよい
- 解熱後は 10 mg/kg/日，分 2 に増量し，おおよそ 10〜14 日間継続する

⑥血漿交換療法（Class Ⅲ, Grade C）
- 血漿交換量は約 1〜1.5 倍の循環血漿量（mL）［体重（kg）/13×(1−Ht 値（%）/100)×1,000］を要し，3〜5 日間行う
- 施行中にはヘパリン（開始時 15〜30 U/kg をワンショット静注し，15〜30 U/kg/時で持続静注）またはナファモスタット（0.3 mg/kg/時で持続静注）で抗凝固療法を行い，ACT（activated clotting time）を 180〜250 秒で調整する

d. フォローアップ

- IVIG 投与後の予防接種に関しては，不活化ワクチン，BCG，ロタウイルスワクチンは移行抗体の影響を受けないため 2 ヵ月後からの接種が可能．生ワクチンは最低 6 ヵ月以上の間隔をあける必要があるが，vaccine failure の可能性に留意が必要である
- 心合併症がない症例であっても将来的な合併症については不明であるため，長期間のフォローが必要である．小学生になる頃に運動負荷心電図の施行が望ましい．その他に，病状に合わせて，心エコー，心電図，CT，冠動脈造影を行う
- 中〜巨大冠動脈瘤や心筋梗塞既往例にはワルファリンを併用する

文 献

1) 厚生労働省川崎病研究班：川崎病診断の手引き，改訂第 5 版，2002
2) 日本小児循環器学会：川崎病急性期治療のガイドライン（2012 年改訂版），日小循誌 28, 2012

⑤ 循環器疾患

D 先天性心疾患をとりまく諸問題

1 先天性心疾患を合併する疾患・染色体異常・遺伝子異常（表1）

表1 先天性心疾患を合併する主要な疾患・染色体異常・遺伝子異常

疾　患	染色体異常 （代表的疾患遺伝子）	主な合併心疾患
Alagille 症候群	*JAG1*(20p12-11), *NOTCH2*(1p13-p11)	末梢性肺動脈狭窄，大動脈縮窄，Fallot 四徴
Cantrell 五徴	*TAS?*(Xq25-26.1)	心臓脱（心嚢欠損），心室中隔欠損，Fallot 四徴，左室憩室
cat eye 症候群	22q11 tetrasomy： *CECR1*(22q11.2)	総肺静脈還流異常，心室中隔欠損
CHARGE 症候群	*CHD7*(8q12.1) *SEMA3E*(7q21.1)	Fallot 四徴，大動脈弓異常，動脈管開存，房室中隔欠損，大血管転位
Cornelia de Lange 症候群	*NIPBL*(5p13), *SMC1A*(Xp11), *SMC3*(10q25)	心室中隔欠損，心房中隔欠損，Fallot 四徴
cri du chat（cat cry）症候群	monosomy 5p(5p15.2-3 欠失)	心室中隔欠損，心房中隔欠損，動脈管開存
Ellis-van Creveld 症候群	*EVC1*, *EVC2*(4p16)	単心房，房室中隔欠損
Goldenhar 症候群	*HFM*(14q32)	心室中隔欠損，動脈管開存，Fallot 四徴
Holt-Oram 症候群	*TBX5*(12q24.1)	心房中隔欠損，心室中隔欠損，房室ブロック
Kartagener 症候群	*DNAI1*(9p21-p13), *DNAH5*(5p15)	右胸心
Marfan 症候群	*FBN1*(15q21.1)	大動脈弁輪拡大・弁閉鎖不全，僧帽弁逸脱・閉鎖不全，大動脈解離
Noonan 症候群	*PTPN11*(12q24.1) *KRAS*(12p12.1)	肺動脈弁異形成・狭窄，心房中隔欠損，動脈管開存，心室中隔欠損，肥大型心筋症
Sotos 症候群	*NSD1*(5q35)	心房中隔欠損，心室中隔欠損，動脈管開存

つづく

Townes-Brocks症候群	SALL1(16q12.1)	心室中隔欠損, 心房中隔欠損, 動脈管開存, Fallot四徴, 肺動脈閉鎖, 総動脈幹遺残
trisomy 13症候群	trisomy 13	心室中隔欠損, 心房中隔欠損, 動脈管開存
trisomy 18症候群	18q11.1	心室中隔欠損, 心房中隔欠損, 動脈管開存, 肺高血圧, 弁形成異常
trisomy 21症候群 (ダウン症候群)	21q22.2-q22.3	心室中隔欠損, 房室中隔欠損, 心房中隔欠損, 動脈管開存, Fallot四徴, 肺高血圧
Turner症候群	monosomy Xp	大動脈弁狭窄, 大動脈縮窄, 高血圧
VATER連合・VACTERL連合	不明	心室中隔欠損, Fallot四徴, 心房中隔欠損, 動脈管開存
Williams症候群	7q11.23欠失：ELN (elastin), LIMK1	大動脈弁上部狭窄, 末梢性肺動脈狭窄
家族性心房中隔欠損	NKX2.5(CSX) (5p34)	心房中隔欠損, 房室ブロック
家族性心中隔欠損	GATA4(8p23.1-p22)	心房中隔欠損, 心室中隔欠損
家族性内臓錯位	GJA1(CX43) (6q21-q23.2)	心房相同, 単心室, 房室中隔欠損
22q11.2欠失症候群 (DiGeorge症候群, 円錐動脈幹異常顔貌症候群)	22q11.2欠失 (TBX1, UFD1L, COMTなど)	Fallot四徴 (＋肺動脈閉鎖), 心室中隔欠損, 大動脈弓離断B型, 総動脈幹遺残, 大動脈弓異常
結節性硬化症	TSC1(9q34) TSC2(16q13.3)	心臓横紋筋腫
Osler-Rendu-Weber病 (HHT)	ENG(9q34.1)/ ACVRL1(12q11-q14)	肺動静脈瘻

[松尾宣武（監）：ニューベッドサイドメモ小児科, 南山堂, 東京, 2006を改変して引用]

2 成人期の先天性心疾患

a. 患者背景
- 先天性心疾患患者は日本では年間1万人が出生し，その約90％が成人する
- 再手術・合併症などの医療的問題の他に，就労・保険・結婚などの社会的問題，不安やうつなどの心理的問題に直面する

ことが多く,適切なサポートが重要である

b. 不整脈
- 慢性的血行動態異常,チアノーゼ,手術瘢痕などが主な原因となる.診断の際には心機能評価・血行動態評価を併せて行うことが重要である
- 心室性不整脈は突然死の主原因となる
- 薬物療法や,カテーテル焼灼術,ペースメーカーおよび植え込み型除細動器を検討する

c. 心不全
- 30歳代で30～70%に何らかの心不全症状が出現する
- 自覚症状,心機能評価,神経体液性因子(ANP,BNP,NT-proBNP)のフォローが重要である
- 薬物療法の他に,心臓再同期療法や再心内修復術の適応なども検討する

d. 感染性心内膜炎
- 心房中隔欠損(二次口型)以外の先天性心疾患で,抗菌薬予防投与が推奨されている

処方例
・アモキシシリン2g/回,クリンダマイシン600 mg/回,アジスロマイシンorクラリスロマイシン500 mg/回,処置1時間前に経口[2]

e. チアノーゼ
- 成人期までチアノーゼが持続している場合,長期にわたる低O_2血症と二次的な赤血球増多により様々な合併症が生じる
- 過粘稠度症候群,出血傾向,腎障害,高尿酸血症,中枢神経異常(脳梗塞,脳出血,脳膿瘍),胆石など
- 状態悪化因子(脱水,手術侵襲,血管拡張薬などの内服,下気道感染,長期間坐位など)を除去し,的確な治療を行うことが重要である

f. 手 術
- 適切な診断がなされていない(または自覚症状に乏しく成人期まで放置されていた)症例や,未修復/姑息手術後のチアノーゼ性心疾患に対しては,現在の手術成績・予後から手術適応を再検討する必要がある

- 小児期に受けた心内修復術の遺残症,続発症に対する手術が必要となることも多い
  - ・右室流出路心外導管の機能不全
  - ・Fallot 四徴症術後の肺動脈閉鎖不全
  - ・房室中隔欠損術後の房室弁閉鎖不全
  - ・failing Fontan に対する TCPC conversion

g. 妊娠・出産

- 妊娠中は循環血液量が 40〜50%,心拍出量も 30〜50%増加する.経腟出産の際は心拍出量はさらに増加する
- 妊娠に伴う循環動態の変化は母体心機能に大きな変化をもたらし,また,内服薬に催奇形性をもつもの(ワルファリン,ACE 阻害薬など)があるので,性成熟期に入った患者は妊娠・避妊に関する十分なカウンセリングを必要とする
- 妊娠中は不整脈・心不全・血栓症に注意が必要.分娩後に安定した循環動態に戻るまでには通常 4〜6 週間かかる
- 母体心不全の悪化のため,母体の健康ないし生命が著しく脅かされる場合,または胎児頭囲の発育が停止した場合には妊娠中断(早期娩出)を考慮する
- 妊娠を避けた方がよいと考えられる患者:Eisenmenger 症候群,Marfan 症候群で大動脈径拡張,高度大動脈弁狭窄/大動脈縮窄,体心室駆出率<35%

文 献

1) 日本循環器学会:成人先天性心疾患診療ガイドライン(2011 年改訂版),2011
2) 日本循環器学会:感染性心内膜炎の予防と治療に関するガイドライン(2008 年改訂版),2008
3) 丹羽公一郎:心疾患と妊娠・出産,メジカルビュー社,東京,2010

6 消化器疾患

A 診療の基本姿勢と注意点

- 小児の消化器疾患は急性腹症,消化管出血といった緊急疾患から,日常よく診療する感染性腸炎まで多岐にわたる
- 腹痛,悪心,嘔吐といった消化器症状はとくに小児では非特異的で,原因が消化器疾患ではなく全身疾患であるということも珍しくないため,幅広い鑑別疾患を念頭に置いてあたる必要がある
- どのような症状であっても初期評価(意識・気道・呼吸・循環)をまずはじめに行い,緊急疾患を見逃さないことが重要である
- 内視鏡や外科処置など,小児科単科で解決困難な場合も多くある領域であり,疾患によって外科や各々の専門医と連携して診断・治療にあたる

6 消化器疾患

B 検査

1 臨床検査

a. 生化学検査
- 消化器疾患のなかでも主に肝胆膵疾患の診断，治療効果判定に重要．画像診断や生検結果などと総合して判断する
- 肝胆膵疾患の検査法を表1〜表3に示す

2 画像診断

a. 腹部単純X線
- 腸管ガスの分布と性状の観察に適し，簡便かつ有用

表1 肝機能検査選択基準

	*肝疾患の発見のための		測定意義			経過観察	
	集検	ドック	肝細胞障害の診断	胆汁うっ滞の診断	重症度の判定	急性	慢性
AST（GOT）	◎	◎	◎	◎		◎	◎
ALT（GPT）	◎	◎	◎	◎		◎	◎
ALP	○	○	◎	◎		○	
γ-GTP（γ-GT）	◎	◎	◎	◎		◎	◎
総ビリルビン			◎	◎	◎	◎	◎
直接ビリルビン			○	◎	◎	○	○
総蛋白			○		○		◎
アルブミン		◎	○		◎	◎	◎
ChE			○		◎	○	◎
ZTT	○	○					
総コレステロール			○	○	○	○	○
プロトロンビン時間					◎	◎	
ICG試験					○		○
血小板数		○			◎	○	◎

◎：必須，○：できるだけ行う
*HBs抗原，HCV抗体の測定を同時に行うことが望ましい
[日本消化器病学会肝機能研究班：肝機能検査選択基準（7版），日消誌 103：1413-1419, 2006 より引用]

- 鏡面形成像（ニボー形成），小腸ガス：炎症，閉塞，蠕動低下の示唆
- 腹腔内遊離ガス：消化管穿孔，腸管壁内ガス：壊死性腸炎，腸管壁気腫

b. 消化管造影

- 狭窄病変，閉鎖，逆流の検索に有用

表2 肝炎ウイルスマーカー選択基準

	急性肝炎の型別診断	B型急性肝炎 経過観察	B型急性肝炎 治癒判定	C型急性肝炎 経過観察	C型急性肝炎 治癒判定	慢性肝炎の型別診断	B型慢性肝炎 経過観察	B型慢性肝炎 急性増悪時	B型慢性肝炎 抗ウイルス療法時	B型無症候性キャリアの経過観察	C型慢性肝炎 経過観察	C型慢性肝炎 抗ウイルス療法時	HBワクチン接種対象者選別	集検・ドックなどのスクリーニング	入院時のスクリーニング
IgM-HA抗体	◎														
HBs抗原	◎	○	○			◎	◎	◎	◎	◎			◎	◎	○
HBs抗体			◎										◎		○
HBc抗体													◎		○
IgM-HBc抗体	◎							◎							
HBe抗原		○					◎	◎	◎	◎					
HBe抗体		○					◎	◎	◎	◎					
HBV DNA		◎	○				◎	◎	◎	◎					
HCV抗体	◎			○	○	◎					◎			◎	○
HCV遺伝子型												◎			
HCV RNA定性				○	○	◎					◎				
HCV RNA定量				○								◎			
HCVコア抗原	○											◎			
HD抗体（HDV RNA）	○							○							
HE抗体（HEV RNA）	○														

◎：必須，○：できるだけ行う

[日本消化器病学会肝機能研究班：日消誌 103：1403-1412, 2006 より引用]

表 3 肝胆膵の機能と検査法

肝胆道

機能	検査法
アミノ酸代謝	アミノ酸分析,分枝鎖アミノ酸/チロシン比
蛋白合成能	総蛋白,アルブミン,蛋白分画,ChE,LCAT
尿素サイクル	アンモニア,BUN
糖代謝	血糖,乳酸,ビリルビン酸,ヘモグロビンA1c,グルコース負荷試験,ガラクトース負荷試験
脂質・胆汁酸代謝	総コレステロール,エステル型コレステロール,中性脂肪,リン脂質,リポ蛋白,閉塞性リポ蛋白(リポプロテイン-X),総胆汁酸,グリココール酸,胆汁酸負荷試験
ビリルビン代謝	総ビリルビン,直接型ビリルビン,間接型ビリルビン,尿ウロビリノーゲン,ビリルビン負荷試験
重金属代謝	鉄,銅,尿中銅,亜鉛,セルロプラスミン
薬物代謝	薬物代謝試験
凝固線溶因子	血小板,フィブリノーゲン,プロトロンビン時間(PT),活性化部分トロンボプラスチン時間(aPTT),ヘパプラスチンテスト(HPT),トロンボテスト(TT),アンチトロンビンIII
肝細胞障害	AST (GOT), ALT (GPT), LDH (LD), グアナーゼ, LDH アイソザイム
胆汁(薬物)排泄機能	ALP, LAP, GGT (γ-GTP), ALP アイソザイム
腫瘍マーカー	ICG, BSP
	AFP, PIVKA-II
線維化マーカー	プロコラーゲンIIIペプチド(PIIIP),IV型コラーゲン,IV型コラーゲン7S,ヒアルロン酸,MAO,プロリルヒドロキシラーゼ
膠原反応	TTT, ZTT
免疫学的検査	免疫グロブリン,補体,LE細胞,抗核抗体,抗平滑筋抗体,抗LKM抗体,肝細胞膜抗体
自己抗体	RAテスト,LE細胞,薬物リンパ球刺激試験,抗ミトコンドリア抗体,抗PDH抗体

膵臓

機能	検査法
膵液・逸脱酵素	アミラーゼ,尿アミラーゼ,リパーゼ,トリプシン,エラスターゼ1,ホスホリパーゼA2,膵分泌性トリプシンインヒビター,アミラーゼアイソザイム,ACCR (Cam/Ccr)
外分泌機能	セクレチンテスト,BT-PABA (PFD)試験,便中キモトリプシン
腫瘍マーカー	CEA, CA19-9, SPAN-1, CA50, DU-PAN-2, SLX, POA

[薬 繁弘立:生化学検査.小児消化器肝臓病マニュアル,診断と治療社,東京,p30, 2003より引用]

- 造影剤はバリウムまたは5倍希釈ガストログラフィン®などを用いる

c. CT
- 造影を含めると腸管形態，血管走行，出血，腫瘍性病変から実質臓器の性状まで多くの情報を得られる．しかし，被曝を考慮し代替可能な検査を優先する

d. MRI
- 消化管検査には不向き．肝・胆・膵の評価はCTに勝る

e. シンチグラフィ
- 胃粘膜シンチグラフィ：Meckel憩室
- 肝胆道シンチグラフィ：先天性胆道閉鎖，乳児肝炎，先天性胆道拡張症

f. エコー検査
- 利点：侵襲なく反復してできる
- 消化管疾患：胃食道逆流，急性胃粘膜病変，肥厚性幽門狭窄，腸回転異常，アレルギー性紫斑病，急性虫垂炎，腸重積，ポリープ，Crohn病，潰瘍性大腸炎
- 肝：脂肪肝，肝硬変，肝炎，肝腫瘍
- 胆道：胆石症，先天性胆道拡張症，先天性胆道閉鎖症

g. 内視鏡検査
- 腸管内腔側の評価にはもっとも優れる．ただし鎮静・気道確保の必要性と兼ね合わせ適応を決める

C 疾 患

1）胃食道逆流

- 内容物が食道内に逆流する現象（gastroesophageal reflux：GER）．これは生理的にも認められるが，何らかの合併症や随伴症状を認めた場合，胃食道逆流症（GER disease：GERD）と呼ばれ治療を要する

a. 症 状
- 消化器症状：嘔吐，吐血，下血，哺乳不良，反芻運動
- 呼吸器症状：慢性咳，喘鳴，反復呼吸器感染，apparent life threatening event，無呼吸
- その他：胸痛，腹痛，貧血，体重増加不良，不機嫌，咽頭痛

b. 検 査
- ①X線診断，②内圧測定，③食道pHモニタリング，④食道内視鏡・生検，⑤エコー検査

c. 治 療
- 乳児のGERは年齢とともに軽快するため保存的治療が主体．頭位挙上，哺乳後脱気，少量頻回授乳，必要に応じて増粘ミルクやミルクアレルギー用ミルクなど
- 吐血・胸痛・胸やけに対して：消化管運動促進薬（ナウゼリン®，ガスモチン®，プリンペラン®）・酸分泌抑制薬投与（H_2受容体拮抗薬，プロトンポンプ阻害薬）
- 重症心身障害児：自然治癒の見込みが少なく外科的治療適応になることが多い

C 疾 患

2) 胃腸炎

1 ウイルス性胃腸炎
- 原因としてノロ・ロタ・アデノ・コロナウイルスなど．ノロウイルスによるものが最多で，次いでロタウイルス．秋から冬にかけて流行

a. 症 状
- 下痢，嘔吐，発熱，腹痛．発症は急激で2～3日の潜伏期を経て発症

b. 検 査
- 腹部 X 線：麻痺性イレウス像
- 病原体診断：ロタ・アデノ・ノロウイルス（ウイルス抗原迅速診断キット）

c. 治療・処方例
- 病原体に対する治療はなく，脱水と電解質の補正が主．しばしば入院を要する
- 経口補水療法：ソリタ®-T2 または T3 号顆粒，OS-1®，アクアライト ORS®
- 経静脈輸液は生理食塩液か乳酸リンゲル液（Na 濃度 130 mEq/L 以上から開始）

d. 感染制御
- 感染力が強く院内感染の原因となりやすい．接触感染対策として手袋，ガウンなどの personal protective equipment (PPE) の使用，手洗い，専用の聴診器，個室隔離などを徹底する．ノロ・ロタウイルスはエタノール抵抗性のため，消毒は次亜塩素酸ナトリウムを使用

2 細菌性腸炎
- 汚染された食物や飲料水，家畜やペット，海外渡航者からの感染が主体
- 原因菌：カンピロバクター，サルモネラ，腸管出血性大腸菌，エルシニア．院内発症では *Clostridium difficile* に注意

a. 症　状
- 嘔吐，下痢，発熱，血便

b. 検　査
- 血液検査で白血球増多，核の左方移動，CRP などの炎症反応の上昇
- 合併症の把握に腎機能・電解質，画像検査
- 病原菌の検索には便培養，高熱や著明な炎症反応時は血液培養も採取

c. 治療・処方例
1) 対症療法
- 経口補水・経静脈輸液で脱水と電解質の補正を行う
- 内服：腸管運動を抑制する止痢薬や鎮痙薬は避ける．生菌整腸薬の内服

2) 抗菌療法
- 細菌性腸炎はとくに乳児のサルモネラ症などで腸管外侵襲性感染への進展も起こりうるが，一方で全体に自然治癒傾向が強い．乳児や全身状態の悪い例，回盲部への局在を認める例を除けば抗菌薬適応は少ない

①経静脈投与：ホスホマイシン（FOM），セフォタキシム（CTX），セフトリアキソン（CTRX）
②内服：ホスホマイシン（FOM），ノルフロキサシン（NFLX）

C 疾 患

3) 幽門狭窄

- 幽門筋の筋肥大をきたし嘔吐を繰り返す．病因は不明

a. 症 状
- 生後1週～3ヵ月に始まる非胆汁性噴水状嘔吐．体重増加不良．右季肋部にオリーブ大の腫瘤触知

b. 検 査
- エコー検査が有用．幽門筋厚が4mm以上．哺乳しながらの検査が鎮静を要さず幽門通過状態の観察にも有用
- 血液検査上，低Cl性代謝性アルカローシスを認めることがある

c. 治療・処方例
1) 補液
- 脱水と低Cl性代謝性アルカローシスの治療
- ①初期輸液：生理食塩液：5％ブドウ糖＝2：1混合液を100mL/時．脱水の程度に応じ変更
- ②維持輸液：生理食塩液：5％ブドウ糖＝1：2混合液にカリウム20mEq/L加え100mL/kg/日

2) 吐血時
- H_2受容体拮抗薬（ガスター®，ザンタック®）静注

3) 狭窄に対する治療
- 以下の①，②の選択は施設の方針と保護者の選択による
  ①外科的治療：粘膜外幽門筋切開術．比較的低侵襲で治療成績も良好，術後早期の経口摂取が可能
  ②内科的治療：硫酸アトロピン®静注療法（0.1mg/kg/日，哺乳前にゆっくり静注），ニトログリセリン併用療法（5mg/日，貼布剤）．外科的治療より低侵襲だが症状消失，治療終了に時間を要することが多い

C 疾患

4) 炎症性腸疾患

- 潰瘍性大腸炎（ulcerative colitis：UC）と Crohn 病（Crohn's disease：CD）．病因不明
- UC：大腸に限局する慢性非特異的大腸炎．直腸から口側に全周性連続性の粘膜上皮内のびらん・潰瘍を認める
- CD：口腔内から肛門に及ぶ全消化管粘膜の全層性炎症，裂溝，穿孔や瘻孔を形成
- 小児の炎症性腸疾患では成長率の低下が症状発現に先んじて起きている．慢性的な腹部症状をみた場合，成長曲線をチェックすることが速やかな診断に寄与することがある

a. 症　状

- UC：粘血便，腹痛，下痢，体重減少，発熱
- CD：腹痛，発熱，全身倦怠，下血，下痢，口腔・肛門病変．小腸型では発熱だけのこともある

b. 検　査

- 確定診断は内視鏡と生検組織病理による．その前に感染性腸炎や先天性免疫不全などの十分な除外診断が必要である

1) 血液検査：炎症所見，貧血・栄養状態の評価
2) 造影 CT：腸管の状態評価に有用
3) 内視鏡
- UC：大腸粘膜のびまん性連続性の炎症，易出血性，びらん，潰瘍
- CD：不整形潰瘍，アフタ性潰瘍，縦走潰瘍，敷石像
4) 生検
- UC：粘膜全層にびまん性炎症性細胞浸潤，陰窩膿瘍，高度な杯細胞減少
- CD：非乾酪性類上皮細胞肉芽腫，全層性炎症，裂溝

c. 治　療

- 日本小児栄養消化器肝臓学会および日本小児 IBD 研究会による治療指針案の概要を図 1，図 2 に示す

C-4. 炎症性腸疾患

図1 小児潰瘍性大腸炎の治療手順

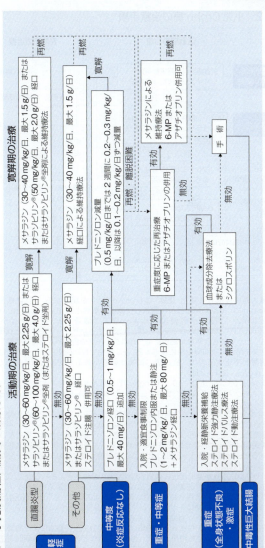

無効（→）とは2週間以内に改善がみられない場合、または2ヵ月以内に寛解に入らない場合とし、有効（→）とはそれ以外とする
6-MP：メルカトプリン

[今野武津子：小児内科 37：1455-1460, 2005 より引用]

図2 小児 Crohn 病の治療手順

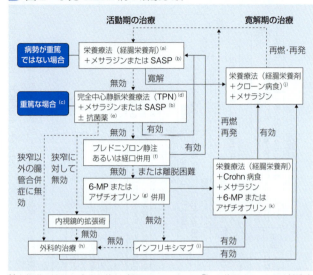

(a) 寛解導入時には成分栄養剤（ED：エレンタール®）を使用する．EDは低濃度（0.5 kcal/mL）を 600 mL/日から開始し，濃度を漸増させ（0.75 kcal/mL→最高 1 kcal/mL），1日の全必要エネルギー量まで増量する（学童では 50～60 mL/kg/日）．味が悪いのでフレーバーを添加するかゼリー状にすると飲用しやすい．どうしても飲めない場合には，経鼻チューブの自己挿入を習得させ，注入ポンプを用いて夜間睡眠中に投与する．ED単独で長期間使用する場合には必須脂肪酸が不足するので，経静脈的に補う必要がある（20％脂肪乳剤を5～10 mL/kg/日，週1～2回）

(b) メサラジン（ペンタサ®）：40～60 mg/kg/日，最大量 3 g/日．大腸型ではサラゾスルファピリジン（SASP：サラゾピリン®）でもよい（60～100 mg/kg/日，最大量 4 g/日）

(c) 「重篤な場合」とは，①高度の腸管狭窄や閉塞が存在し，経腸栄養が困難，②消化管出血が持続している，③高度の肛門病変，瘻孔，膿瘍形成がある，④著しい栄養障害がある，⑤頻回（6回/日以上）の激しい下痢がみられる，場合をいう

(d) 最低4週間は完全中心静脈栄養法を施行する．この間，脂肪（20％脂肪乳剤を5～10 mL/kg/日，週1～2回），ビタミンや微量元素などの欠乏には十分な配慮を払わなければならない

(e) 高熱があり炎症所見が強い場合には膿瘍形成などの合併が考えられるので，CT，MRI などの検索を行い，必要に応じて広域スペクトラムの抗菌薬を併用する．肛門病変，瘻孔がみられる場合にメトロニダゾール（フラジール® 15 mg/kg/日，分2，経口）やシプロフロキサシン（シプロキサン® 20 mg/kg/日，分2，点滴静注，最大 400 mg/日）が有効なこともある

(f) 副腎皮質ホルモン（ステロイド）の適応は，①完全静脈栄養法により腸管の安静をはかり，1週間しても腹痛，下痢，血便，高熱などの症状の改善傾向が認められない場合，および②消化管外合併症を有する場合とする．寛解維持療法には用いない．初期量はプレドニゾロン® 1 mg/kg/日（最大量 40 mg/日）として，

つづく

臨床的改善が認められたらさらに同量を 2 週間維持し（開始より約 3〜4 週間となる），その後漸減する．漸減方法は基本的には，初め 2 週間ごとに 10 mg ずつ減量し，20 mg/日からは 2 週間ごとに 5 mg ずつ減量して離脱する

(g) 免疫抑制薬の適応はステロイド抵抗性ないしステロイド依存性の場合とする．投与量は 6-MP（ロイケリン®）1〜1.5 mg/kg/日，アザチオプリン（イムラン®）1.5〜2 mg/kg/日とする．ただし，6-MP/アザチオプリンは速効性に乏しく効果発現に 3〜4 ヵ月を要す．副作用の主要なものに膵炎と骨髄抑制がある

(h) 外科的治療．完全中心静脈栄養法（TPN）が無効な高度の線維性狭窄には内視鏡的バルーン拡張術や外科的治療を考慮する．また，TPN によっても改善がみられない，あるいは経口摂取によりすぐに再燃するような腸管合併症で考慮されるべきである

(i) 成人でのインフリキシマブ（レミケード®）の適応は，既存治療に対して抵抗性の中等症〜重症の活動期あるいは外瘻を有する症例とされているが，小児ではまだ明らかではない．禁忌として，高度の狭窄を有する症例が挙げられる

(j) 維持療法は経腸栄養療法（症状や検査所見に応じて全摂取カロリーの 30〜70% を成分栄養剤で摂取する）を基本とし，メサラジンを併用する．寛解維持のために長期にわたり経腸栄養療法をする場合には，必須脂肪酸やセレンを含む微量元素の欠乏に留意する必要がある

(k) 頻回の再燃例に対する寛解維持のために 6-MP/アザチオプリンを 3〜5 年間程度投与しても，明らかな副作用がみられることはまれとされている

［今野武津子：小児内科 37 : 1455-1460, 2005 より引用］

C 疾患

5）急性虫垂炎

- 虫垂内の糞石やリンパ濾胞の腫大による虫垂の閉塞が引き起こす炎症．腸内細菌の侵入と増殖が炎症粘膜面に起こる
- 炎症の到達度でカタル性，蜂窩織炎性，壊疽性に分類．後二者は絶対的手術適応

a. 症 状
- 腹痛，嘔吐，食思不振．年長児では右下腹部痛（腹痛の推移が重要）．進行すると発熱．膿瘍化で発熱，しぶり腹，下痢

b. 検 査
- 血液検査：白血球増加，CRP 上昇
- 腹部 X 線：麻痺性イレウス像，右腸腰筋陰影の不明瞭化
- エコー検査：虫垂周囲の炎症所見・糞石の有無
- 造影 CT：虫垂の評価，回盲部周囲・腸腰筋周囲の炎症所見，膿瘍形成

c. 治 療
- カタル性では抗菌薬（グラム陰性桿菌に有効な第 3 世代セフェム系など）による保存療法が奏効する場合もあるが，炎症が強い場合は手術適応

C 疾患

6) 肝炎

- 何らかの原因で肝臓に炎症が起こり肝機能異常をきたす疾患群、主にウイルス感染による
  - ・急性肝炎：数週間で正常化する
  - ・劇症肝炎：症状出現から8週以内にプロトロンビン時間40％以下、Ⅱ度以上の肝性脳症を生じたもの
  - ・慢性肝炎：6ヵ月以上肝機能異常が持続するもの
- 原因：肝炎ウイルス（A～E型）、サイトメガロウイルス、EBウイルス、他に薬剤性、自己免疫性など．Wilson病は治療により劇的に予後が変化するため常に考慮する

a. 症状
- 急性：黄疸、全身倦怠、悪心・嘔吐、腹痛、肝腫大．小児では症状に乏しく注意が必要
- 慢性：小児では自他覚症状を認めないことが多い

b. 検査
1) 血液検査
- 肝炎ウイルス：A型（IgM-HA抗体）、B型（HBs抗原・IgM-HBc抗体）、C型（HCV抗体・HCV-RNA）、D・E型（IgM抗体・PCR法）により診断
- その他：非肝炎ウイルス（抗体測定）、自己免疫性（IgG著増・自己抗体陽性）、Wilson病（血清銅・血清セルロプラスミン低値）、薬剤性［リンパ球刺激試験（DLST）］

c. 治療
- 急性：対症療法中心．安静、食事療法、輸液、薬物療法．劇症化を疑う場合、速やかに肝移植など専門施設へ紹介
- B型慢性肝炎：B型肝炎ウイルス（HBV）の治療目標は慢性肝不全の回避、肝細胞癌発生の抑止にある．HBe抗原陽性の無症候性キャリア、およびHBe抗原陰性の非活動性キャリアは治療対象にならない．治療はペグインターフェロン製剤

- C型慢性肝炎：C型肝炎ウイルス（HCV）の治療対象はALT値上昇（>30 IU/L），あるいは血小板低下（<15万/μL）は原則として治療対象と考える．治療はペグインターフェロン製剤＋リバビリン併用療法．治療法に関しては新規薬剤開発のめざましい領域であり，専門施設との連携が望ましい

C 疾 患

7) 膵 炎

1 急性膵炎
- 膵酵素が膵組織に逸脱し活性化されることにより生じる膵局所の自己消化
- 病因：感染，膵胆道疾患，薬剤，腹部外傷，全身性炎症疾患，代謝疾患，栄養問題，遺伝，特発性

a. 症 状
- 腹痛，背部痛，悪心，嘔吐，黄疸，発熱，下痢，不機嫌，不活発

b. 診 断
- 臨床症状，生化学検査，画像検査による．その際，重症度判定が重要

c. 検 査
- 血中・尿中アミラーゼ高値，リパーゼ，トリプシン，エラスターゼ1の高値
- エコー・CTにて，膵形状・膵実質内部像・膵管像・膵外所見の確認．膵胆道系異常の検索には MR cholangiopancreatography (MRCP) が有用

d. 治 療
- 体液電解質の補正：膵周囲への多量の水分電解質の喪失，嘔吐・胃内吸引による脱水電解質バランスの乱れに対し，等張-高張性溶液の急速輸液，Ca・アルブミンの補給，アシドーシスの補正，高血糖の治療
- 膵外分泌の抑制：膵外分泌酵素による自己消化が本態なので，絶食，H_2受容体拮抗薬（ガスター®，ザンタック®）の静脈投与，胃内容持続吸引
- 抗酵素療法：蛋白分解酵素阻害薬（エフオーワイ®，フサン®，ミラクリッド®，ニコリン®，フオイパン®）
- 疼痛軽減：副交感神経遮断薬（ブスコパン®，硫酸アトロピン®），中枢性鎮痛薬（ペンタジン®）
- 感染予防・治療：膵移行性が高く，かつ胆汁排泄型の広域ス

ペクトラム抗菌薬（ペニシリン系・セフェム系）の静脈投与
- 栄養管理：絶食が長期に及ぶ場合，成分栄養剤の経腸投与・高カロリー輸液
- 重症例の特殊療法：感染性膵壊死を伴う場合，ドレナージ手術や膵切除術などの適応．他に持続的血液濾過透析，蛋白分解酵素阻害薬および抗菌薬の持続動注療法，選択的消化管除菌など

2 慢性膵炎

- 膵の持続的な炎症による不可逆的な膵実質の線維化，膵管の拡張，膵石が生じ，膵外分泌機能の低下および慢性の腹痛をきたす
- 病因：遺伝，先天性膵胆管異常，脂質異常症，高 Ca 血症，炎症性腸疾患，囊胞性線維症，特発性

a. 症　状
- 反復性の心窩部痛，季肋部痛，悪心，嘔吐

b. 検　査
- 急性増悪期に血中・尿中アミラーゼ，リパーゼの上昇
- 腹部 X 線・CT で膵に一致する石灰化像．エコー検査では主膵管の拡張・膵石像．MRCP で主膵管の蛇行・数珠状変化
- 膵外分泌機能評価にはセクレチン負荷試験，BT-PABA 試験

c. 治　療
- 先天性膵胆道系異常を認める場合は外科的治療
- 原因疾患がある場合はそれらの治療
- 急性増悪時は急性膵炎の治療に準じる
- 内科的コントロール不良時，膵石・蛋白栓による膵管閉塞時には膵管空腸吻合術や乳頭切開術の適応

C 疾　患

8) 胆道系疾患

1 胆道閉鎖
- 新生児期・乳児期早期発症の原因不明の肝外胆管の完全閉塞をきたす疾患であり，手術を要する

a. 症　状
- 灰白色便，黄疸，肝腫大
- 注意すべき初発症状としてビタミンK欠乏に起因する頭蓋内出血

b. 検　査
- 直接ビリルビン優位の閉塞性黄疸・γ-GTP高値などの胆道系酵素上昇を伴う肝機能異常
- エコー検査にて胆嚢の萎縮や不明瞭，胆嚢の収縮がない
- 十二指腸液検査での胆汁排泄なし
- 肝胆道排泄シンチグラフィでの排泄なし

c. 鑑別疾患
- 生後早期に閉塞性黄疸をきたす疾患：新生児肝炎，Alagille症候群，家族性進行性胆汁うっ滞症，シトルリン血症，先天性胆道拡張症．これらとの鑑別はむずかしく，診断困難例は開腹術を行い早期に診断すべきである

d. 治　療
- 胆汁ドレナージ手術（肝門部腸吻合術）と肝移植術

2 先天性胆道拡張症（総胆管嚢腫）
- 胆嚢管も含め肝内・肝外胆管すべての胆道が先天的に拡張する疾患．ほぼ全例に膵胆管合流異常を合併する

a. 症　状
- 三徴：腹痛・黄疸・腹部腫瘤で発症する症例は少なく，新生児・乳児では黄疸・灰白便で，それ以降では腹痛・嘔吐を契機に発症し，高アミラーゼ血症を半数で伴う
- 合併症：胆管炎，膵炎，胆道穿孔，胆道癌

b. 検 査
- エコー検査にて肝内胆管・総肝管・総胆管の拡張を認める. 合流異常症の診断には MRCP が有用

c. 治 療
- 管外胆管切除・肝管消化管吻合術（総肝管空腸吻合）

⑦ 血液疾患・腫瘍性疾患

Ⓐ 診療の基本姿勢と注意点

- 現在，小児血液・がん専門医制度の発足や小児血液・がん研修施設認定など小児血液悪性疾患診療のあり方が変わろうとしてきている．とくに悪性疾患では小児がん拠点病院の指定など拠点病院化をはかろうとする動きは強く，小児血液・がん診療を専門とするごく一部の専門医や指導医のいる施設に限定された臨床試験が行われてきているのが現状である
- 一部の悪性疾患を除き，小児患者の占める割合の多い悪性疾患に対する全国規模の臨床試験が行われており，登録（同意書），中央診断，患者の適格性，治療プロトコール，ランダマイゼーション，QOL調査などの厳しい監視体制に従って治療が行われており，専門施設以外に従事する小児科医が初発のがん患者の診断から初期治療に携わる機会はほとんどないのが現状と考えられる
- しかし，小児がん患者の治療は小児血液・がんの専門医がいればよいというわけではない．小児がんを治療するうえで，小児科医による化学療法，小児外科，脳外科，耳鼻科，泌尿器科，眼科などによる手術療法，放射線科による放射線治療による集学的治療が必要である．また，診断には病理診断医，画像診断医も必須である
- 患者の診断・治療・手術などの決定に際し，小児科医，外科系医師，病理診断医，画像診断医，放射線治療医などの多職種による cancer board（tumor board）を開催すべきである
- また，患者を治療し，治癒させればそれでよいという時代ではない．小児がん長期生存者が増加し，治療後も身体的だけではなく様々な問題を抱えている大勢の患者がいるのも現実である
- 医師，看護師のみならず，ソーシャルワーカー，院内学級の教師，院内保育士，心理士などによるチーム医療が発症時から行われるべきであり，治療中のみならず治療後のスムーズな復学や社会への復帰，成人の診療科への transition（トラ

- 小児科でも新生児,小児循環器,小児神経,小児腎疾患,小児内分泌・代謝など専門領域に細分化されてきており,より高度な小児血液・がん専門医を目指す小児科医とそうでない小児科医にとってこの分野での役割は明らかに異なり,専門医を目指す小児科医は認定施設で十分な研修を受け,臨床試験での治療に従事し,専門書で知識を深めるべきである
- この本の役割としては,専門医を目指していない小児科医あるいは研修医などが小児血液・がん疾患患者の診断・治療するうえであるいは専門施設に紹介するうえで最低限行っておくべき検査・治療などを掲載する.鑑別疾患には多数のまれな疾患も載せてはいるが,一般小児科医がほとんど経験することがない疾患が多い
- したがって,患者を目の前にして診断あるいは検査を進めるうえで大事なことは,事前に疑問な点などは積極的に専門医に相談すべきであると考える
- 一部の大学病院や研究機関でしか行われていない検査や,臨床試験に登録しなければ不可能な検査もあり,自院の倫理委員会などで承認を得なければならない場合も多い
- 不要な検査を施行することや,必要な検査のために再度患者に侵襲的な検査をすることは医学的にも倫理的にも,医療財政的にも無意味と考えられる
- 小児血液・がん学会のホームページには日本全国の専門医・指導医の名簿の他,再生不良性貧血・骨髄異形成症候群(MDS),血小板,止血・血栓,造血幹細胞移植,白血病・リンパ腫などの各委員会の名簿が掲載されており,誰でも閲覧可能な状態となっている.各大学などの垣根を越えて専門医へ相談するのもよい方法であると筆者は考える

⑦ 血液疾患・腫瘍性疾患

B 検 査

1 血算，網状赤血球数，白血球分画
- 血算は血液疾患のみならず感染症などの小児疾患において基本となるものであり，白血球の増加・減少，貧血の有無，血小板の増減など多くの情報が得られる
- 網状赤血球数は骨髄における赤血球造血の指標となるため貧血の鑑別に必須と考える
- 同様に幼若血小板比率（IPF）も血小板減少の鑑別に役立つ可能性がある
- 機械カウントではなく目視による白血球分画は血液疾患を疑うときに必須である．目視により，赤血球形態異常や血小板の凝集や大きさの異常なども検出できる
- 再生不良性貧血や若年性骨髄単球性白血球（JMML）を含む骨髄異形成症候群（MDS）を疑うときはヘモグロビンF（HbF）を，サラセミアが疑われるときはさらにHb分画も追加すべきである

2 血液凝固検査
- 出血傾向の鑑別に必須である．スクリーニングとしては血小板数の他，プロトロンビン時間（PT），活性化部分トロンボプラスチン時間（APTT），フィブリノーゲン，FDP/Dダイマーが有用であると考えられる
- 播種性血管内凝固症候群（DIC）が疑われる際にはTAT（凝固亢進の指標），PIC（線溶亢進の指標）などの検査を追加する必要があると考える
- ビタミンK欠乏が疑われる際はPIVKA-Ⅱの検査が有用である
- 血小板機能異常が疑われるときは出血時間の測定も有用である
- 血管性紫斑病を疑う際は第XIII因子の測定も追加する
- これらの検査の結果や病歴，症状からさらに検査を進めていくべきである
- 非常にまれな先天性の疾患もあり，血液凝固系の検査は院内や委託検査以外の専門施設のみでしか行っていない検査も多

いため，専門医に相談し検査を追加していく必要があることも多い
- 血栓性疾患は小児には珍しいが，FDP/Dダイマーの他にプロテインC/S，ATⅢ，凝固関連検査として抗リン脂質抗体は少なくとも検査すべきである

3 生化学検査，腫瘍マーカー

- 一般的な生化学検査としての総蛋白，アルブミン，電解質に加えて，臓器障害などの指標になる AST，ALT，LDH，ALP，総ビリルビン，BUN，Cr や，炎症の指標になる CRP は，血液・腫瘍性疾患を疑う際は少なくとも検査すべきである
- 白血病や固形腫瘍などでは Ca，P，尿酸なども追加すべきである
- 貧血の鑑別には Fe，総鉄結合能（TIBC），不飽和鉄結合能（UIBC），フェリチン，ビタミン B_{12}，葉酸，ハプトグロビンなどは必要である．血球減少の原因として自己免疫疾患も考えられるため，抗核抗体，IgG，IgA，IgM，補体の検査も行う
- 血球貪食症候群を考える際には可溶性 IL-2 受容体，中性脂肪やフェリチン，尿中 β_2 ミクログロブリンも検査する
- 小児の固形腫瘍に特異的な腫瘍マーカーは少ないが，神経芽腫を疑う際は尿中 VMA/Cr，HVA/Cr，血清 NSE，胚細胞性腫瘍の際は AFP，HCG を検査すべきである
- 前述した一般生化学検査のなかで非特異的であるが LDH やフェリチンも重要な腫瘍マーカーである
- 骨腫瘍のマーカーとして ALP も重要と考える
- CRP や赤沈が治療の反応性を示すマーカーとなることもある

4 骨髄穿刺，骨髄生検

a. 骨髄穿刺

- 骨髄穿刺はある種の小児血液疾患の診断には欠かせない検査であり，その他，固形腫瘍の骨髄浸潤や代謝性蓄積疾患の診断にも必要である．小児血液専門医を目指さない医師においても行う必要がある手技と考える
- ただし，明らかに末梢血に芽球が出て急性白血病の可能性が高いのに，専門施設以外で骨髄検査を行うのは意味がないの

でやめるべきである
- 現在,急性白血病では全国規模の臨床試験が行われており,中央診断や微小残存病変用の検体送付などのため専門施設で骨髄穿刺を行う必要がある

1) 穿刺部位
- 後腸骨稜,前腸骨稜から可能であるが,安全性の面からみても後腸骨稜が一般的と考える.胸骨穿刺は現在ではほとんど行われない
- 新生児期などでは腸骨稜の骨化が不十分のため脛骨前面で骨髄穿刺を行う

2) 骨髄液吸引
- 施設により麻酔方法は異なるが,十分な局所麻酔あるいは全身麻酔下に骨髄穿刺を行う.穿刺針(ディスポーザブル)は数種類が日本で販売されている

①穿刺針をしっかりと手掌で押さえ,穿刺針をもたない側の手指で針先がぶれないように,あるいは急激な針の進行を抑えるように,ゆっくりと穿刺針を回転させながら押し進める.大抵は抵抗が減弱することで骨髄腔に達したことがわかる

②内筒を抜去し,小さめのシリンジをしっかりと装着し0.3〜0.5 mL程度吸引し,細胞カウント,塗抹標本やクロット標本用に採取する

※このとき,上記の量以上に吸引すると末梢血の混入が多くなり正確な診断が困難になる可能性があるので注意を要する

③この後,必要に応じてヘパリン入りの骨髄液や,PCR提出用にEDTA入り検体用の骨髄液を吸引する

3) 検査
- 骨髄検査としては有核細胞数や巨核球数のカウント,塗抹標本は一般的なメイギムザ染色の他に,疑われる疾患によってはペルオキシダーゼ染色やエステラーゼ染色,PAS染色,鉄染色などの標本を作製し,未染色標本も多めに作製しておくと,疾患によっては無用な骨髄検査の繰り返しを専門施設で行う必要がなくなる

b. 骨髄生検
- 骨髄生検は骨髄穿刺でdry-tapであった場合,骨髄線維化,

リンパ腫や固形腫瘍の浸潤の有無,再生不良性貧血や MDS の診断などの際に行われるが,専門医以外の医師が行うことはないので本書では省略する.経験のない小児科の医師がやる意味はなく,小児血液専門医がいても症例数の多い血液内科医に依頼している施設もあるようである

5 画像検査

- 画像検査には単純 X 線,CT,MRI,核医学検査,エコー検査などがあるが,病気の診断,手術適応,病期の決定,治療効果の判定,晩期合併症の評価など様々な用途に不可欠な検査である
- 腫瘍性疾患では個々の疾患の特性や好発部位,転移の頻度の高い臓器も異なるため,疾患により画像検査の種類や検索範囲も当然異なってくる
- また,全国規模の臨床研究では初発時に必須の画像検査や検索範囲あるいは検査時期までも細かく規定されているものもあり,実施計画書などを熟知しなくてはならない.場合によっては画像の中央診断もある臨床研究もある
- それぞれの疾患における必要な画像検査は放射線科医や小児血液・がん専門医などに相談し計画して施行する必要があると考える.不要な検査をやみくもに施行することは意味のないことと筆者は考える
- 代表的な画像検査の特徴を次に挙げる

a. CT

- 腫瘍診断にとってもっとも基本となる画像診断である
- 利点としては検査時間が短縮されてきており,鎮静なしで検査する頻度が増加している
- 腫瘍の頭尾方向の広がり,周囲臓器や大血管との位置関係などの評価が可能である
- 肺野は単純 CT で十分であるが,それ以外はコントラストを高めるために造影する必要がある.被曝量が多い

b. MRI

- 被曝がなく,病変部位と正常部位とのコントラストが良好である.骨によるアーチファクトがないため,後頭蓋窩や脊髄評価などに優れる.造影剤なしに血流情報画像化が可能である

- 一方，検査時間が長く検査中の騒音が大きく，幼少児の場合，鎮静を要することが多い．検査範囲が狭い．金属など磁性体による検査の制限などの欠点がある

c. 核医学検査

- 放射性同位元素を用いて病態生理を解明する画像診断法であり，臓器組織の血流，機能，代謝を画像化する．全身の評価ができる
- 小児腫瘍疾患診療で行われる主な核医学検査として ^{123}I-MIBG シンチグラフィと ^{99m}Tc を用いた骨シンチグラフィである．骨肉腫の治療効果判定の Tl シンチグラフィを行う臨床試験も存在する
- 神経芽腫の原発部位や転移部位に MIBG が集積する．ただし，まれではあるが MIBG 陰性の神経芽腫もある．MIBG 陰性の骨転移病変の報告もあり，これらの検索には必要に応じて，骨シンチグラフィや X 線写真撮影を行う
- MIBG シンチグラフィの際は甲状腺ヨードブロックを行う
- 骨腫瘍や骨転移の検索として骨シンチグラフィを行う

d. PET 検査

- 近年，腫瘍の画像診断として普及してきている
- FDG-PET 検査では腫瘍の糖の取り込みを反映して高いコントラストで描出可能であり，全身の評価もでき，集積度の半定量化が可能である
- 腫瘍特異的ではなく炎症部位や脳，胸腺，扁桃などに生理的集積を認め，排泄に伴う腎や膀胱にも集積を伴う
- 検査前の絶食や安静，検査時間も長いため幼少児では鎮静を要することが多い．被曝にも注意を払う必要がある
- 悪性リンパ腫は FDG の高集積する腫瘍の1つである
- 今後，日本では PET 検査による効果判定を参考に放射線治療の適応を決定するホジキンリンパ腫の臨床研究が開始する予定である

e. エコー検査

- 被曝がなく安価で侵襲がない．ほとんどの場合は鎮静を要することがない
- 腫瘍が充実性か囊胞性か，腫瘍の大きさ，広がりなどを評価

することが可能である．造影剤なしに血流の評価も可能である
- 骨や空気により検査範囲の制限がある
- 腫瘍の診断ではないが臨床試験によっては心エコー検査による心機能検査を必須項目として加えている試験も多数ある

6 リンパ節生検・腫瘍生検

a. リンパ節生検

- リンパ節腫大の鑑別診断に行われるがむやみに生検を行うことは避け，まずはその適応についても深く考える必要がある
- リンパ節腫大の原因としては反応性リンパ節腫大，感染症，自己免疫疾患や川崎病，亜急性壊死性リンパ節炎（菊池病）などの全身疾患，悪性疾患などがあり，一般小児科臨床においてリンパ節腫大を主訴に来院する患者のなかで悪性疾患の占める頻度は非常に少ないと考える
- 悪性リンパ腫などの悪性疾患を疑い生検を考慮するリンパ節腫大としては，①大きさが2〜3cm以上，②増大傾向が2週間以上持続，③4〜6週間経過をみても縮小傾向がない，④感染徴候が軽微で抗菌薬に不応性，⑤胸部X線で縦隔陰影に異常あり，⑥鎖骨上窩のリンパ節腫大，⑦発熱・体重減少・肝脾腫などを伴う，⑧がん発生リスクの高い疾患に伴うリンパ節腫大などが挙げられる
- 悪性リンパ腫などの悪性疾患を念頭にリンパ節生検をする場合は，事前に小児血液・がん専門医に必要な検査や保存方法などを必ず相談すべきである
- 悪性疾患の場合，ただ単に生検をして生検組織のすべてにホルマリン固定をして病理診断すればよいという状況ではない
- スタンプ標本の作製や染色体分析，FISH，細胞表面マーカー，PCR法などの遺伝子検査なども必要である
- 生の検体でなければ不可能な検査項目や，凍結保存することにより必要に応じて後に検査可能な項目もある．病理部門との連携も必要と筆者は考える
- 小児患者に多く発生する主要な悪性リンパ腫はJPLSG（日本小児白血病リンパ腫研究グループ）の全国臨床試験が進行中あるいは今後開始予定である
- 臨床研究登録のためには中央診断が必要であり，参考ではあ

図1 リンパ節生検における試料の作製および提出方法

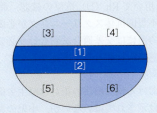

[1] 最大割面ホルマリン固定試料（自施設病理用）
[2] 最大割面ホルマリン固定試料（病理中央診断用）
[3] 新鮮生試料（自施設で実施可能なら免疫学的診断用，不可能なら[5]と一緒に送付）
[4] 新鮮生試料（染色体検査用）→結果が出次第，カルノア固定液の回収，送付
[5] 新鮮生試料（免疫学的診断中央診断用）
[6] 新鮮凍結試料（自施設で凍結可能なら，不可能なら[5]と一緒に新鮮生試料として送付）
[7] スタンプ標本（[1]および[2]で作製）

［JPLSG 試料取り扱い手順書より引用］

るが図1に JPLSG でのリンパ節生検の試料の作製と提出方法を示す．針生検や部分生検では組織の一部しか採取できない可能性があるため，極力避け図1のように分割して検査に提出する

b. 腫瘍生検

- リンパ節生検と同様であり，すでに全国的な固形腫瘍の中央診断システムが構築され，各施設での倫理委員会などの審査を経て登録可能となっている
- さらに中央診断された症例は神経芽腫，腎芽腫，肝芽腫，横紋筋肉腫や一部の脳腫瘍などの主だった小児固形腫瘍は全国的な臨床試験が行われている
- 生検組織の病理組織診断だけではなく遺伝子検査などによる診断やリスクの層別化が行われる腫瘍もあり，生検組織の処理や提出方法あるいは提出先も疾患により異なる

7 輸 血

- 輸血を施行する際の検査として血液型の検査は必須である
- ABO 式血液型の検査ではオモテ試験とウラ試験を行う
- ただし，新生児期では抗 A 抗体や抗 B 抗体などの抗体産生

能が未発達のためオモテ試験のみで判定が行われる
- 抗 D 試薬を用いて Rh（D）抗原の確認，間接抗グロブリン試験を含む不規則抗体スクリーニングが必要である
- 赤血球輸血の前には交差適合試験も行う必要がある
- 輸血前後の感染症検査も必ず実施する

a. 赤血球濃厚液

- 小児一般における輸血療法の指針は厚生労働省の血液製剤の使用指針では示されてはいないが，小児の血液・がん疾患における輸血の目安として海外では，貧血症状があり，Hb 値が 7 g/dL 未満のときに輸血を実施するとしており，妥当な見解と筆者も考える
- しかし，赤血球輸血の適応は Hb 値の上昇を目的とするのではなく，全身状態，症状の有無，活動状況，貧血の進行度などを考慮して行うべきである
- 小児の慢性貧血（Hb 5 g/dL）に対する赤血球濃厚液 1 日輸血量は 10 mL/kg が通常の上限とされ，これを 2〜4 時間かけて輸血する
- 慢性貧血で Hb 5 g/dL 以下の場合は 1 回最大輸血量を少なくし，心不全に留意し実施する（場合により利尿薬も使用する）

1）赤血球濃厚液必要量（mL）

[（目標 Hb − 患者 Hb）× 体重（kg）× 循環血液量]/輸血 Hb

- 4 ヵ月以降の循環血液量は 75〜80 mL/kg，赤血球濃厚液の Hb は 24〜25 g/dL とすると，赤血球濃厚液 10 mL/kg 投与すると Hb が 3 g/dL 上昇することになる

b. 血小板濃厚液

- 血小板濃厚液輸血の目的は止血を目指した治療的投与と，出血させない予防的投与である
- 血小板数が 5 万/μL 以上では血小板減少による重篤な出血を認めることはなく，血小板数のみで輸血を考慮するのではなく患者の置かれた状況で適切に対応すべきである
- 化学療法中の活動性の出血がある場合は血小板数 5 万/μL 以上を目指して投与する．あるいは手術や腰椎穿刺などでも 5

万/μL以上で実施するのが望ましい
- 化学療法中においては感染がなく全身状態が良好であれば血小板数1万/μLをトリガー値として予防的投与するという成人にならった推奨もあるが,欧米の小児では血小板数1.5〜2万/μLで血小板輸血を考慮すべきとされている
- 地域によっては血小板製剤が即座に手配できない場所もあるため,計画的にかつ不要な血小板輸血は避けるよう心掛けるべきである
- また,化学療法の内容によっては,あるいは造血幹細胞移植後では血小板数をやや高めに維持することも考慮する

1) 予測上昇血小板数

$$輸血血小板総数/[循環血液量(mL)\times 10^3]\times 2/3$$

- 4ヵ月以降の循環血液量は75〜80 mL/kg,血小板濃厚液1単位中には2×10^{10}個の血小板が含まれる
- 係数2/3は輸血された血小板が脾臓に捕捉される補正係数であり,患者の状態で変化しうる(脾腫や感染症など)

c. 新鮮凍結血漿

- DICや肝障害などで出血傾向を示す凝固因子の低下や大量輸血時の凝固因子の補充,プロテインCやプロテインSの欠乏症における血栓症発症時のヘパリン併用下などでの凝固阻止因子,線溶因子の補充,先天性血栓性血小板減少性紫斑病の血漿因子の補充などに使用される

d. 顆粒球輸血

- 顆粒球輸血の目的は好中球減少症や好中球機能異常症における感染症治療である
- 日本赤十字社では製剤の供給はしておらず,血縁者などのドナーにあらかじめ顆粒球コロニー刺激因子(G-CSF)やステロイドを投与し,アフェレーシス法または全血採血バッグ法にて採取する.移植片対宿主病(GVHD)予防のため採取した顆粒球に放射線照射を行った後にレシピエントに投与する
- 家族内ドナーを用いた顆粒球採取のガイドラインも作成されてはいるが,その適応や可能施設も限定的である

C 疾 患

1) 貧 血

a. 定 義
- 貧血は循環赤血球量が減少した状態であるが,年齢によりその基準値が異なる
- WHOの定義では成人男子や新生児ではHb 13 g/dL以下,成人女性・学童でHb 12 g/dL以下,乳幼児・妊婦・高齢者ではHb 11 g/dL以下とされている
- わが国では小児では赤血球数350万/μL以下,Hb 10 g/dL未満とされることが多いようである

b. 症 状
- 貧血の程度や貧血の進行度により自覚症状の有無や重篤度は異なる
- Hb 7〜8 g/dL以下になるとほとんどの患者が自覚症状を呈するといわれている
- 酸素運搬能の低下により全身倦怠感,頭重感,めまい,動悸,息切れなどの自覚症状が認められる
- 他覚所見としては貧血に共通した症状として眼球結膜の蒼白や顔色不良を認める
- 共通した症状の他に貧血の原因によって,溶血性貧血では黄疸や脾腫や尿色の変化,白血病ではリンパ節腫大や肝脾腫や出血斑,長時間の鉄欠乏による爪の変化(サジ状爪),先天性骨髄不全症候群では皮膚色素沈着,爪の異常,低身長,骨格系の異常などの奇形を伴うこともある

c. 診 断
- 貧血の診断には発育発達歴,食事歴,家族歴,内服歴,感染の有無などを含めた詳細な病歴聴取と,上記のような症状を含めた全身の入念な診察が必要である
- 貧血の鑑別診断を考えるうえで重要なことは,貧血が骨髄での赤血球の産生の低下の結果として起こっているのか,あるいは溶血や出血などの末梢での消費の結果として起こっているのかを考えることである

- その指標として重要な検査値は網状赤血球数である．通常は赤血球数の1%前後で絶対数は4万〜8万/μL程度である
- 骨髄における造血能が正常であれば貧血の状態になるとエリスロポエチンの上昇が起こり赤血球の造血が亢進し，網状赤血球の絶対数は増加する
- 貧血の鑑別診断には平均赤血球容積（MCV）や網状赤血球数，溶血の指標としてのハプトグロビン，溶血の原因としての免疫学的関与を検査するクームス試験，赤血球以外の血球系の異常の存在などからアプローチしていくことが重要と考えられる（図1）
- MCVが低値の場合，もっとも多いのは鉄欠乏性貧血であるが，慢性炎症による貧血やサラセミアなどの貧血も鑑別診断に挙がる
- 鉄欠乏性貧血と慢性炎症による貧血の鑑別には血清Fe，TIBC，フェリチンの測定が有用である
- Mentzer index［MCV（fL）/RBC（赤血球数）×10^{12}/L］が13以下の場合の小球性貧血ではサラセミアを疑うべきである．日本では比較的少ないとされているが診断例が増加している
- また，最近繰り返す鉄欠乏性貧血の症例のなかに*Helicobacter pylori*による小球性貧血の報告もあるので*H. pylori*感染も検査すべきと考える
- MCV高値の貧血はビタミンB_{12}や葉酸の欠乏による貧血が有名である．赤芽球癆（Diamond-Blackfan anemia）やRCCなどのMDSではMCVが高い傾向が認められる
- 網状赤血球の減少を伴い，貧血以外に血小板減少や白血球増加・減少などの他系統の血球系にも異常がある場合は積極的に骨髄検査を施行すべきである
- 消費の亢進する貧血では網状赤血球が増加する
- ハプトグロビンの低下や間接ビリルビンの増加，LDH高値などがみられるときは溶血性貧血と考え鑑別していく．クームス試験陽性の免疫学的機序による溶血や球状赤血球症や異常ヘモグロビン症，酵素異常症などの赤血球自体の異常による溶血性貧血と溶血性尿毒症症候群（HUS）などの微小血

図1 小児貧血の鑑別のフローチャート

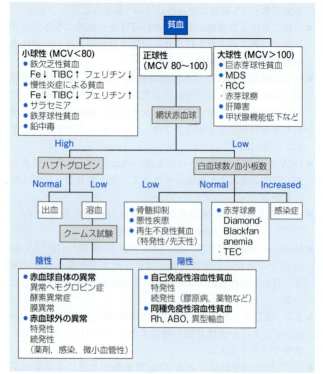

MDS：骨髄異形成症候群，RCC（refractory cytopenia of childhood）：小児不応性血球減少，TEC（transient erythroblastopenia of childhood）：小児の一過性赤芽球減少症
[Lanzknowsky P (ed)：Manual of Pediatric Hematology and Oncology, Academic Press, San Diego, 5th ed, 2010 を改変して引用]

管性や薬剤，感染などの赤血球以外の原因による貧血に分けられる
- 球状赤血球や破砕赤血球など赤血球の形態的な異常が診断の手助けになることもある
- 急性の一過性の出血では網状球増加などの反応が認められるが，慢性出血では慢性の鉄喪失が病態の本体であり，小球性貧血を呈する

- 前述の *H. pylori* 検査の他に便潜血や婦人科的診察も必要である
- 次に代表的な2つの貧血について述べる

1 鉄欠乏性貧血
- 小児一般診療でもっとも頻度の高い貧血と考えられる
- 生後6ヵ月〜2歳頃までの乳幼児期と思春期に多い
- 母体由来の鉄の80%程度は生後6ヵ月までに消費されるといわれており,乳幼児は相対的鉄欠乏状態となる
- さらに離乳食開始の遅れや牛乳の多量摂取で食事摂取量が少ない乳幼児などが鉄欠乏貧血に陥りやすい
- 思春期は体格の増進や月経,偏食や過度のダイエットによる食生活の乱れが原因で鉄が不足し貧血に陥りやすい
- また,運動部などの激しい運動に伴う多量の発汗による鉄の喪失や骨格筋形成に多くの鉄が消費され鉄欠乏に陥るスポーツマン貧血もこの時期に認められる

a. 治療
- 食事の是正や鉄剤投与で貧血の改善後もフェリチン値が改善するまで鉄剤投与は継続すべきである
- 慢性出血や *H. pylori* による鉄欠乏に関しては原因に対する治療も必要である

2 遺伝性球状赤血球症
- わが国の先天性溶血性貧血のなかでもっとも多く,黄疸,貧血,脾腫を主症状とし,多くは常染色体優性遺伝だが孤発例も1/3程度認められる
- 末梢血での小型球状赤血球の確認と赤血球浸透圧抵抗試験で診断される
- eosin-5'-maleimide(EMA)結合能測定による診断法は赤血球浸透圧抵抗試験より感度・特異度ともに高く,赤血球形態異常がなく赤血球浸透圧抵抗試験でも異常とされない症例のなかにも遺伝性球状赤血球症例が存在することが最近報告されている

a. 治療
- 輸血などの支持療法と脾摘である
- 脾摘の適応と時期は重症度により異なる

- 重症例でも5歳以下の脾摘は易感染の観点からも避けるべきと考えられている
- 脾摘の際に胆石の有無を確認すべきであり,すでに胆石がある場合は胆嚢も同時に摘出する適応もあると考える
- 脾摘の前には肺炎球菌などのワクチン投与や脾摘後の長期間の抗菌薬投与など感染対策が必要である
- 1歳未満の遺伝性球状赤血球症患者のなかには輸血依存になる症例があるが,最近,エリスロポエチンの投与で輸血を回避あるいは輸血回数を減少させることが可能であるとの報告がある.ただし,エリスロポエチンの球状赤血球症患者への投与は保険適用外である
- パルボウイルスB19感染などによる無形成発作(aplastic crisis)をきたし,貧血の著明な増悪を認めることがあるので注意を要する

C 疾患

2）出血傾向

- 出血傾向とは誘因がなくあるいは軽度の外力でさえ出血し，一度出血した場合容易には止血しにくい状態をいう
- その原因は血小板の異常，凝固・線溶系の異常，血管壁の異常に分けられる
- 出血の性状や出血の部位によりその原因の推定ができるときがある
- 血管・血小板系，凝固系，線溶系による出血傾向の鑑別点を表1に示す
- その鑑別には家族歴の他，抜歯時，外科手術や処置の止血状況，女性では月経時の出血など過去の出血などの既往歴は詳細に聴取すべきである
- さらに出血以外の症状の合併や抗菌薬などの内服薬の治療歴を明確にすることにより出血傾向の原因の推定が可能になることもある
- 出血傾向の出現した年齢も出血傾向の鑑別に非常に大事である
- 出血傾向を呈する疾患の鑑別の際に，スクリーニング検査としては末梢血塗抹標本を含む血算（CBC）の他，プロトロ

表1 出血の性状による出血傾向の鑑別

	血管・血小板系の異常	凝固系の異常	線溶系の異常
出血の性状	●点状出血 ●小斑状出血 （多発性，浅在性） ●しばしば圧迫止血が有効	●大斑状出血 （通常単発性，深在性） ●圧迫止血が無効なことが多い	●後出血：外傷後いったんは止血，数時間後に再出血 ●圧迫止血が無効な漏れ出るような出血
出血の部位	浅部出血（皮膚，粘膜，鼻出血，月経過多，消化管）	深部出血（皮下，筋肉，関節内，頭蓋内）	皮膚，深部出血のいずれもみられる
多い病気	ITP	血友病	

ITP (idiopathic thrombocytopenic purpura or immune thrombocytopenia)：特発性血小板減少性紫斑病

［大森　司：出血性疾患の診断アプローチ．臨血 54：1888-1896, 2013 を改変して引用］

ンビン時間（PT），活性化部分トロンボプラスチン時間（APTT）を行う
- 基礎疾患に伴う播種性血管内凝固症候群（DIC）の鑑別のためにフィブリノーゲン，FDP/D ダイマーを追加することも多い
- 血小板数が正常で PT や APTT が正常の場合は血小板機能検査も考慮する
- 基本的にはこれらのスクリーニング検査の結果に従い鑑別診断を進めていき，さらに特異的検査を追加することにより確定診断を得る
- 図1にスクリーニング検査のフローチャートを示す

a. 血小板数や血小板機能が正常の場合

- PT や APTT で疾患の鑑別を行っていく
- PT，APTT ともに正常な場合はアレルギー性紫斑病などの血管壁の異常や第XIII因子欠乏症や線溶系の異常を考える
- PT 正常で APTT のみ延長する場合は内因系凝固因子である第VIII因子，第IX因子，第XI因子，第XII因子，高分子キニノゲンやプレカリクレインの異常を考える．頻度的には血友病Aと血友病Bが圧倒的に多い．ただし，軽症の血友病は APTT の延長が明らかでない場合も多い
- 薬物の影響としてはヘパリンの混入による APTT の延長も考慮する
- PT のみの延長は外因系凝固因子異常が考えられ，先天性第VII因子欠乏症が疑われる
- PT と APTT がともに延長する場合，凝固カスケードの共通系の因子であるフィブリノーゲン，第II因子，第V因子，第X因子の異常が疑われそれぞれの因子の定量を行うが，これらの単独の欠乏症や異常症の頻度は非常にまれである
- 複数の凝固因子の異常が原因の場合はビタミンK欠乏症による第II・VII・IX・X因子の減少が考えられる
- ただし，第VII因子は半減期が短く，他の凝固因子より先に低下することなどの理由により，ビタミンK欠乏症では APTT より PT が先に延長する場合がある．薬剤ではワルファリン投与が原因となりうる・

図1 出血傾向の鑑別のフローチャート

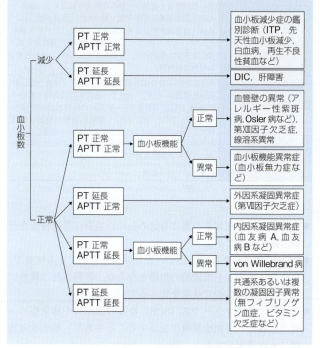

[堀 司:小児内科 46(2):156-160, 2014 を改変して引用]

- また,ループスアンチコアグラント(LA)は内科領域では血栓症と関連する抗体であるが,小児では感染症に合併して一過性に抗プロトロンビン抗体が出現し,低プロトロンビン血症およびLA陽性となり出血症状をきたすことがあるので注意を要する

b. 血小板数減少がみられた場合

- 幼少児の場合,採血手技による血小板凝集や偽性血小板減少症は塗抹標本による目視で必ず否定すべきである
- 大きく分けて血小板の産生低下,血小板の破壊・消費亢進および分布異常と体外への喪失に分けられる(表2)

表2　血小板減少症の原因による分類

血小板の産生低下	無巨核球性血小板減少，特発性再生不良性貧血，急性白血病・悪性腫瘍の骨髄浸潤，遺伝性血小板減少症，抗がん薬・放射線治療による骨髄抑制，薬剤，ウイルス感染（CMV，EBV，HIVなど），無効造血（巨赤芽球性貧血，発作性夜間血色素尿症，骨髄異形成症候群），代謝疾患，血球貪食症候群
血小板の破壊・消費亢進および分布異常	新生児同種免疫性血小板減少症（NAIT），特発性血小板減少性紫斑病（ITP），新生児への母体自己免疫疾患の移行抗体（SLE，ITPなど），その他の免疫性血小板減少症（薬剤，HIV，SLEなど），播種性血管内凝固症候群（DIC），Kasabach-Merritt症候群，抗リン脂質症候群，脾機能亢進症，薬剤，肝硬変，血栓性血小板減少性紫斑病（TTP）/溶血性尿毒症症候群（HUS）
体外への喪失	大量出血，体外循環

CMV：サイトメガロウイルス，EBV：EBウイルス，HIV：ヒト免疫不全ウイルス

- 血小板以外の血球系の異常も認められた場合は骨髄検査を行い診断すべきである
- PAIgG は血小板に結合している IgG 抗体を測定する検査で，自己免疫性の血小板破壊の指標となるが，非特異的に陽性になることがあるので注意を要する
- 全身性エリテマトーデス（SLE）などの膠原病や感染症の一部の症状として血小板減少を呈することもあり，他の全身症状にも注意を要する
- また，血小板サイズの評価も重要である
- 平均血小板容積（mean platelet volume：MPV）が上昇する疾患として ITP は有名であるが，ITP では大型の血小板も認めるが小型血小板も混在することが多い
- 遺伝子血小板減少症の鑑別にも血小板サイズが診断に役立つことがある（表3）
- Bernard-Soulier 症候群や May-Hegglin 異常症を代表とする *MYH9* 異常症では巨大血小板が出現し，血小板が赤血球と同じかそれ以上の大きさを示す
- それとは反対に *WAS* 遺伝子の異常による Wiskott-Aldrich 症候群や X 連鎖性血小板減少症は小型血小板がみられる
- von Willebrand 病（vWD）の一部に血小板減少を呈し，

表3 血小板のサイズにより分類した遺伝性血小板減少症

Macrothrombocyte	*MYH9*異常症, Bernard-Souiler 症候群, DiGeorge/口蓋心顔面症候群, GpⅡb/Ⅲa 異常症, vWD type Ⅱb (Montreal platelet syndrome), β_1-tubulin 異常症, gray platelet 症候群
Normal size	先天性無巨核球性血小板減少症, 橈骨尺骨癒合を伴う血小板減少症, 橈骨欠損を伴う血小板減少症, 骨髄悪性腫瘍傾向を伴った家族性血小板減少症, 常染色体優性遺伝性血小板減少症, チトクロームc異常症
Microthrombocyte	Wiskott-Aldrich 症候群, X連鎖性血小板減少症

［國島伸治：小児内科 41：1117-1123, 2009 を改変して引用］

MPV の増加する type があることも忘れてはならない
- また，小児血液・がん学会のホームページには遺伝性血小板減少症の鑑別のガイドラインが紹介されているので参考されたい

1 特発性血小板減少性紫斑病（ITP）

- 血小板のみの減少で凝固系の異常を伴わない場合，小児でもっとも多い血小板減少症は ITP である
- 国際的には immune thrombocytopenia とされ，primary ITP と secondary ITP に分けられる
- primary ITP には「phase of disease」の概念が導入され，① newly diagnosed ITP (ITP within three months from diagnosis)，② persistent ITP (Ongoing ITP between 3 and 12 months from the initial diagnosis)，③ chronic ITP (ITP lasting for more than 12 months) の3つのカテゴリーに分けられる

a. 診 断
- primary ITP の診断は基本的には除外診断である．典型例では骨髄検査の必要はないとされるが，ITP として非典型的な所見を有する場合などには骨髄検査をすべきである
- また，RCC や家族性血小板減少症を長期間 ITP として治療していた例の報告があるため，診断には注意を要する
- 小児の場合，newly diagnosed ITP において 70〜80% の症例は一過性の経過をとる

b. 治　療
- 血小板数や粘膜出血（wet purpura）の有無により異なる．無治療観察，治療介入が必要な場合はステロイド，γグロブリン投与が中心となる
- chronic ITP では症例によって免疫抑制薬の内服や脾摘が考慮されるが，今後，トロンボポエチン受容体作動薬の小児科領域での使用が今後の課題となってくると考えられる
- chronic ITP において，成人では *H. pylori* 菌の感染率が 65％で，約 50％の患者が除菌により血小板増加が期待できると報告されているが，小児では *H. pylori* 菌の関与は低いものの，除菌により血小板増加を認める症例もあるので検査すべきである
- 小児 ITP 研究会と小児血液学会から小児 ITP 治療ガイドラインが出ているので参考にされたい．今後，小児血液・がん学会から新たな診療ガイドラインが提示される予定である

2 血友病
- 先天性凝固異常症のなかでもっとも多いのは血友病である
- X 連鎖劣性遺伝であり，血友病 A（第Ⅷ因子欠乏症）と血友病 B（第Ⅸ因子欠乏症）に分類される
- わが国には血友病 A と血友病 B の患者さんがそれぞれ 5,000 人と 1,000 人程度存在しており，年間新たに男児 0.5 万～1 万人に 1 人程度の新規患者が発生していると考えられている
- 血友病はさらにその凝固因子活性により軽症，中等症，重症に分けられる

a. 診　断
- 出血傾向，血小板数正常，PT 正常，APTT 延長から本症を疑い，第Ⅷ因子や第Ⅸ因子欠乏から診断される
- ただし，軽症の場合は APTT 延長が明らかでない場合もある．vWD でも第Ⅷ因子が減少するので von Willebrand 因子（vWF）も検査すべきである
- また，小児での報告例は少ないがインヒビターによる後天性血友病も検査すべきである

b. 治　療
- 血友病の治療方針は重症度によって異なるが，凝固因子の補

充療法は出血時や処置・手術時の治療,定期補充療法,予備的補充療法として行われる
- 軽症や中等症で軽度の出血の場合はデスモプレシン(DDAVP)が第一選択となる
- 目標因子レベルを基にした凝固因子製剤の輸注量は下記の式を基に計算する.表4に「インヒビターのない血友病患者に対する止血治療ガイドライン(2013年改訂版)」に掲載されている急性出血の補充療法を示す

> 第Ⅷ因子:必要輸注量(単位)=体重(kg)×目標ピーク因子レベル(%)×0.5
> 第Ⅸ因子:必要輸注量(単位)=体重(kg)×目標ピーク因子レベル(%)×X*
>
> *血漿由来製剤の場合は約1,遺伝子組み換え第Ⅸ因子製剤(ベネフィクス®)の場合には1〜1.4となるが,とくに第Ⅸ因子の場合は上昇率の個人差が大きいので,個々に輸注試験をして回収率を確認することが望ましい

- 軽症,中等症患者の場合はそれぞれの患者の凝固因子活性トラフ値を考慮に入れて,目標因子レベルを達成するための輸注量を設定する
- 一般的に血中半減期は第Ⅷ因子で8〜14時間,第Ⅸ因子で16〜24時間である.計算式で示される輸注量はあくまで目安で個体差があることを忘れてはいけない
- 手術・処置時などの補充療法や持続輸注,インヒビター症例に対する治療に関しては成書を参照されたい
- 重症患者に対する血友病性関節症などの予防のため,幼少児期からの定期補充療法の有用性が報告されており,その開始時期や投与量,投与回数,中心静脈カテーテルのデバイスの種類や適応(血管確保の問題)などが検討されている.乳児から定期補充を開始している施設もある
- 今後,長時間作用型製剤の開発・発売やバイスペシフィック抗体による治療など血友病治療に新たな展開が期待されている

表4 急性出血の補充療法

出血部位	目標ピーク因子レベル	追加輸注の仕方	備考
1) 関節内出血 　軽度 　重度	20〜40% 40〜80%	原則初回のみ ピーク因子レベルを40%以上にするよう12〜24時間ごとに出血症状消失まで	急性期は局所の安静保持を心掛ける．外傷性の関節内出血もこの投与法に準じて行う．なお，急性期に関節関節穿刺を行う場合には「各種処置・小手術」の項*に従って補充療法を行う
2) 筋肉内出血 　（腸腰筋以外）	関節内出血に準ずる		急性期は局所の安静保持を心掛ける
3) 腸腰筋出血	80%以上	以後トラフ因子レベルを30%以上に保つように出血症状消失まで	原則入院治療として安静を保つ．関節手術に準じて持続輸注を選択してもよい
4) 口腔内出血 　舌や舌小体，口唇小体，口蓋裂傷	20〜40% 40〜60%	原則1回のみ．止血困難であれば，ピーク因子レベルを20%以上にするよう12〜24時間おきに出血症状消失まで ピーク因子レベルを40%以上にするよう12〜24時間おきに3〜7日間	トラネキサム酸1回15〜25 mg/kgを1日3〜4回内服か1回10 mg/kgを1日3〜4回の静注を併用してもよい．なお，舌や舌小体，口唇小体，口蓋裂傷では流動食などの柔らかい食事を心掛け，入院加療を考慮する
5) 消化管出血	80%以上	トラフ因子レベルを40%以上に保つように12〜24時間おきに，止血しても3〜7日間継続	消化管壁内出血に対してもこの方法に準じる．関節手術に準じて持続輸注を選択してもよい．入院にて行い，原因の検索を行う
6) 閉塞のおそれのある気道出血	消化管出血に準じて行う		入院にて行う
7) 皮下出血 　大きな血腫や頸部，顔面	原則不要 20〜40%	症状に応じて12〜24時間おきに1〜3日	気道圧迫の恐れがある場合は気道出血の補充療法に準じ，入院加療を考慮する

つづく

8) 鼻出血 ※止血困難時	原則不要 20〜40%	症状に応じて12〜24時間おきに1〜3日	局所処置とトラネキサム酸1回15〜25 mg/kgを1日3〜4回 内服 か1回10 mg/kgを1日3〜4回の静注を優先する
9) 肉眼的血尿 ※止血困難時	原則不要 40〜60%	症状に応じて12〜24時間おきに1〜3日間	安静臥床と多めの水分摂取（あるいは補液）を行い，原因検索を行う．トラネキサム酸の使用は禁忌
10) 頭蓋内出血	100%以上	トラフ因子レベルを50%以上保つように少なくとも7日間続ける	入院治療とする．持続輸注が望ましい
11) 乳幼児の頭部打撲	50〜100%	速やかに1回輸注し，必要に応じてCTスキャンを行う	CTスキャン検査で頭蓋内出血が否定された場合でも2日間は注意深く観察を行う．乳幼児の頭蓋内出血の初期は典型的な症状を呈することが少ないので注意を要する
12) 骨折	100%以上	トラフ因子レベルを50%以上保つように少なくとも7日間続ける	関節手術に準じて持続輸注を選択してもよい．上下肢の骨折では血腫によるコンパートメント症候群の発症に留意する
13) 外傷：ごく軽微な切創 ※それ以外		口腔内出血，皮下出血，鼻出血の補充療法に準じる 骨折の補充療法に準じる	軽微な外傷以外は入院治療とする
14) コンパートメント症候群		関節内出血（重度）に準じて行う	整形外科紹介が必要

*下記ガイドラインp7参照
［日本血栓止血学会：インヒビターのない血友病患者に対する止血治療ガイドライン（2013年改訂版），2013から改変して引用］

C 疾　患

3）好中球減少症

a. 病因・病態
- 好中球減少症は好中球数が減少した病態で，人種により好中球数の差はあるが一般には生後2週から1歳までは好中球数が1,000/μL以下を，1歳以上では1,500/μL以下をいう．好中球減少症は一過性と慢性に区別されるが，6ヵ月以上持続する好中球減少を認めるときに慢性と考えられる
- 易感染性と好中球減少の程度は正常に機能する好中球数が1,000/μL以上あれば臨床上問題となることはほとんどないが，500〜1,000/μLの場合，感染リスクは低く500/μL未満の場合は，感染リスクが高くなる
- 感染リスクは，好中球数のみではなくその期間が長いほど，あるいは他の免疫不全が併存した場合にさらに高くなる
- 感染の起因菌は黄色ブドウ球菌が多いが，グラム陰性桿菌や長期間の好中球減少の場合は真菌感染にも注意を要する

b. 原因別分類（表1）
c. 治療・管理
- 好中球減少症の管理はその原因と好中球減少の重症度によって異なる
- 好中球減少による感染の治療と原因の診断，原因となる疾患の治療とを並行して行う必要があり，二次性で薬剤の副作用による好中球減少症が疑われる場合は，原因の薬剤を中止が必要である
- 好中球以外の血球減少があり，感染による一過性の場合や自己免疫疾患など原因の特定が容易な場合以外では骨髄検査をすべきである
- 診断に際し，自己免疫性好中球減少症，重症先天性好中球減少症［severe congenital neutropenia（SCN）］やKostmann disease，その他の原発性免疫不全症が疑われる場合はPrimary Immunodeficiency Database in Japan（PIDJ）に登録し，専門施設による抗好中球抗体や遺伝子診断などによ

表1 好中球減少症の原因による分類

Ⅰ. Decreased production

A. congenital

1. hereditary
   a. SCN, Kostmann disease
   b. 家族性良性慢性好中球減少症（familial benign chronic neutropenia）
2. 慢性良性好中球減少症（chronic benign neutropenia）
3. 細網異形成症（reticular dysgenesis）
4. 周期性好中球減少症（cyclic neutropenia）
5. 免疫不全に伴う好中球減少症
   agammaglobulinemia, dysgammaglobulinemia, cartilage-hair hypoplasia, hyper-IgM syndrome
6. 膵機能不全に伴う好中球減少症
   Shwachman-Diamond 症候群，Pearson 病
7. 代謝疾患に伴う好中球減少症
   糖原病 type Ⅰb など
8. 骨髄不全症候群
   a. Fanconi 貧血
   b. familial congenital aplastic anemia without anomalies
   c. dyskeratosis congenita
9. bone marrow infiltration
   大理石病，cystinosis, Gaucher 病，Niemann-Pick 病

B. acquired

1. 急性
   a. acute transient neutropenia
   b. ウイルス感染（HIV, EBV, HAV, HBV, RSV, measles, rubella, varicella, influenza など）
   c. 細菌感染（typhoid, tuberculosis, brucellosis など）
   d. リケッチア感染
2. 慢性
   a. bone marrow aplasia
   (1) 特発性
   (2) 二次性：drugs, chemicals, irradiation, infection, immune reaction, malnutrition, copper deficiency, ビタミン B_{12} deficiency, folate deficiency

Ⅱ. Failure to release mature neutrophils from the bone marrow

ミエロカテキシス（myelokathexis），WHIM 症候群（疣贅，低γグロブリン血症，感染，ミエロカテキシス）

Ⅲ. Increased margination of neutrophils

偽性好中球減少症（pseudoneutropenia）

つづく

Ⅳ. Increased destruction
A. immune
1. drug induced（抗痙攣薬など） 2. alloimmune（isoimmune） 　a. maternofetal 同種免疫性新生児好中球減少症 　b. multitransfusion 3. 自己免疫性好中球減少症（autoimmune neutropenia） 　a. 特発性 　b. 二次性：全身性エリテマトーデス, lymphoma, leukemia, 関節リウマチ, 　　　　　HIV 感染, 伝染性単核球症など
B. nonimmune
1. 感染症 2. 脾機能亢進

HAV：A 型肝炎ウイルス, HBV：B 型肝炎ウイルス, RSV：RS ウイルス
[Lanzkowsky P (ed)：Manual of Pediatric Hematology and Oncology, Academic Press, San Diego, 5th ed, 2010 を改変して引用]

　　る診断を行う
- 好中球減少症に対する治療は合併した感染症の治療以外は好中球減少の原因により異なり，二次性の場合は原因に対する治療介入も必要である
- congenital な好中球減少症の場合は感染予防や顆粒球コロニー刺激因子（G-CSF）などの投与が必要となる場合もあるが，疾患によっては G-CSF の大量投与により骨髄異形成症候群（MDS）への進行の危険度が増すことがあり，注意を要する
- 造血幹細胞移植が必要な疾患もあり，移植時期，移植方法など疾患により異なる

C 疾 患

4) 白血病

急性白血病

a. 病 態
- 骨髄における白血病細胞増殖に伴って正常造血が抑制されるため，貧血，出血傾向，感染症をきたす

b. 症 状
- 発熱，貧血，出血斑，骨痛，関節痛，肝脾腫，リンパ節腫大など

c. 検査所見
- 白血球増加・減少，貧血，血小板減少，LDH 高値，尿酸高値，血清 P 高値，フェリチン高値など．CT では肝脾腫，リンパ節腫大，腎腫大など

d. 診 断
- 骨髄穿刺を施行し，以下の検査を行う
①形態学的診断：メイ・ギムザ染色，ペルオキシダーゼ染色，エステラーゼ染色など
②免疫学的診断：細胞表面マーカー
③細胞遺伝学的診断：染色体検査，遺伝子検査

1 急性リンパ性白血病（acute-lymphoblastic leukemia：ALL）
- 小児 ALL は日本国内では年間 450〜500 名程度の発症と考えられている．形態的分類（FAB 分類）を**表1**に，細胞表面マーカーに基づく免疫学的分類と細胞遺伝学的病型を**表2**に示す．治療方針は**図1**参照

a. 予後因子
- NCI 基準（National Cancer Institute criteria）
  ・標準リスク：白血球数 5 万/μL 未満かつ 1〜9 歳
  ・高リスク：白血球数 5 万/μL 以上または 10 歳以上
- 1 歳未満は予後不良であり，乳児 ALL として別の治療を行う
- 免疫表現型：T 細胞性 ALL は B 前駆細胞性 ALL と比較す

表1　ALL の FAB 分類

	特　徴
L1	均一な大きさで核細胞質比（N/C 比）大．核小体は不明瞭
L2	大小不同．N/C 比は L1 より小さい．核小体は明瞭
L3	Burkitt 型．芽球は L1 より大きく，細胞質は広くて好塩基性．空胞が目立つ．核小体明瞭

表2　小児 ALL の免疫学的分類と細胞遺伝学的病型

分　類	割　合	必須の表面マーカー	遺伝子・染色体異常
B 前駆細胞性	約85%	cCD79a, CD19	● hyperdiploid（＞50） *ETV6-RUNX1, E2A-PBX1, BCR-ABL, MLL-AF4*，その他の *MLL* 再構成 ● hypodiploid（＜45） *E2A-HLF, CRLF2* 過剰発現，*BCR-ABL* like
成熟 B 細胞性	1～3%	細胞表面免疫グロブリン（κ または λ 鎖）	*MYC* 遺伝子再構成
T 細胞性	10～15%	CD3 または cCD3	*MLL-ENL, HOX11, HOX11 L2, TAL1, LYL1*
混合性	不明	2 つ以上の系統のマーカー陽性	

ると予後不良とされていたが差は縮小している
- 細胞遺伝学：*BCR-ABL*，*MLL-AF4* は高リスクとする
- 初期治療におけるプレドニゾロン反応性：治療開始 day 8 末梢血芽球数＜1,000/μL が予後良好群
- 微小残存病変（minimal residual disease：MRD）：寛解導入療法終了時など，いくつかのポイントでの MRD が予後と相関する

b. 治療レジメン

1) 寛解導入療法：ビンクリスチン＋ステロイド＋L-アスパラギナーゼ＋アントラサイクリン系薬の組み合わせが標準
2) 強化療法：寛解導入療法で用いた薬剤と交叉耐性のない薬剤を用いた治療と，寛解導入療法と同じ薬剤を用いた再寛解導入療法からなる．またメトトレキサート（MTX）大

図1 小児 ALL の治療選択アルゴリズム

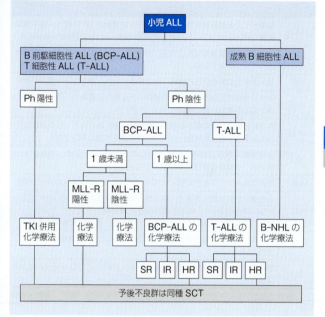

Ph：フィラデルフィア，MLL-R：MLL 再構成，TKI：チロシンキナーゼ阻害薬，B-NHL：B 細胞性非ホジキンリンパ腫，SR：標準リスク，IR：中間リスク，HR：高リスク，SCT：造血幹細胞移植

量療法（中枢神経，睾丸への薬剤移行を期待）を含む
3) 維持療法：経口 MTX＋6-メルカプトプリンを継続する

2 急性骨髄性白血病（acute myelogenous leukemia：AML）

- FAB 分類（表3）よりも WHO 分類（表4）を重視するようになっている．治療は図2のように選択する

a. 予後因子

- 染色体分析において，予後良好群は t(8;21) や inv(16)，予後不良群は 7-，5q-，Ph 陽性．この他，*CEBPA* 変異は予後良好，*Flt3*-ITD 陽性，*c-kit* 変異が予後不良とされている

表3 AMLのFAB分類

	特徴
M0	最未分化型急性骨髄芽球性白血病：光学顕微鏡的MPO陰性，電子顕微鏡的MPO陽性，CD13 and/or CD33陽性，リンパ球系マーカー陰性
M1	未分化型急性骨髄芽球性白血病：芽球の3%以上がMPO陽性，顆粒球系への分化傾向少ない
M2	分化型急性骨髄芽球性白血病：前骨髄球やそれ以降への分化傾向が強い
M3	急性前骨髄球性白血病：多数の顆粒のある異型前骨髄球，Faggot細胞，DICによる著しい出血傾向
M3v	微小顆粒型：非常に細かい顆粒が細胞質面にみられる，一見単球様だがエステラーゼ染色陰性，臨床的・細胞遺伝学的にM3と同じ
M4	急性骨髄単球性白血病：骨髄でNECの30%以上が芽球，20%以上が単球系，末梢血の単球が5,000/mL以上
M4Eo	好酸球増多型：骨髄で好酸球がNECの5%以上，好塩基性の異常な顆粒
M5	急性単球性白血病：単球，前単球，単球が骨髄のNECの80%以上 M5a（未分化型）：全単球の80%以上が単芽球 M5b（分化型）：全単球の80%未満が単芽球，残りは前単球と単球
M6	急性赤白血病：骨髄で赤芽球がANCの50%以上，骨髄芽球がNECの30%以上
M7	急性巨核芽球性白血病：電子顕微鏡的PPO陽性，CD41 and/or CD42陽性

DIC：播種性血管内凝固症候群，NEC：非赤芽球骨髄有核細胞，ANC：骨髄全有核細胞

b. 治療レジメン

1) AML［急性前骨髄球性白血病（APL）を除く］：シタラビン，アントラサイクリン系薬，エトポシドを用いた治療が行われる
2) APL：all-trans retinoic acid（ATRA）を用いた分化誘導療法が基本
3) ダウン症候群に伴うAML（DS-AML）：70〜100%が急性巨核芽球性白血病（AMKL）．中等量シタラビンを主体とし，アントラサイクリン系薬とエトポシドを組み合わせる減弱した治療

表4 AMLのWHO分類（第4版）

1. 反復性染色体異常を伴うAML	
t(8;21)(q22;q22) を伴うAML	RUNX1-RUNX1T1 (AML1-ETO)
inv(16)(p13.1q22) あるいはt(16;16)(p13.1;q22) を伴うAML	CBFβ-MYH11
t(15;17)(q22;q12) を伴う急性前骨髄性白血病	PML-RARA
t(9;11)(p22;q23) を伴うAML	MLLT3-MLL
t(6;9)(p23;q34) を伴うAML	DEK-NUP214
inv(3)(q21q26.2) あるいはt(3;3)(q21;q26.2) を伴うAML	RPN1-EVI1
t(1;22)(p13;q13) を伴う急性巨核芽球性白血病	RBM15-MKL1
NPM1 変異を有するAML	
CEBPA 変異を有するAML	
2. 多血球系異形成を伴うAML	
3. 治療関連AMLおよびMDS	
4. 上記カテゴリー以外のAML	
最未分化型AML	M0
未分化型AML	M1
分化型AML	M2
急性骨髄単球性白血病	M4
急性単球性白血病	M5
急性赤白血病	M6
急性巨核芽球性白血病	M7
急性好塩基球性白血病	
骨髄線維症を伴う急性汎骨髄症	
5. 骨髄肉腫	
6. ダウン症候群関連骨髄増殖症 （一過性異常骨髄症，ダウン症候群関連骨髄性白血病）	
7. 芽球形質細胞様樹状細胞腫瘍	

MDS：骨髄異形成症候群

図2 小児AMLの治療選択アルゴリズム

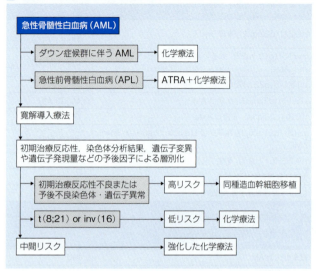

若年性骨髄単球性白血病（juvenile myelomonocytic leukemia：JMML）

- 診断基準は表5に示す
- 乳児期に発症することが多く，男女比は2：1．造血幹細胞の異常があり，予後は不良．造血幹細胞移植が必要である

慢性骨髄性白血病（chronic myelogenous leukemia：CML）

- Ph染色体t(9;22)(q34;q11)により，*BCR-ABL*キメラ遺伝子が生じる．これによって発症する疾患だが，全小児白血病のうち2〜3%と非常にまれである
- 治療はチロシンキナーゼ阻害薬（TKI）が開発されたことにより成人領域においては同種造血幹細胞移植の意義は薄れてきた．小児においても同様に効果的であるが，TKIを中止

表5　JMMLの診断基準（EWOG-MDS 2005年改訂版）

1. 診断に必要な臨床症状および血液検査（3項目すべて必要）
   - 末梢血単球＞1,000/mL
   - 末梢血および骨髄の芽球割合＜20％
   - 脾腫
2. 遺伝子検査所見（いずれか1項目必要）
   - *PTPN-11*もしくは*RAS*の体細胞変異の存在
   - NF1の臨床診断もしくは*NF1*変異の存在
   - monosomy 7
3. 2の遺伝子検査所見を認めない場合
   - *BCR-ABL*再構成なし（必須）
   - さらに下記の2項目以上
     ・GM-CSFに対する高感受性，HbF増加，末梢血スメアでの骨髄系前駆細胞の存在，クローナルな異常，末梢血白血球数＞10,000/mL

EWOG-MDS：ヨーロッパ小児MDS研究グループ，NF1：神経線維腫症1型，GM-CSF：顆粒球単球コロニー刺激因子

できるかどうかは不明であり，また長期投与による毒性が不明であることから今後の検討が必要である

C 疾 患

5）悪性リンパ腫

- 小児がんの約10%を占める．病理組織像からホジキンリンパ腫と非ホジキンリンパ腫に大別される

a. ホジキンリンパ腫（Hodgkin lymphoma：HL）
- 腫瘍細胞であるHodgkin細胞，Reed-Sternberg細胞の増殖と，これらの細胞が産生するサイトカインによる反応性の変化が起こっている
- 約80%にリンパ節腫大，25%に発熱，体重減少を認める．リンパ節腫大は無痛性の連続性病変が特徴

b. 非ホジキンリンパ腫（non-Hodgkin lymphoma：NHL）
- 病理組織型によって発症臓器や細胞増殖は異なり，病態，臨床像は多彩

1）成熟B細胞リンパ腫（mature B cell lymphoma）
- Burkittリンパ腫（BL）
・小児NHLの40～50%．しばしば急性白血病を含むリンパ節外病変をきたす．腹部腫瘍が多く，副鼻腔，骨，骨髄，中枢神経病変がある
- びまん性大細胞B細胞リンパ腫（diffuse large B cell lymphoma：DLBCL）
・小児NHLの10～20%．縦隔病変を認めることがあるが，骨髄，中枢神経病変は少ない

2）リンパ芽球性リンパ腫（lymphoblasitc lymphoma：LBL）
- 小児NHLの約30%．T細胞性＞B細胞性．縦隔腫瘤を有する例では呼吸困難，上大静脈症候群に注意

3）未分化大細胞リンパ腫（anaplastic large cell lymphoma：ALCL）
- 小児NHLの10～30%．発症時に発熱の頻度が高い．リンパ節外病変が多い

c. 診 断
①病変からの生検を施行する．縦隔腫瘤がある場合は全身麻酔や鎮静によって窒息から心停止に至る危険性があるため注意

を要する
②病理組織検査の他,染色体・遺伝子検査,表面マーカー検査を行う
③画像検査として,全身CT,Gaシンチグラフィを行う.FDG-PETによる評価も有用とされているが,今後の症例の蓄積が必要である

C 疾　患
6) ランゲルハンス細胞組織球症

- 未熟樹状細胞の性格を有するランゲルハンス細胞組織球症（Langerhans cell histiocytosis：LCH）細胞が単クローン性に増殖した疾患．近年，RAS-ERK 経路の変異が高頻度に見出されることがわかってきた

a. 分　類
① 単一臓器（single-system：SS）型：単独病変（single site：SS-s 型），多発病変（multi site：SS-m 型）
- SS 型は幼児から学童に多いが，皮膚単独型は乳児に多い

② 多臓器（multi-system：MS）型
- 乳児に多い

b. 臨床像
① SS 型：80％以上は骨病変
② MS 型：骨，皮膚，リンパ節，胸腺，下垂体の他，肝・脾・肺・造血器の4臓器は生命予後にかかわるリスク臓器とされる
- 骨病変はX線写真，CT で骨破壊像があり，とくに頭蓋骨病変では骨打ち抜き像（punched out）を認める
- 皮膚病変は点状出血様など
- 肺病変は多発結節と多発性嚢胞病変
- 中枢神経病変として，下垂体病変による中枢性尿崩症，汎下垂体機能不全，神経変性病変（とくに小脳）がある

c. 診　断
- 生検が必須．腎形の切れ込みの入った核が特徴的な組織球（LCH 細胞）の集簇．LCH 細胞は CD1a，Langerin が陽性で電子顕微鏡で Birbeck 顆粒を認める

d. 治療・予後
① SS 型
- 単独骨病変は自然治癒することも多く生命予後良好．中枢神経系（CNS）リスク病変では全身化学療法が勧められる．多発骨病変は全身化学療法を行う

② MS 型
- 全身化学療法を行う．リスク臓器病変がある場合は生命予後不良．とくに初期治療反応不良の場合はきわめて不良で，早期の同種造血幹細胞移植が有用

e. 合併症
- 難聴，整形外科的障害，中枢神経障害（中枢性尿崩症，神経変性病変による精神神経症状）

C 疾　患
7）固形腫瘍

1 神経芽腫
- 神経冠由来の神経芽細胞が腫瘍化したもの
- 好発年齢：1歳未満，2～4歳．1歳未満発症のものは自然退縮するものがある
- 好発部位：副腎，交感神経節
- 転移部位：肝，骨髄，骨，皮膚，眼窩など
- 症状：腹部腫瘍，発熱など
- 診断：尿中 VMA/HVA 高値．血中 NSE 高値
- 画像：^{123}I-MIBG シンチグラフィの診断価値が高い．全身 CT の他，骨シンチグラフィも行う．骨髄転移の評価のため骨髄検査は必ず行う
- 病期分類：INRGR が 2009 年に提唱され簡略化された（表1）
- 5年生存率は very low 85％以上，low 75～85％，intermediate 50～75％，high 50％未満と予想されている
- 治療：化学療法，外科手術，放射線療法を組み合わせる．とくに high risk に対しては造血幹細胞移植（自家・同種）を併用した超大量化学療法を行う

2 腎腫瘍
1）腎芽腫（Wilms 腫瘍）
- 小児悪性腎腫瘍の 75％．5年生存率は 90％前後．*WT1* 遺伝子が発生に関連しており，無虹彩症や Denys-Drash 症候群などに伴う腎芽腫では高頻度に *WT1* 遺伝子異常が検出．この他，Beckwith-Wiedmann 症候群で高頻度に腎芽腫を発症し，*IGF-2* 遺伝子異常との関連が示唆
- 特異的な腫瘍マーカーはない
- 下大静脈の腫瘍塞栓を合併することがある．肺転移が多い
- ビンクリスチン，アクチノマイシン D が有効

2）腎明細胞肉腫
- 腎芽腫より予後不良で5年生存率は 75％

表1 INRGR (International Neuroblastoma Risk Group Risk)

INRG	月齢	病理組織診断	*MYCN* 増幅	11番染色体長腕異常	プロイディ	リスク
L1/L2		神経芽腫：成熟 神経節芽腫：混合型	非増幅			極低
L1		上記以外すべて	非増幅			極低
			増幅			高
L2	18ヵ月未満	上記以外すべて	非増幅	なし		低
				あり		中間
	18ヵ月以上	神経節芽腫：結節型 神経芽腫：分化型	非増幅	なし		低
		神経節芽腫：結節型 神経芽腫：分化型	非増幅	あり		中間
		神経芽腫：未分化型,低分化型	非増幅			中間
			増幅			高
M	18ヵ月未満		非増幅		高2倍体	低
			非増幅		2倍体	中間
	18ヵ月以上		増幅			高
MS	18ヵ月未満		非増幅	なし		極低
			非増幅	あり		高
			増幅			高

3) 腎ラブドイド腫瘍
- もっとも予後が悪く，5年生存率は約20%

3 肝芽腫
- 病変の広がりによって，PRETEXT（pre-treatment extent of tumor）分類（図1）を評価し，治療方針を決定する
- α-fetoprotein（AFP）高値．AFP低値のものは予後不良
- シスプラチンが有効であり，これを中心とした治療を行う
- 化学療法にて病変が縮小したら腫瘍摘出．PRETEXT IVでは肝移植が選択されることがある

図1 肝芽腫のPRETEXT分類

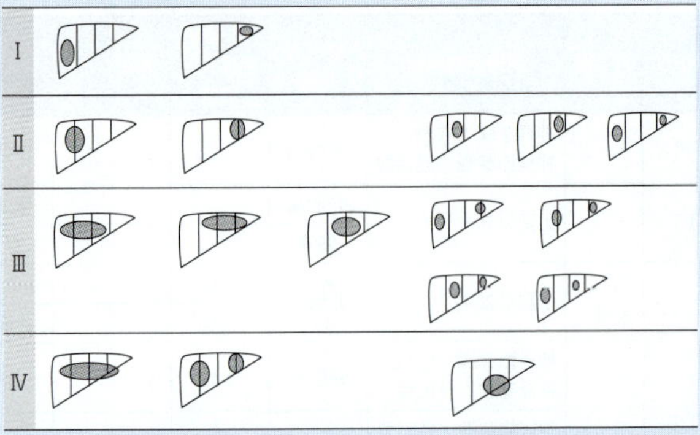

- PRETEXT I：腫瘍は1つの肝区域に存在し，他の隣接する3区域に浸潤を認めない
- PRETEXT II：腫瘍は2つの肝区域に存在し，他の隣接する2区域に浸潤を認めない
- PRETEXT III：腫瘍は3つの隣接する肝区域または2つ以上の隣接しない肝区域に存在し，他の1区域あるいは他の隣接しない区域に浸潤を認めない
- PRETEXT IV：腫瘍は4つの区域に存在する

4 横紋筋肉腫

- 横紋筋由来の腫瘍
- 発症部位によって予後が異なる．眼窩，頭頸部（傍髄膜を除く），泌尿生殖器（膀胱，前立腺を除く），胆道は予後良好部位．膀胱，前立腺，四肢，傍髄膜などは予後不良部位
- 組織型として胎児型は予後良好，胞巣型・未分化肉腫は予後不良
- 肺，肝，骨，骨髄，脳などに転移しやすい
- 特異的な腫瘍マーカーはない
- 低リスクは80％以上の生存率が得られるが，高リスクは40％前後

5 Ewing肉腫ファミリー腫瘍（Ewing sarcoma family of tumors：ESFT）

- Ewing肉腫（骨性，骨外性），Askin腫瘍，末梢性未分化神経外胚葉性腫瘍（PNET）は同一の間葉系幹細胞から発生し

ていることが明らかとなり,まとめて ESFT と呼ばれる
- 腫瘍細胞から *EWS-FLI-1*(85%),*EWS-ERG*(10%),*EWS-ETV1*,*EWS-EIAF*,*EWS-FEV* などのキメラ遺伝子が検出されると診断確定
- 発症は 10 歳代が中心
- 遠隔転移の有無が予後に大きくかかわる.限局例では,体幹部発症,15 歳以上,直径 8 cm 以上,腫瘍体積 100 mL または 200 mL 以上などが予後不良因子

6 胚細胞腫瘍

- 原始生殖細胞が起源であり,胎生期に卵黄嚢から腸間膜を経由して性腺に輸送するため,性腺の他,頭蓋内,頸部,仙尾部,後腹膜,縦隔と正中部位に発生する
- 単一組織型と複合組織型に大別.単一組織型には成熟奇形腫,未熟奇形腫,悪性胚細胞腫瘍(胚細胞腫,未分化胚細胞腫瘍,精腫,卵黄嚢腫瘍,胎児性癌,絨毛癌)がある.複合組織型はこれらが混在する
- 腫瘍マーカーとして卵黄嚢腫瘍に対する α-fetoprotein(AFP),絨毛癌に対する β ヒト絨毛性ゴナドトロピン(β-hCG)が重要
- 化学療法はシスプラチン,エトポシド,ブレオマイシンが中心

7 網膜芽細胞腫

- 15,000〜20,000 出生に 1 例の頻度
- 13q14 に存在する網膜芽細胞腫遺伝子(*RB1*)の異常により生じるが,遺伝性例では *RB1* の異常が受精時に胚細胞レベルで起こり,非遺伝性例では受精後に体細胞レベルで起こっている.遺伝性は両側性,非遺伝性は片側性
- 主な初発症状は白色瞳孔,斜視,結膜充血など
- 検査はエコー検査,CT,MRI が有用.CT では石灰化が特徴で,MRI で視神経浸潤,中枢神経転移,松果体腫瘍などの検出
- 治療は眼球摘出,化学療法,放射線外照射,レーザー治療,小線源治療,抗がん薬の選択的眼動脈注入,硝子体注入など
- 生命予後として 10 年生存率は 90% 以上.ただし眼球外に進展してる場合は予後不良

C 疾患

8) oncologic emergency

- 血液腫瘍性疾患において,迅速に対応しないと生命にかかわる可能性のある病態

1 腫瘍崩壊症候群 (tumor lysis syndrome:TLS)

- 初診時あるいは初回治療開始時に腫瘍細胞の崩壊が原因となって生じる様々な有害事象の総称
- 腫瘍細胞の崩壊によって細胞内の尿酸,P,K が細胞外液に放出されるため高尿酸血症,高 P 血症,高 K 血症をきたす
- 高リスク:Burkitt リンパ腫,成熟 B 細胞性急性リンパ性白血病(成熟 B-ALL),T 細胞性 ALL(T-ALL),白血球数 >10 万 $/\mu L$ の ALL,白血球数 >5 万 $/\mu L$ の急性骨髄性白血病(AML)
- 尿量を確保するために K を含まない十分な補液(2,000〜3,000 mL/m^2/日)を行う.代謝性アシドーシスを伴う場合以外は,炭酸水素ナトリウム投与は推奨されていない

a. 高尿酸血症

- すでに高尿酸血症がある場合,TLS 高リスクではラスブリカーゼ製剤を投与.TLS 中間リスク以下では十分な補液とアロプリノール製剤投与

b. 電解質異常

1) 高 K 血症:血清 K 7〜7.5 mEq/L,心電図上 QRS 波増大のある場合は緊急処置を行う
- グルコン酸カルシウム 0.1〜1.0 mL/kg 静注
- グルコース・インスリン(GI)療法:20%ブドウ糖 50 mL +即効型インスリン 2 単位を 2.5 mL/kg/時で点滴静注
- 8.4%炭酸水素ナトリウム(1〜2 mL/kg)静注
- フロセミド投与(0.5〜1 mg/kg)静注
2) 高 P 血症:低 Ca 血症となるが Ca 補充は原則禁忌.ただし著明なテタニー症状を伴う場合はグルコン酸カルシウムの静注を行う
- 上記のような治療により改善しない場合には血液浄化療法導

入を考慮する

2 腫瘍による圧迫

a. 上大静脈症候群

- 縦隔腫瘤により上大静脈,気管などが圧迫されて顔面の浮腫,頸静脈怒張,呼吸困難を示す状態
- 悪性リンパ腫の他,奇形腫,胚細胞腫,神経芽腫などが原因となる
- 呼吸困難が強い場合,鎮静をすることで呼吸停止となる危険性が高いため,安易な鎮静は行ってはならない.全身麻酔も危険を伴うことから,麻酔科医,胸部外科医と十分な議論のうえで管理を行う

b. 脊髄圧迫

- 脊髄腫瘍,硬膜外からの腫瘍浸潤により起こる(神経芽腫,悪性リンパ腫,白血病など)
- 神経麻痺をきたしてから24時間を経過すると神経学的な回復が望めなくなることから緊急放射線照射の適応となる

3 高カルシウム血症

- 原因となる腫瘍は決まっていないが,再発時や骨転移に伴い出現することもある
- 生理食塩液による輸液やビスホスホネート製剤投与を行う

4 発熱性好中球減少症・敗血症

- 末梢血好中球数<500/μL で発熱を認めた場合は,すぐに血液培養を行い広域スペクトラム抗菌薬の投与を開始する.解熱しない場合は抗菌薬の変更・追加,さらに抗真菌薬の追加を考慮.また,顆粒球コロニー刺激因子(G-CSF)開始や免疫グロブリン投与も考慮する
- 原因となる細菌は,口腔内常在菌(グラム陽性球菌),腸内細菌(大腸菌などのグラム陰性桿菌)の他,表皮ブドウ球菌が多い

C 疾　患
9) 血球貪食症候群

- 血球貪食症候群 (hemophagocytic lymphohistiocytosis：HLH) とは，様々な原因により異常に活性化したNK細胞と細胞障害性Tリンパ球が過剰な炎症性サイトカインを放出し組織球が活性化され，自己血球を貪食する病態の総称

a. 臨床像
- 発熱，肝脾腫，リンパ節腫大，発疹，黄疸，中枢神経症状，浮腫など

b. 検査所見
- 血液検査：血球減少 (2系統以上)，LDH高値，高トリグリセライド血症，フェリチン高値，低フィブリノゲン血症，可溶性IL2-R高値，NK細胞活性低値または欠損
- 骨髄やリンパ網内系組織での組織球の増殖と血球貪食像

c. 病型診断
- 表1のように分類されるため，一次性/遺伝性を疑う場合は家族歴を参考に各種遺伝子検査が必要となる
- 二次性/反応性については各種ウイルス検査などにより検索を行う

d. 治　療
1) 救急処置・初期治療
- 肝障害，播種性血管内凝固症候群 (DIC)：血漿交換，交換輸血，DIC治療
- 出血：輸血，DIC治療
- 低Na血症：輸液
- 痙攣：抗痙攣薬投与，頭蓋内圧亢進の治療
- 好中球減少：抗菌薬，抗真菌薬，G-CSF投与
- 血球貪食，高サイトカイン血症：ステロイド，免疫グロブリン投与

2) 治療レジメン
①一次性HLHの治療
- 「HLH-2004」に準じた治療を行うが，速やかに同種造血幹

表1 HLHの分類

1. 一次性/遺伝性		
●家族性HLH（FHL）	FHL1	
	FHL2	*RF1* 異常
	PFHL3	*UNC13D* 異常
	FHL4	*STX11* 異常
	FHL5	*STXBP2* 異常
●X連鎖リンパ増殖性疾患 ［X-linked lymphoproliferative 症候群（XLP）］	XLP1	*SH2D1A*（*SAP*）異常
	XLP2	*BIRC4*（*XIAP*）異常
●Griscelli 症候群 type 2		*Rab27A* 異常
●Chediak-Higashi 症候群		*LYST1* 異常
●Hermansky-Pudlak 症候群 type 2		*AP3B1* 異常
●その他の免疫不全症候群		
2. 二次性/反応性		
1) 感染症による HLH：ウイルス性（EBV, EBV 以外），細菌性・真菌性など 2) 基礎疾患を有する HLH：悪性腫瘍（悪性リンパ腫など），自己免疫疾患 3) 薬剤アレルギーに起因する HLH		
3. 造血幹細胞移植後早期の HLH		

EBV：EB ウイルス

細胞移植を行う

②二次性 HLH の治療は下記を参照

- **軽症（血球減少が軽度で臓器障害なし，DIC なし）**
  - デキサメタゾンあるいはプレドニゾロン
  - 免疫グロブリン大量療法
- **中等症（臓器障害，DIC あり）**
  - 「HLH-2004」プロトコールを推奨
  - デキサメタゾン，エトポシド，シクロスポリン投与．中枢神経合併例にはメトトレキサート髄注
- **重症（上記治療が無効，再燃あるいは治療抵抗例）**
  - アドリアマイシン，シクロホスファミド，ビンクリスチン，プレドニゾロンなどの多剤併用（ACOP）化学療法
  - ドナーがいる場合は早期に同種造血幹細胞移植

⑧ 免疫・アレルギー疾患

A 診療の基本姿勢と注意点

- 原発性免疫不全症とリウマチ性疾患は比較的まれな疾患であり，日常診療で遭遇する可能性は高くない．しかし，易感染性を示す症例において既存の疾患では説明のつかないときには免疫不全症を疑う必要があり，診断・治療の遅れが予後に大きく影響する
- 不明熱や原因不明の関節炎・皮膚炎などの慢性炎症が持続するときにはリウマチ性疾患を疑う必要がある
- アレルギー疾患は日常診療でよく遭遇する疾患であり，年々増加を続けている．小児科医にとってアレルギー疾患を専門としていなくても診療を避けることはできない
- 免疫不全症，リウマチ性疾患，アレルギー性疾患はそれぞれ有病率がまったく異なるが，免疫あるいは炎症を基盤とした疾患である
- 免疫機構が細胞レベル，分子レベルで明らかになり，小児の免疫・アレルギー疾患に対する医療分野は著しい進歩を遂げている
- アレルギー疾患は各種診療ガイドラインが作成され，数年ごとに改訂されている
- 免疫不全症は原因遺伝子の同定に伴い遺伝子治療の可能性についても研究されている
- リウマチ性疾患は炎症性サイトカインの調節異常の解明からサイトカイン遮断療法の研究も進んでいる

⑧ 免疫・アレルギー疾患

B 検 査

アレルギー検査

1 アトピー素因の検査

a. 末梢血好酸球数
- 基準値は 450/μL 以下．アレルギー以外の疾患でもみられるため特異性は低い

b. 血清総 IgE 値
- 生後数年間で上昇し 10 歳代でピークに達するため，年齢により基準値は異なる．月齢が基準値のおおよその目安になる

2 アレルゲン同定の検査

a. 血中抗原特異的 IgE 抗体検査
- アレルゲンによる感作成立を意味し，臨床症状と一致しない場合もある

b. ヒスタミン遊離試験（HRT）
- HRT は現在の病状を反映すると考えられるため治療効果の判定や経過観察に適している

c. 皮膚プリックテスト（SPT）
- 血中抗原特異的 IgE 抗体検査と同様に診断感度は高いが，食物経口負荷試験と比較して特異度は低い
- 乳児における早期診断と血中抗原特異的 IgE 抗体検査で測定できない抗原の診断にはプリック・プリックテストが有用である

d. 誘発試験，除去試験
- アレルゲンが生体内で臨床症状を誘導するか否かを確認する試験で，原因診断として臨床的価値が高い
- 誘発試験はアナフィラキシーショックなど重篤な反応を引き起こす可能性があり，専門医による実施が勧められる
- 吸入誘発試験，鼻粘膜誘発試験，眼誘発試験，食物除去・負荷試験．食物負荷試験にはオープン法，盲検法，二重盲検法がある

e. 抗原特異的リンパ球刺激試験
- 主に薬物アレルギーの診断に汎用される
- 非 IgE 依存性食物アレルギーの診断にも使用されるが，必要な血液量が多いという欠点がある

免疫機能検査

1 スクリーニング検査

a. 白血球
- 数だけでなく血液像，とくに直接顕微鏡でみることも必要である

b. 炎症反応
- C 反応性蛋白（CRP），赤血球沈降速度（赤沈，ESR）などがある

c. 免疫グロブリン値
- IgG, IgA, IgM 以外に IgE の測定も有用である
- 基準値は年齢，性別などで異なり，正常範囲が広いので評価には注意が必要である

d. 感染免疫抗体
- 病原微生物に対する抗体を測定することで感染症の診断に有用である
- 免疫不全状態では抗体産生が不十分になる

e. 遅延型過敏反応
- 精製ツベルクリン（PPD），カンジダ抗原を用い判定する
- T 細胞の機能評価ができる

f. 自己抗体
- 膠原病など全身性自己免疫疾患に認められる自己抗体の他に，臓器特異的自己抗体がある

g. 補体
- CH50 と C3，C4 を同時に測定することで，欠損症だけでなく自己免疫疾患を含めた炎症疾患の診断に有用である

2 特殊検査

a. IgG サブクラス
- 免疫グロブリン値と同様に基準値は年齢・性別などで異な

り，正常範囲が広い

b. 細胞性免疫機能検査

- リンパ球分画：フローサイトメトリー法によるCD抗原の解析により，リンパ球の様々な分画の量的・質的な解析をする
- リンパ球幼若化試験：非特異刺激に対するリンパ球の反応を測定する検査である
- 細胞障害試験：^{51}Cr放出法によりNK細胞活性，LAK活性，抗体依存性細胞傷害（ADCC）試験，細胞障害性T細胞（CTL）などを測定する
- その他：抗原特異的リンパ球刺激試験，リンパ球混合培養試験，サイトカイン産生能試験などがある

c. 食細胞機能検査

- 走化能，貪食能，殺菌能などの検査があり，殺菌能についてはフローサイトメトリー法による検査が可能である

d. その他

- 染色体検査：染色体異常を伴う疾患では必要な検査である
- 遺伝子診断：病因遺伝子の明らかな疾患で診断が可能になる

C 疾患

1）気管支喘息

- 発作性に起こる気道狭窄によって，喘鳴や呼気延長，呼吸困難を繰り返す疾患である．これらの臨床症状は自然ないし治療により軽快，消失するが，ごくまれには致死的となる
- 組織学的には気道炎症が特徴で，小児においても気道リモデリングが認められる

a. 喘息発作の診断と治療（表1，図1）
b. 長期管理の重症度の判断

- 間欠型（ステップ1）：年に数回，季節性に咳嗽，軽度喘鳴が出現
- 軽症持続型（ステップ2）：咳嗽，軽度喘鳴が1回/月以上，1回/週未満
- 中等症持続型（ステップ3）：咳嗽，軽度喘鳴が1回/週以上，毎日は持続しない
- 重症持続型（ステップ4）：咳嗽，喘鳴が毎日持続する
  ※現在の治療ステップにより重症度が上がる

表1　全身性ステロイド薬の投与方法

静脈内（投与方法：10分程度かけて静注または30分程度の点滴静注）				
	年齢	初回投与量	定期投与量	
ヒドロコルチゾン	2～15歳	5～7 mg/kg	5～7 mg/kg	6時間ごと
	2歳未満	5 mg/kg	5 mg/kg	6～8時間ごと
プレドニゾロン	2～15歳	1～1.5 mg/kg	0.5 mg/kg	6時間ごと
	2歳未満	0.5～1 mg/kg	0.5～1 mg/kg	6～12時間ごと
メチルプレドニゾロン	2～15歳	1～1.5 mg/kg	1～1.5 mg/kg	4～6時間ごと
	2歳未満	0.5～1 mg/kg	0.5～1 mg/kg	6～12時間ごと
経口				
プレドニゾロン	0.5～1 mg/kg/日（分3）			
プレドニゾロンの内服が困難な場合：ベタメタゾンシロップあるいはデキサメタゾンエリキシル0.5 mL（0.05 mg）/kg/日（分2）				

C-1. 気管支喘息

図1 小児気管支喘息の急性発作への対応

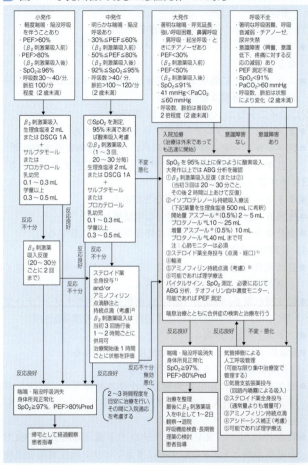

1) ステロイド薬全身投与：表1を参考にして行う．ステロイド薬全身投与は呼吸困難が改善したら中止し，できる限り短期の使用にとどめる．中止において漸減の必要はない
2) アミノフィリン点滴静注と持続点滴：初期投与は3〜4 mg/kg，維持量は0.4 mg/kg/時（6〜12ヵ月），0.8 mg/kg/時（1〜14歳），0.6 mg/kg/時（15歳以上）．アミノフィリン持続点滴は痙攣などの副作用の発現に注意が必要であり，小児の喘息治療に精通した医師の下で行われることが望ましい．2歳未満では外来での使用は控えるべきである

c. 長期管理に関する薬物療法［付録「一般薬用量」（p466～）参照］

1）吸入ステロイド薬（用量は**表2**を参照）
- フルタイド®,キュバール®,パルミコート®,オルベスコ®などがある
- ステップごとに低用量,中用量,高用量と単純化され,各年齢群による格差は撤廃された

2）ロイコトリエン受容体拮抗薬（LTRA）
- オノン®,シングレア®,キプレス®などがある
- 抗アレルギー薬にはLTRA以外に化学伝達物質遊離抑制薬,ヒスタミンH_1拮抗薬,Th2サイトカイン阻害薬などがある

3）テオフィリン徐放製剤
- テオドール®,テオロング®などがある
- 生後6ヵ月未満の児は原則として使用しない
- 発熱時など,血中濃度上昇に伴う副作用に注意する

4）長時間作用性β_2刺激薬
- 長時間作用性吸入β_2刺激薬：セレベント®.吸入ステロイド薬と併用することが必須である
- 経皮吸収型β_2刺激薬（貼付β_2刺激薬）：ホクナリン®テープ

5）吸入ステロイド薬/長時間作用性吸入β_2刺激薬配合剤
- アドエア®などがある
- 5歳以上,ステップ2以上で使用が考慮される

d. 長期管理に関する重症度別薬物療法

- 間欠型：発作に応じた薬物療法を基本治療とし,LTRAやインタール®吸入（クロモグリク酸ナトリウム：DSCG）を追加する
- 軽症持続型：LTRA,吸入ステロイド薬（低用量）,DSCGを基本治療とし,6歳以上ではテオフィリン徐放製剤を追加する（2歳未満では吸入ステロイド薬は追加治療）
- 中等症持続型：吸入ステロイド薬（中用量）を基本治療とし,LTRA,長時間作用性β_2刺激薬を追加する.2歳以上ではテオフィリン徐放製剤の追加,5歳以上ではSFCへの変更も可能

表2 小児気管支喘息の長期管理に関する薬剤療法プラン（2〜5歳）

	治療ステップ1	治療ステップ2	治療ステップ3	治療ステップ4
基本治療	発作の強度に応じた薬物療法	ロイコトリエン受容体拮抗薬[*1] and/or DSCG and/or 吸入ステロイド薬（低用量）[*2]	吸入ステロイド薬（中用量）[*2]	吸入ステロイド薬（高用量）[*2] 以下の併用も可 ・ロイコトリエン受容体拮抗薬[*1] ・テオフィリン徐放製剤 ・長時間作用性β2刺激薬の併用あるいはSFCへの変更
追加治療	ロイコトリエン受容体拮抗薬[*1] and/or DSCG		ロイコトリエン受容体拮抗薬[*1] 長時間作用性β2刺激薬の追加あるいはSFCへの変更 テオフィリン徐放製剤（考慮）	以下を考慮 ・吸入ステロイド薬のさらなる増量あるいは高用量SFC ・経口ステロイド薬

DSCG：クロモグリク酸ナトリウム
SFC：サルメテロールキシナホ酸塩・フルチカゾンプロピオン酸エステル配合剤
[*1]：その他の小児喘息に適応のある経口抗アレルギー薬（Th2サイトカイン阻害薬など）
[*2]：各吸入ステロイド薬の用量対比表（単位はμg/日）

	低用量	中用量	高用量	
FP, BDP, CIC	〜100	〜200	〜400	FP：フルチカゾン BDP：ベクロメタゾン CIC：シクレソニド BUD：ブデソニド BIS：ブデソニド吸入懸濁液
BUD	〜200	〜400	〜800	
BIS	〜250	〜500	〜1000	

①長時間作用性β2刺激薬は症状がコントロールされたら中止するのを基本とする．長時間作用性β2刺激薬ドライパウダー定量吸入器（DPI）は自力吸入可能な5歳以上が適応となる．
②SFCへの変更に際してはその他の長時間作用性β2刺激薬は中止する．SFCと吸入ステロイド薬の併用は可能であるが，吸入ステロイド薬の総量は各ステップの吸入ステロイド薬の指定範囲内とする．SFCの適応は5歳以上である．
③治療ステップ3の治療でコントロール困難な場合は小児の喘息治療に精通した医師の下での治療が望ましい．
④治療ステップ4の追加治療として，さらに高用量の吸入ステロイド薬やSFC，経口ステロイド薬の隔日投与，長期入院療法などが考慮されるが，小児の喘息治療に精通した医師の指導管理がより必要である．
[日本小児アレルギー学会：小児気管支喘息治療・管理ガイドライン2012．協和企画，東京，p127，2012より引用]

- 重症持続型:吸入ステロイド薬(高用量)とLTRA,テオフィリン徐放製剤,長時間作用性β_2刺激薬を併用する.5歳以上ではSFCへの変更も可能
- ガイドラインでは薬物療法プランは2歳未満,2〜5歳,6〜15歳に分かれている.参考として2〜5歳の薬物療法プランを示す(**表2**)[1]

文 献

1) 日本小児アレルギー学会:小児気管支喘息治療・管理ガイドライン2012,濱崎雄平ほか(監),協和企画,東京,2012

C 疾患

2) 食物アレルギー

- 食物によって引き起こされる抗原特異的な免疫学的機序を介して，生体にとって不利益な症状が惹起される現象

a. 臨床型分類（表1）

b. 即時型食物アレルギーの原因食品

- 年齢により違いはあるが，鶏卵，乳製品，小麦が3大原因抗原であり，その他，そば，魚介類，果物類が上位を占めている

c. 即時型食物アレルギーの症状

- 皮膚症状（蕁麻疹，紅斑，血管性浮腫，痒みなど），呼吸器症状（咳嗽，喘鳴，呼吸困難など），粘膜症状（眼瞼浮腫，口唇腫脹など），消化器症状（嘔吐，腹痛，下痢など）などの局所症状の他に，全身症状としてアナフィラキシーショック（血圧低下，チアノーゼ，意識消失など）などがある

d. 診断（以下の2点を証明することで成立する）

1) 特定の食物摂取後に症状が誘発されること
- 詳細な問診によって明らかな誘発エピソードを確認する
- 必要に応じて食物経口負荷試験による確定診断を行う．食物経口負荷試験は耐性獲得の確認のためにも実施されるが，アナフィラキシーが誘発される危険性があり，基本的には専門医により実施されることが勧められる

2) 特異的IgE抗体など免疫学的機序を介する可能性があること
- 血中抗原特異的IgE抗体検査：感度・特異度は食品によって大きく異なるが，一部の食品についてはプロバビリティーカーブが参考となり，それに基づいて食物経口負荷試験の結果が陽性となる値を予想できる（表2）
- 他に皮膚プリックテスト（SPT），好塩基球ヒスタミン遊離試験（HRT）があるが，それぞれの検査の特徴をよく理解して結果を評価する．SPTとHRTは検査前にヒスタミンH_1受容体拮抗薬や化学伝達物質遊離抑制薬の中止が必要である

表1　臨床型分類

臨床型		発症年齢	頻度の高い食物	耐性獲得（寛解）	アナフィラキシーショックの可能性	食物アレルギーの機序
新生児・乳児消化管アレルギー		新生児期乳児期	牛乳（育児用粉乳）	多くは寛解	(±)	主に非IgE依存性
食物アレルギーの関与する乳児アトピー性皮膚炎*		乳児期	鶏卵, 牛乳, 小麦, 大豆など	多くは寛解	(+)	主にIgE依存性
即時型症状（じんましん, アナフィラキシーなど）		乳児期〜成人期	乳児〜幼児：鶏卵, 牛乳, 小麦, そば, 魚類, ピーナッツなど 学童〜成人：甲殻類, 魚類, 小麦, 果物類, そば, ピーナッツなど	鶏卵, 牛乳, 小麦, 大豆などは寛解しやすいその他は寛解しにくい	(++)	IgE依存性
特殊型	食物依存性運動誘発アナフィラキシー（FEIAn/FDEIA）	学童期〜成人期	小麦, エビ, カニなど	寛解しにくい	(+++)	IgE依存性
	口腔アレルギー症候群（OAS）	幼児期〜成人期	果物, 野菜など	寛解しにくい	(±)	IgE依存性

*慢性の下痢などの消化器症状, 低タンパク血症を合併する例もある. 全ての乳児アトピー性皮膚炎に食物が関与してるわけではない.
〔厚生労働科学研究班：食物アレルギーの診療の手引き2014, 2014 より引用〕

表2　食物経口負荷試験が95%以上の陽性的中率を示す特異的IgE抗体価（U_A/mL）

年齢	1歳未満	1歳	2歳以上
卵白	13.0	23.0	30.0
牛乳	5.8	38.6	57.3

〔Komata et al：J Allergy Clin Immunol 119：1272-4, 2007 より引用〕

e. 治　療

1) 食事療法
- 正しい診断に基づいた必要最小限の原因食物の除去
- 安全性の確保，栄養面への配慮，患児と家族の QOL への配慮を目指した食事指導

2) 薬物療法
- 食事療法の補助に用いられる薬物：クロモグリク酸ナトリウム細粒 10% の食前投与
- 対症療法に用いられる薬物：アドレナリン，ヒスタミン H_1 受容体拮抗薬，ステロイド薬，β_2 刺激薬など

3) アナフィラキシー反応の治療
- 基本は予防（原因食物の摂取回避）であるが，誤食によりアナフィラキシーショックが起きる可能性の高い場合，エピペン®の使用も考慮する

4) 経口免疫療法
- 耐性の獲得が期待される治療であるが，安全性の確保など課題も多く一般診療において行うことは推奨されない

f. 食物アレルギーの特殊型
- 食物依存性運動誘発アナフィラキシー（FEIAn）：ある特定の食物を摂取した数時間以内の運動負荷によりアナフィラキシー症状が誘発される疾患である
- 口腔アレルギー症候群（OAS）：食物摂取時に口腔咽頭粘膜を中心に生じる即時型食物アレルギーである．花粉に対する経気道感作が成立した後に交叉反応性が生じる

文　献
1) 厚生労働科学研究班：食物アレルギーの診療の手引き 2014, 海老澤元宏（研究代表者），2014
2) 日本小児アレルギー学会：食物アレルギー診療ガイドライン 2012, 宇理須厚雄，近藤直実（監），協和企画，東京，2011

C 疾　患

3）アトピー性皮膚炎

- 増悪・寛解を繰り返す，瘙痒のある湿疹を主病変とする疾患であり，患者の多くはアトピー素因をもつ

a. 診　断
- ①瘙痒を伴うこと，②皮疹は湿疹であり，その分布は特徴的であること，③慢性の経過をとること．以上3つを満たすものをアトピー性皮膚炎と診断する
- 2歳未満児では2ヵ月以上，2歳以上児では6ヵ月以上を慢性とする
- 接触性皮膚炎，脂漏性皮膚炎，単純性痒疹，疥癬，汗疹，魚鱗癬，皮脂欠乏性湿疹，手湿疹を除外する

b. 重症度基準

> 軽　症：面積にかかわらず，軽度の皮疹のみ
> 中等症：強い炎症を伴う皮疹が体表面積の10％未満
> 重　症：強い炎症を伴う皮疹が体表面積の10％以上，30％未満
> 最重症：強い炎症を伴う皮疹が体表面積の30％以上

c. 治　療

1）原因・悪化因子の検索と対策
- 食物，発汗，物理的刺激（衣類，大気の乾燥，搔破など），環境因子（アレルゲンや有機溶媒など），細菌・真菌，接触抗原，ストレスなどが挙げられ，それぞれに対策が必要である

2）スキンケア
- 皮膚の清潔：石鹸を使用し，汗や刺激物質，黄色ブドウ球菌などを洗い流すため毎日入浴・シャワーをする
- 皮膚の保湿・保護：入浴後なるべく早く外用薬を塗る（表1）

3）薬物療法
- ステロイド外用薬：重症度，年齢，塗る部位によりステロイドの強さを調整する
- 免疫抑制軟膏：プロトピック®軟膏0.03％小児用（表2）

表1 皮膚の保湿・保護外用薬

	代表的な製品名
保湿が主の外用薬	ケラチナミン®，ウレパール®，パスタロン®
	ヒルドイド®
保護が主の外用薬	局方白色ワセリン，プロペト®（精製ワセリン）
	サトウザルベ®（10％亜鉛華軟膏）
	アズノール®軟膏

表2 免疫抑制軟膏（1日2回まで）

年齢（体重）	2〜5歳 （20 kg 未満）	6〜12歳 （20〜50 kg）	13歳以上 （50 kg 以上）
1回の上限	1 g	2〜4 g	5 g

- 内服薬：抗ヒスタミン薬，抗アレルギー薬が中心（軽症〜最重症）

文 献

1) 日本アレルギー学会：アトピー性皮膚炎診療ガイドライン 2015，片山一朗，河野陽一（監），協和企画，東京，2015

C 疾患

4) その他のアレルギー性疾患

1 アレルギー性鼻炎
- 鼻粘膜のⅠ型アレルギー性疾患で,原則的には発作性反復性のくしゃみ,水性鼻漏,鼻閉を3主徴とする

a. 診断
- くしゃみ・鼻の痒み,水性鼻漏,鼻閉の3主徴の存在
- 鼻汁好酸球検査で陽性,原因アレルゲンが皮膚反応や血清アレルゲン特異的IgE抗体定量で判明すれば確定する

b. 治療
1) 抗原除去と回避
- ハウスダストやダニに対しては掃除による除去が大切である
- 花粉に対しては花粉の飛散時期,状況を把握し,花粉吸入抑制の対策を考えるのが大切である

2) 薬物療法
- ケミカルメディエーター遊離抑制薬:効果はマイルドで発現も遅いが,連用により改善率が上昇する.副作用が比較的少なく眠気がない
- ヒスタミンH_1受容体拮抗薬:眠気・口渇の副作用や抗コリン作用の強い第一世代に比べ,第二世代は副作用が少ないものの効果はマイルドで発現も遅い
- ロイコトリエン受容体拮抗薬:ヒスタミンH_1受容体拮抗薬に比較して,鼻閉に対する効果が優れている
- 鼻噴霧用ステロイド:中等症以上の患者にヒスタミンH_1受容体拮抗薬などと併用して使用する
- α交感神経刺激薬(点鼻用血管収縮薬):重症の鼻閉に対し1週間限定で使用する.小児では副作用が起こりやすいため2倍希釈液を用いる.2歳未満は禁忌

3) その他
- 特異的免疫療法として抗原特異的減感作療法がある
- 鼻腔整復術,レーザー手術などの手術療法もある

2 アレルギー性結膜疾患

- Ⅰ型アレルギー反応が関与する結膜の炎症性疾患で何らかの自他覚症状を伴うもの

a. 診 断
1) 臨床診断：アレルギー性結膜疾患に特有な臨床症状がある（眼瘙痒感，充血，眼脂，流涙，異物感）
2) 準確定診断：臨床診断に加えて，血清抗原特異的IgE抗体陽性，または推定される抗原と一致する皮膚反応陽性
3) 確定診断：臨床診断または準確定診断に加えて，結膜擦過物中の好酸球が陽性

b. 治 療
1) 抗原除去と回避
- ハウスダストやダニに対しては掃除による除去が大切である
- 花粉に対しては，花粉の飛散時期，状況を把握し花粉吸入抑制の対策を考えるのが大切である
- 防腐剤無添加人工涙液による洗眼も有用である
2) 薬物療法
- 抗アレルギー薬：点眼薬と内服薬があるが，効果と安全性から点眼薬が第一選択薬となっている．点眼薬だけでは効果不十分の場合，他のアレルギー疾患を併発している場合などに併用される
- ステロイド薬：点眼薬，内服薬，眼軟膏，注射薬がある．点眼薬と眼軟膏は眼圧上昇，感染症の悪化，白内障などの副作用があるため，眼圧を定期的に測定し，使用期間はできるだけ短くするように心掛ける
- 免疫抑制点眼薬：春季カタルの治療薬として2種類認可されている

文 献
1) 日本アレルギー学会：鼻アレルギー診療ガイドライン—通年性鼻炎と花粉症—2013年度版，ライフ・サイエンス，東京，改訂第7版，2013
2) 日本眼科学会：アレルギー性結膜疾患診療ガイドライン（改訂第2版），日眼会誌 114：830-870, 2010

C 疾患

5）免疫不全症

1 原発性免疫不全症（primary immunodeficiencies：PID）

- 頻度はまれだが，早期診断が生命予後に直結することがあり，非典型的な感染症などをみたら常に考慮すべきである

a. 分類

- ①複合免疫不全症，②免疫不全を伴う特徴的な症候群，③抗体産生不全症，④免疫調節障害，⑤食細胞の数または機能の異常，⑥自己炎症性疾患，⑦自然免疫異常，⑧補体欠損症に分類される

b. 症状

- 易感染性が主，症状は多彩である．厚生労働省研究班作成の「PIDを疑う10の徴候」を表1に示す

表1　PIDを疑う10の徴候

1	乳児で呼吸器・消化器感染症を繰り返し，体重増加不良や発育不良が認められる
2	1年に2回以上肺炎にかかる
3	気管支拡張症を発症する
4	2回以上，髄膜炎，骨髄炎，蜂窩織炎，敗血症や皮下膿瘍など深部感染症にかかる
5	抗菌薬を服用しても感染症が2ヵ月以上治癒しない
6	重症鼻副腔炎を繰り返す
7	1年に4回以上，中耳炎にかかる
8	1歳以降に，持続性の鵞口瘡，皮膚真菌症，重度・広範な疣贅（いぼ）がみられる
9	BCGによる重症副反応（骨髄炎など），単純ヘルペスウイルスによる脳炎，髄膜炎菌による髄膜炎，EBウイルスによる重症血球貪食症候群に罹患したことがある
10	家族が乳幼児期に感染症で死亡するなど，PIDを疑う家族歴がある

[Jeffery Modell Foundation：10 warning signs of primary immunodeficiencyを改変して引用]

c. 検査・診断

- まずは血算,血球分画,血清グロブリンなどから検索する.表2にPIDの分類ごとに代表的な疾患を挙げる

表2 PIDの分類ごとの代表的な疾患

1. 複合免疫不全症

疾患名	T細胞	B細胞	グロブリン	遺伝形式
B細胞存在型重症複合免疫不全症(T⁻B⁺SCID)				
X-SCID(γ鎖欠損症) JAK3欠損症 など	著減	正常	低下	XL AR
B細胞欠失型重症複合免疫不全症(T⁻B⁻SCID)				
RAG1/2欠損症	著減	著減または低下	低下	AR
Artemis欠損症				AR
ADA欠損症				AR
細網異形成症 など				
その他				
CD40リガンド欠損症	正常	IgM⁺IgD⁺ B細胞のみ	IgM上昇 他は低下	XL
CD3γ鎖欠損症 ZAP-70欠損症 MHCclassⅠ欠損症	CD8⁺減少	正常	正常	AR
MHCclassⅡ欠損症	CD4⁺減少	正常	正常	AR

2. 免疫不全を伴う特徴的な症候群

疾患名	原因	責任遺伝子	症状	遺伝形式
Wiskott-Aldrich症候群	WASpの異常	*WASP*	血小板減少 難治性湿疹 易感染性	XL
22q11.2症候群 (DiGeorge症候群, CATCH症候群)	22q11.2の欠失	22q11.2に存在	心血管異常 特有顔貌 胸腺低形成 口蓋裂 低Ca血症	AR

つづく

3. 抗体産生不全症

疾患名	B 細胞	グロブリン	遺伝形式
B 細胞欠損を伴う低γグロブリン血症			
BTK 欠損	欠損	すべて低下	XL
低γグロブリン血症（B 細胞正常または低下）			
分類不能型免疫不全症（CVID）	正常または低下	IgG, IgA 低下など	
高 IgM 症候群			
CD40 リガンド欠損症	IgM$^+$IgD$^+$ B 細胞	IgM 上昇 他は低下	XL

4. 免疫調節障害

疾患名	原因	責任遺伝子	症状	遺伝形式
IPEX（多腺性内分泌不全症, 腸疾患を伴う免疫調製異常）	Treg 欠損	*FoxP3* 遺伝子の異常	新生児糖尿病下痢症	XL
X 連鎖リンパ増殖症候群（typeⅠ, Ⅱ）	EBV 特異的 CTL の機能低下	*SAP*（typeⅠ）or *XIAP*（typeⅡ）遺伝子異常	致死的 IM	XL

5. 食細胞の数または機能の異常

疾患名	障害細胞（その数）	合併所見	遺伝形式
好中球分化異常			
重症先天性好中球欠損症（ELANE 欠損症）	好中球（著減）	骨髄異形成（一部）	AD
遊走能異常			
Shwachman-Diamond 症候群	好中球（減少）	膵外分泌異常	AR
活性酸素産生異常			
X 連鎖性慢性肉芽腫症（CGD）	好中球（正常）		XL
常染色体劣性 CGD			AR
メンデル遺伝マイコバクテリア易感染症			
IL-12 欠損症	M ファージ（正常）		AR
IFN-gR1 欠損症			AR, AD

つづく

6. 自己炎症性疾患

疾患名	原因	責任遺伝子	症状	遺伝形式
家族性地中海熱 (familial mediterranean fever)	自然免疫系の調節障害	Pyrin をコードする *MEFV* 遺伝子の異常	周期的発熱	AR

7. 自然免疫異常

疾患名	原因	責任遺伝子	症状	遺伝形式
IRAK4 欠損・MyD88 欠損症	toll-like receptor 下流の細胞内シグナル伝達不全	*IRAK4* あるいは *MyD88* 遺伝子の異常	乳幼児期の肺炎球菌・黄色ブドウ球菌の重症細菌感染	AR
免疫不全を伴う無汗性外胚葉形成異常症	NFkb の活性化障害	*IKK-γ* (NEMO) 遺伝子の異常	粗な頭髪, 眉毛, 歯牙萌出不全	XL

8. 補体欠損症

分類	症状
補体経路前半を構成する因子の欠陥 (C1q, C1r, C1s, C4, C2, and C3)	SLE 様症状, 感染症
補体経路前半を構成する因子の欠陥 (C5, C6, C7, C8a, C8b, and C9)	ナイセリア感染症, SLE 様症状
補体制御系の欠陥 factor H, factor I, MCP	膜性増殖性腎炎 非典型 HUS

XL：X 連鎖劣性遺伝, AR：常染色体劣性遺伝, AD：常染色体優勢遺伝, EBV：EB ウイルス, CTL：細胞障害性 T 細胞, HUS：溶血性尿毒症症候群

d. 治 療

1) 感染予防および感染症発症時の対策
- 手洗い, うがい, 無菌室隔離, 抗菌薬などの予防内服による感染予防

2) 病態に応じた治療
- 無または低グロブリン血症に対してγグロブリン補充療法を行う
- 血清 IgG を 400〜500 mg/dL 以上に保つようにする. ただし, IgA 欠損症を伴う場合, 抗 IgA 抗体によると思われるショックを起こすことがある
- その他, 造血幹細胞移植, 遺伝子治療などがあるが, いずれも専門施設での治療となる

C 疾患

6）リウマチ性疾患

- リウマチ性疾患の多くは小児でも発症する．発熱，関節痛などで常に鑑別疾患に挙がるが，実際の診療は十分な経験のある施設，医師と連携して診療すべきである

1 若年性特発性関節炎（juvenile idiopathic arthritis：JIA）

a. 診断・分類基準（表1）
b. 治療

①非ステロイド性抗炎症薬
- ブルフェン®：30〜40 mg/kg/日，成人最大量 2,400 mg/日
- ナイキサン®：10〜20 mg/kg/日，成人最大量 1,000 mg/日

表1 JIAの診断・分類基準

全身型

全身型関節炎：
　2週間以上続く弛張熱を伴い，次の項目の1つ以上の症候を伴う関節炎
　1）典型的な紅斑
　2）全身のリンパ節腫脹
　3）肝腫大または脾腫大
　4）漿膜炎

関節型

1. 少関節型：
　発症6ヵ月以内に1〜4ヵ所の関節に限局する関節炎．2つの型を区別する
　- 持続型：全経過を通して4関節以下の関節炎
　- 進展型：発症6ヵ月以降に5関節以上の関節炎がみられる
2. 多関節型（リウマトイド因子陰性）：発症6ヵ月以内に5ヵ所以上に関節炎が及ぶ型で，リウマトイド因子が陰性
3. 多関節型（リウマトイド因子陽性）：発症6ヵ月以内に5ヵ所以上に関節炎が及ぶ型で，リウマトイド因子が3ヵ月以上の間隔で測定して2回以上陽性を示す型

症候性関節型

1. 乾癬関連関節炎
2. 付着部炎関連関節炎
3. その他

② 経口ステロイド
- プレドニン®：0.1〜0.2 mg/kg/日

③ ステロイドパルス療法
- ソル・メドロール®：30 mg/kg/日，3日間．最大量1 g/日
- 後療法：プレドニン® 0.7〜1 mg/kg/日（最大量30〜40 mg/日）

④ メトトレキサート少量パルス療法
- メソトレキセート®：10 mg/m²/回，1回/週，内服
- 併用療法：プレドニン® 0.1〜0.2 mg/kg/日（最大量10 mg/日程度）

- 全身型：①で治療開始，改善しない場合③を追加する
- 関節型：①で治療開始，改善しない場合②，④を追加する
- 上記治療を3ヵ月行い改善しない場合は，生物学的製剤の適応を考慮する

2 全身性エリテマトーデス（systemic lupus erythematosus：SLE）

a. 診断（表2）
b. 治　療
- 重症度，活動性を考慮して治療方針を決定する

表2　診断の手引き（厚生省研究班，1986年）

1. 顔面蝶形紅斑
2. 円板状紅斑
3. 光線過敏症
4. 口腔潰瘍
5. 関節炎
6. 胸膜炎または心膜炎
7. 痙攣または精神病
8. 蛋白尿または細胞性円柱
9. 溶血性貧血または白血球減少またはリンパ球減少または血小板減少
10. LE 細胞または抗 DNA 抗体または抗 Sm 抗体または梅毒反応生物学的偽陽性
11. 蛍光抗体法による抗核抗体
12. 血清補体価の低下（CH50 または C3）

上記のうち4項目を満たす場合には，SLE の可能性が高い

[武井修治：小児期発症全身性エリテマトーデス．日本臨牀別冊領域別症候群シリーズ No.30 免疫症候群（上），p462，日本臨牀社，東京，2000 より引用]

- プレドニン®:中等症,重症で1〜2 mg/kg/日,最大量80 mg/日
- パルス療法
①ソル・メドロール®:15〜30 mg/kg/日,3日間,最大量1 g/日
②エンドキサン®:500〜1,000 mg/m²/回,1回/月,6ヵ月間.その後,1回/3ヵ月,18ヵ月間
- その他:イムラン®,アザニン®,ブレディニン®,サンディミュン®,ネオーラル®,プログラフ®,セルセプト®

3 その他のリウマチ性疾患

- 若年性皮膚筋炎:ヘリオトロープ疹,Gottron徴候などの皮疹と筋組織所見で診断.治療はステロイド薬とメトトレキサートなどの免疫抑制薬
- 混合性結合組織病:SLE,強皮症,多発性筋炎を思わせる臨床所見を認める.小児はSLE様症状が優位である
- Sjögren症候群:涙腺・唾液腺などの外分泌腺の障害が特徴であるが,小児では症状が軽微である

⑨ 腎尿路疾患

Ⓐ 診療の基本姿勢と注意点

- 慢性腎臓病（chronic kidney disease：CKD）とは，慢性に経過する腎臓病全体を統括する概念である．①腎障害を示唆する所見（検尿や血液，画像の異常，病理所見など），②糸球体濾過量 60 mL/分/1.73 m² 未満のいずれか，または両方が3ヵ月以上持続することで診断される
- 小児 CKD の原因となる代表的な腎臓病，たとえば先天性腎尿路奇形，ネフローゼ症候群，IgA 腎症は，成人同様に心血管疾患や末期腎不全発症の可能性を有する．このため小児科領域においても，CKD は早期発見と治療が強く望まれる
- 小児期発症の腎疾患患児のなかには成人期まで継続した医療が必要となる場合も少なくなく，そのなかで起こる医学的・心理的・社会的な問題に対応する移行医療が注目されている
- 腎疾患の診断には，腎機能・尿異常に関する正しい解釈から始まって特有の診断アプローチが必要とされる点に注意したい．そのなかではとくに発達的観点に基づく腎・尿路の解剖と生理に関する知識が重要である．至近な例では，血清 Cr 値は年齢によって基準値が異なり，筋肉量の少ない小児では 0.1 mg/dL の差異が有意な場合もある
- ネフローゼ症候群や IgA 腎症などの代表的な小児腎疾患群においては，長期的治療戦略をしっかりと立てる必要がある．現在，それらの疾患に対する治療エビデンスを確立するための全国多施設研究が積極的に行われており，結果の一部はすでに診療ガイドラインなどに反映されている
- バランスのとれた経験的治療を全否定するものではないが，やはりエビデンスの確立した治療に関する十分な知識を有し，患者に対して様々な見地から情報提供を行っていく姿勢を大切にしたい

文　献
1) 日本腎臓学会：エビデンスに基づく CKD 診療ガイドライン 2013，東京医学社，東京，2013

⑨ 腎尿路疾患

B 検査

尿検査

1 尿検査の基本的ポイント

a. 採取時間・採尿法
- 早朝尿が原則. 必要な場合に, 随時尿も検査
- 年長では, なるべく中間尿. 乳児には, 採尿パックの使用（尿路感染症を疑う際には, 導尿が原則）

b. 一般尿検査（試験紙法と尿沈渣）
- 色調, 混濁, 比重, pH：比重は尿浸透圧と相関する
- 蛋白：まず試験紙にて検査. 濃縮尿なら, ±までは正常. 1+以上の際, 早朝第一尿のチェック（起立性蛋白尿の除外）
- 糖：試験紙でグルコースを特異的に検出
- 潜血：溶血にて出現するヘモグロビン, 筋崩壊により出現するミオグロビンでも陽性を示すことに注意. 新鮮尿を用いて, 沈渣と合わせ診断
- 沈渣：10 mL を, 1,500 回転/分, 5 分間遠心し, 上清を捨て, 沈殿を撹拌し 400 倍で鏡検

c. 定量検査
1) 蛋白定量
- 入院時は, 24 時間蛋白尿および尿蛋白/Cr 比 (Up/Ucr)
- 外来においては, Up/Ucr. Up/Ucr は, 24 時間蛋白尿と相関し, 長期フォローにおいて非常に便利
- 近位尿細管障害の指標には, 尿中 β_2 ミクログロブリン（分子量 11,800）や尿中 α_1 ミクログロブリン（分子量 30,000）

2) 電解質 (Na, K, Cl, Ca, P, Mg)
- 体液量の評価, 腎機能障害, 電解質/酸塩基平衡の異常などの際に重要なインデックス
- 1 日排泄量や排泄率 (fractional excretion：FE) も評価
- 尿 Ca/Cr 比 (UCa/Ucr) 0.25 以上を高 Ca 尿症と判定. 高 Ca 尿症の原因には, 特発性の他, 尿細管疾患 (Dent 病など)

がある
3) ブドウ糖，アミノ酸
- 腎性糖尿，Fanconi 症候群，間質性腎炎などで測定

d. 尿培養
- 清潔に採尿して定量培養を行う
- 乳幼児の採尿バッグ尿からの尿培養では，正確な尿路感染症の診断は困難．導尿が原則である

2 尿異常の種類と判断のポイント

a. 血 尿
- 肉眼的血尿と顕微鏡的血尿がある
- 肉眼的血尿：著しい尿濃縮，ミオグロビン尿，ヘモグロビン尿，ビリルビン尿，ポルフィリン尿を鑑別
- 顕微鏡的血尿：沈渣で，赤血球 5〜20/HPF が微小血尿，21 以上/HPF が血尿．形態で，変形赤血球が多い場合は糸球体性

b. 蛋白尿
- 生理的蛋白尿（体位性，運動性，熱性）と病的蛋白尿がある
- Up/Ucr の基準値は，3 歳以上では 0.15 g/gCr 未満とされる．さらに乳児期前半では 0.70 g/gCr 未満，乳児期後半では 0.55 g/gCr 未満，1〜2 歳では 0.40 g/gCr 未満，2〜3 歳では 0.30 g/gCr 未満
- 腎前性蛋白尿：Bence Jones 蛋白，ヘモグロビン尿，ミオグロビン尿
- 糸球体性蛋白尿：糸球体濾過障壁の障害度を，トランスフェリン（分子量 88,000）のクリアランスに対する IgG（分子量 150,000）のクリアランス比（selectivity index = 尿 IgG×血清トランスフェリン/血清 IgG×尿トランスフェリン）でみることがある（0.25 以下を高選択性）
- 尿細管性蛋白尿：尿細管・間質障害により生ずる．尿中 β_2 ミクログロブリン（基準値 320 μg/L 以下），尿中 α_1 ミクログロブリン（基準値 5〜30 mg/L）が障害の指標となる

c. 白血球尿（膿尿），細菌尿
- 採尿法を念頭に置き，結果の解釈を行うこと

1) 白血球尿（膿尿）
- 尿沈渣（400 倍）で，5/HPF 以上の白血球を認める

- 尿路感染症，尿細管・間質性腎炎でみられる
- 無菌性膿尿（白血球尿を認めるが，細菌尿陰性）は，ウイルス感染症などによる尿路感染，糸球体腎炎活動期，川崎病，アレルギー性膀胱炎などで認められる

2) 細菌尿
- 清潔採尿下定量培養で，10^5 CFU/mL 以上なら有意．導尿では，$5×10^4$ CFU/mL 以上が有意な細菌尿
- 採尿パックによる尿沈渣，尿培養検査は不正確．定量培養や同一菌の 10^4 CFU/mL 以上検出の繰り返しは診断の参考になるが，過剰診断・治療，不完全な治療につながることがあるので注意する

d. 糖　尿
- 糖尿病の他に，近位尿細管機能異常（腎性糖尿，Fanconi 症候群），遺伝性尿細管疾患（ネフロン癆，Lowe 症候群），尿細管間質性腎炎，ステロイド治療中のネフローゼ症候群・慢性腎炎などにおいてみられる

糸球体・尿細管機能検査

1 糸球体・尿細管機能検査の基本的ポイント

a. 糸球体機能検査
- 小児では，糸球体濾過量（GFR）や血清 Cr 正常値は，年齢によって変動することに注意する
- 血清 Cr（Scr）：血清 Cr 基準値は，筋肉量の少ない小児においては低値であり，年齢的影響を考え判断する

> 正常 Scr 中央値（mg/dL）= 0.30 × 身長（m）
> 　　　　　　　　　　　　（2 歳以上 12 歳未満に適応）

- シスタチン C（Cys-C）：近年，良好な GFR マーカー（体格による影響を受けない）として報告されている．甲状腺ホルモン，副腎皮質ステロイド，悪性腫瘍などの影響を受けるため注意が必要
- 内因性 Cr クリアランス（CCr）：24 時間法．午前 7 時に排尿して捨てる．以降から 24 時間蓄尿し，午前 9 時に採血し，

表1 小児 CKD のステージ分類

病期ステージ[注1]	重症度の説明	GFR (mL/分/1.73 m²)
1	腎障害[注2]は存在するが GFR は正常または亢進	≧90
2	腎障害が存在し，GFR 軽度低下	60〜89
3	GFR 中等度低下	30〜59
4	GFR 高度低下	15〜29
5	末期腎不全	<15

[注1] 透析治療が行われている場合は「D」，移植治療が行われている場合には「T」を数字のうしろにつける
[注2] 腎障害とは蛋白尿をはじめとする検尿異常や画像診断での腎形態異常，病理の異常所見を意味する

Scr を測定．尿量および尿中 Cr (Ucr) を測定．体表面積補正は，1.73 m² を標準値とする

$$CCr\ (mL/分/1.73\ m^2) = Ucr \times 24時間尿量\ (mL)/(Scr \times 1{,}440) \times 1.73\ m^2/体表面積\ (m^2)$$

- 身長と血清 Cr 値，血清 Cys-C 値による GFR 推定式：簡単におおよそ正確な GFR を把握できる．GFR による小児 CKD のステージ分類を表1に示す

①血清 Cr 値を用いた GFR 推定式（簡易式，2歳以上 12歳未満に適応）

$$推定 GFR\ (mL/分/1.73\ m^2) = 0.35 \times 身長\ (m)/Scr\ (mg/dL) \times 100$$

②血清 Cys-C 値を用いた GFR 推定式（18歳未満）

$$推定 GFR\ (mL/分/1.73\ m^2) = \{104.1/血清\ Cys\text{-}C\ (mg/L)\} - 7.80$$

- 身長 (m) を用いた5次式から血清 Cr 基準値を算出し，それを基に推定 GFR を求める方法もある．式が複雑であるため，テンプレートやアプリを利用するとよい
- テンプレート：日本小児腎臓病学会ホームページより入手可

能（2015年現在）[http://www.jspn.jp/kaiin/2014_egrf/]
- アプリ（Child-eGFR）：下記の URL からダウンロードが可能（2015年現在）
  iOS 版：[https://itunes.apple.com/us/app/xiao-erckd-egfr-ji-suan/id896036536?l=ja&ls=1&mt=8]
  Android 版：[https://play.google.com/store/apps/details?id=jp.jspn.egfr]
- 放射性同位元素（RI）を用いた GFR 測定：^{99m}Tc-DTPA（diethylenetriaminepenta-acetic acid）を用いる．分腎 GFR を測定できる点も利点

b. 近位尿細管機能検査

- 近位尿細管障害については，β_2 ミクログロブリン，α_1 ミクログロブリンなどの尿中低分子蛋白の測定，糖尿，アミノ酸尿の存在によってもかなり判断できる
- Na 排泄率（FENa）は，急性腎不全の原因を考えるうえで重要
- FENa：糸球体濾過された Na のうちどれだけ尿中に排泄されたのかを表す．基準値は，正常小児で≦1%，新生児，低出生体重児で≦2%

$$FENa (\%) = (尿中 Na \times Scr / 血清 Na \times Ucr) \times 100$$

c. 遠位尿細管・集合管機能検査

- 早朝尿の pH や尿比重・浸透圧を繰り返し測定することで，遠位尿細管，集合管機能をかなり把握できる
- 早朝尿の pH が繰り返し 5.5 以下にならない場合は，水素イオン排泄障害を疑う．尿酸性化能に関する検査としては，塩化アンモニウム負荷試験がある
- 濃縮力は，通常尿検査で，比重 1.023 以上の尿比重が 1 回でもあれば濃縮力は保たれているといえる
- 水制限試験（Fishberg 濃縮試験）もあるが，高度尿濃縮障害，腎機能低下がある患者に対して行ってはならない

画像検査

1 腎エコー検査
- 腎サイズ，形態，位置，腎内部構造（エコー輝度，水腎，重複腎盂，嚢胞，石灰化，腫瘍），nutcracker 現象（左腎静脈が腹部大動脈と上腸間膜動脈に挟まれて狭窄，左腎うっ血による血尿を呈する），膀胱の形態について観察する

2 放射性同位元素（RI）による腎機能検査
- 機能的（レノグラム）・解剖学的（シンチグラム）評価を行う
- 分腎機能評価が可能なのも利点．使用する同位元素により得られる情報が異なる

a. ^{99m}Tc-DTPA
- 排泄経路は糸球体濾過．GFR，腎血流，尿路閉塞の評価

b. ^{99m}Tc-MAG3（mercaptoacethyltriglycine）
- 排泄経路は，大部分尿細管からの選択的分泌．有効腎血漿流量，糸球体尿細管機能，尿路閉塞の評価

c. 利尿レノグラム
- フロセミド 0.5 mg/kg（1 歳未満は 1.0 mg/kg，最大 20 mg）を静注し，尿路閉塞の程度を判定

d. カプトプリル負荷レノグラム
- カプトプリル 0.5～1 mg/kg（成人 25～50 mg）を検査 1 時間前に経口内服してから ^{99m}Tc-DTPA レノグラムを行い，内服なしの場合と比較
- 腎血管性高血圧の診断に用いる．カプトプリル内服により腎動脈狭窄が存在する側に腎血流量，糸球体濾過量低下が生じる

e. ^{99m}Tc-DMSA（dimercaptosuccinic acid）
- 排泄経路は尿細管排泄．瘢痕，腎盂腎炎の形態学的評価

3 CT 検査
- 放射線被曝や造影剤腎症に十分留意．造影剤腎症予防のため適応を慎重に選択し，非ステロイド性抗炎症薬，利尿薬の使用などのリスク因子に注意し，十分な補液を行う
- 腎機能低下患者には，容易に造影を行わないことが大切．まず単純 CT
- 単純 CT：腎のサイズ・形態（腎低形成や異形成），腎石灰

化の評価
- 造影CT：囊胞性疾患，水腎症，Wilms 腫瘍，腎膿瘍

4 MRI 検査
- 乳幼児には十分な鎮静の必要性があるが，低侵襲であること，造影剤を使用せずに血管系描出が可能なことなどから，囊胞性病変や水腎症を含む先天性腎尿路奇形診断にも有利

5 X線検査
- 被曝や造影剤の副作用に十分留意しながら行う
- 腹部単純撮影：腎から恥骨まで臥位正面撮影．腎，脊柱，ガス，異常石灰化の評価
- 排泄性尿路造影（intravenous pyelography：IVP）：侵襲度，造影剤腎症の懸念から，現在はルーチンで行う検査ではない．腎の形態，サイズ，位置，異常石灰化，腎盂腎杯，尿管，膀胱の形態，陰影欠損を読影
- 排尿時膀胱尿道造影（voiding cystourethrography：VCUG）：膀胱の形態，異常陰影，膀胱尿管逆流，尿道（男児は斜位で撮影），残尿を評価

腎生検

a. 方 法
- 経皮的針生検．年少児は，全身麻酔を要する

b. 適 応
- 患者に十分有益性があると判断される場合に行う．つまり病理学的検査（光学顕微鏡，免疫組織染色，電子顕微鏡）により腎疾患の診断と病勢評価が可能となり，予後・治療方針決定に役立つことを前提とする
- 適応としては以下が挙げられる

①血尿に加えて，有意な蛋白尿合併
②持続する蛋白尿（24時間蛋白尿≧0.5 g/日/m^2，またはUp/Ucr≧0.5 が3ヵ月以上）
③ステロイド抵抗性ネフローゼ症候群
④ネフローゼ反応性ネフローゼ症候群のうち非典型的な経過をとるもの，治療薬による慢性腎障害評価を必要とするもの

⑤急性腎炎症候群のうち非典型例や尿所見持続例
⑥原因不明の急性腎不全および慢性腎不全
⑦全身性疾患［全身性エリテマトーデス（SLE）などの膠原病，Henoch-Schönlein 紫斑病を含む血管炎］
⑧腎炎（IgA 腎症など），移植腎の治療評価・フォロー
⑨尿細管・間質性疾患
⑩代謝性腎疾患（アミロイドーシス，Fabry 病，糖尿病など）

c. 絶対的・相対的禁忌
- 出血傾向（血液疾患，抗血小板薬，抗凝固薬内服中患者），高度の高血圧，片腎・馬蹄腎，悪性新生物，感染症，易感染性（活動性尿路感染症，腎・腎周囲膿瘍，免疫不全患者），慢性腎不全（GFR≦30 mL/分以下），高度浮腫，腹水，全身状態の悪化

d. 合併症
- 腎周囲出血，肉眼的血尿，感染症，肝・腸管穿刺，腎損傷，動静脈瘻

e. 腎生検依頼時の配慮
- 腎病理診断に際しては，既往歴（尿路感染症など），家族歴（先天性腎疾患への配慮），治療歴（シクロスポリンなど）を含む臨床経過やデータを正確に記載する

f. 腎生検病理診断の臨床応用
- 病理組織診断を臨床に有用な情報として応用するためには，臨床医が診断の意義を十分に理解し，結果を診療に反映する必要がある

文 献
1) 日本小児 CKD 研究グループ（編）：小児慢性腎臓病（小児 CKD）診断時の腎機能評価の手引き，2014 [http://www.jspn.jp/kaiin/2014_egrf/2.pdf]（2015/12）

C 疾患
1）急性腎炎症候群

- 突然発症する（肉眼的，顕微鏡的）血尿，蛋白尿，円柱，Na・水分過多を伴う高血圧，腎機能低下を示す疾患群

a. 病因
- もっとも頻度が高いのがA群β溶連菌の腎炎惹起株による溶連菌感染後急性糸球体腎炎（acute poststreptococcal glomerulonephritis：APSGN）
- ときに，他の細菌やウイルスなどの感染，IgA腎症などの急性腎炎様発症がある

b. 症状
- 浮腫，乏尿，肉眼的血尿，高血圧．まれに高血圧のみ呈し尿所見が乏しい腎外症候性APSGNがある

c. 検査・診断
1）尿検査
- 変形赤血球に加え，白血球・赤血球円柱，硝子円柱，顆粒円柱．蛋白尿は軽度から中等度．ネフローゼに至るものは5〜10％

2）血液検査
- APSGN急性期では，血清ASO・ASKが上昇し，低蛋白・低アルブミン血症，BUN，血清Crの上昇，血清補体価，C3値，C4値の低下
- 鑑別診断として，抗核抗体・抗DNA抗体陰性などを確認

3）腎生検の時期
- APSGN典型例は腎生検の適応とならない
- 補体価正常，腎機能低下やネフローゼ状態が遷延する場合には腎生検を考慮
- 8週間以上にわたり低補体血症が持続する場合，膜性増殖性糸球体腎炎やループス腎炎などとの鑑別が必要となる

d. 治療
1）生活・食事制限
- 乏尿期の水分制限（前日尿量＋不感蒸泄300〜400 mL/m²）

表1 小児の高血圧の基準

		収縮期血圧（mmHg）	拡張期血圧（mmHg）
幼児		≧120	≧70
小学生	低学年	≧130	≧80
	高学年	≧135	≧80
中学生	男子	≧140	≧85
	女子	≧135	≧80
高校生		≧140	≧85

註：これらの基準値は健診用として作成されたものである．実際には，この基準値から10～15mmHg低い血圧値を目安に降圧治療を検討するのが望ましい

と食塩摂取量管理
- 高血圧がみられる場合は安静．高K血症がある場合はK制限食

2) 降圧薬
- 表1に示す基準値を超えた場合に降圧薬を投与する
- 溢水に起因する高血圧の場合には，フロセミド（ラシックス®）1～2mg/kg/回を使用する
- 利尿薬を除く降圧薬の第一選択はCa拮抗薬であり，アムロジピン（アムロジン®，ノルバスク®）0.05～0.2mg/kg/日，分1やニフェジピン徐放剤（アダラートL®，セパミットR®）0.25～0.5mg/kg/日，分1～2を使用する
- 乏尿，浮腫で入院当初に頭痛，悪心，意識障害，痙攣などを引き起こした際は，高血圧緊急症（高血圧性脳症）を必ず念頭に置く
- 高血圧緊急症に対しては，ニカルジピン（ペルジピン®）1～3μg/kg/分（0.1～0.5μg/kg/分より開始し適宜調整），点滴静注を投与する
- ACE阻害薬やアンジオテンシンⅡ受容体拮抗薬は，高K血症の危険性があるため極力使用を控える

3) イオン交換樹脂
- K制限下でも存在する高K血症に対しては，経口K吸収薬（ケイキサレート®またはカリメート®0.5～1g/kg/回，1日3回または1日4回，経口または注腸）

C 疾 患
2）ネフローゼ症候群

- International Study of Kidney Disease in Children (ISKDC) による基準では，高度蛋白尿（40 mg/時/m^2 以上）および低アルブミン血症（血清アルブミン 2.5 g/dL 以下）を満たすもの
- 多量の蛋白が尿中に漏出し，低蛋白血症と全身浮腫が出現する病態．本症候群は臨床学的症候名で，原因は多岐にわたる
- 小児では，微小変化型ネフローゼ症候群が全体の 80％以上．小児において典型的なネフローゼ症候群と考えられる場合には，全身症状や血尿の合併など二次性ネフローゼ症候群や慢性糸球体腎炎を示唆する所見が存在する場合を除いて，まず副腎皮質ステロイド治療を開始する
- 初発時の副腎皮質ステロイド治療に対する反応性が，臨床経過や予後の点でいわば最初の分岐点であるが，小児特発性ネフローゼ症候群の約 80％がステロイドに反応性を示す
- 小児特発性ネフローゼ症候群に対する治療に関して，日本小児腎臓病学会[1]や Kidney Disease/Improving Global Outcomes (KDIGO)[2] の治療ガイドラインも参考となる

1 ステロイド反応性ネフローゼ症候群
- プレドニゾロン 60 mg/m^2/日（2 mg/kg/日，最大 60 mg/日），分 3，連日投与，4 週間の治療中に完全寛解（3 日連続で尿蛋白陰性）を示す
- 多くの症例は治療後 10〜15 日で寛解が得られ，ステロイドへの反応性は良好だが，約 80％が再発，うち 50％が頻回再発型となる

a. 病 因
- 後天性ネフローゼ症候群に関する原因は不明である．再発契機としては，ウイルス感染症や虫刺症などがある

b. 症 状
- 浮腫（脛骨前面，眼瞼，陰囊），全身浮腫，胸腹水，下痢，腹痛

c. 検査・診断
- 尿検査：蛋白尿，アルブミン尿（選択性良好）
- 血液検査：血清総蛋白低下，アルブミン低下，IgG低下，フィブリノーゲン上昇，総コレステロール上昇

d. 合併症
- 急性腎不全（腎前性腎不全，急性尿細管壊死，蛋白尿多量漏出・腎間質の浮腫自体による腎不全），血栓症（肺動脈，下腿深部静脈，腎静脈），易感染性（腹膜炎，肺炎，髄膜炎，肺炎球菌感染症）

e. 腎生検の時期
- ステロイド反応性が良好なものに対しては，腎生検は不要
- ほぼすべての例で微小変化型を示す．①1歳未満，②持続性血尿や肉眼的血尿，③高血圧や腎機能低下，④低補体血症，⑤紫斑など腎外症状があり，微小変化型以外の病型が疑われる際は，ステロイド開始前に腎生検が原則

f. 治療
- 初発時（短期投与法）：60 mg/m^2/日（2 mg/kg/日，最大 60 mg/日），分3，4週間．その後，40 mg/m^2/日（1.3 mg/kg/日，最大 40 mg/日），朝1回，隔日投与，4週間
- 初発時（長期投与法）：60 mg/m^2/日，分3，連日，4週間投与．その後，60 mg/m^2/日，隔日，朝1回から2〜6ヵ月間かけて漸減．長期投与においてはステロイドの副作用に十分留意する必要がある
- 短期，長期投与法のどちらが長期的な再発性を抑えるのに有利なのか，いまだ議論がある．なお最近，わが国の多施設共同研究にて短期投与法でも長期投与法とほぼ同じ期間，寛解が維持されることが確認された
- 再発時：60 mg/m^2/日，分3，連日，<u>尿蛋白消失確認後3日まで</u>．その後，60 mg/m^2/日，隔日，朝1回，2週間．その後，30 mg/m^2/日，隔日，朝1回，2週間．その後，15 mg/m^2/日，隔日，朝1回，2週間
- 尿蛋白消失後の減量については主治医の裁量にゆだねられる．長期漸減法も適宜採用する．ステロイドの副作用の可能性を常に念頭に置いた治療計画を立てる

2 頻回再発型・ステロイド依存性ネフローゼ症候群

- ステロイド感受性ネフローゼ症候群のうち下記の条件を満たすものをいう（ISKDCによるステロイド治療に準じた場合である）
- 頻回再発：初発時より6ヵ月以内に2回以上，または任意の1年間で4回以上再発
- ステロイド依存性：ステロイド治療中，または中止2週間以内に2回連続再発

a. 治療

- ステロイドの副作用（成長障害，肥満，眼圧上昇，白内障，骨粗鬆症など）を軽減するため，小児腎臓専門医の意見を参考に免疫抑制薬の使用について検討する．再発性に関する一般的長期予後を念頭に置いたうえで，治療の効果と副作用のバランスを考慮して選択する

1) シクロスポリン
- 2.5～5 mg/kg/日，分2，朝・夕食前内服．安定した吸収のため食前に内服
- 血中濃度を，正確に内服2時間後（C2）にチェックする．低用量から開始し，C2を400～600 ng/mLとなるよう調節
- 急性・慢性腎障害，神経毒性，高血圧などの副作用に留意

2) シクロホスファミド
- 2～2.5 mg/kg/日（最大100 mg/日），分1，8～12週間投与
- 骨髄抑制，肝機能障害，脱毛，出血性膀胱炎，性腺障害，催腫瘍性などの副作用に留意する．男性の無・乏精子症の点からも累積投与量を200～300 mg/kg以内にとどめ，投与は1クールのみとする

3) ミゾリビン
- 4 mg/kg/日（最大150 mg/日），分3が通常用量である
- 高用量（7～10 mg/kg/日），分1投与とし，内服後2時間（C2）または3時間（C3）の血中濃度を3.0 μg/mL以上にすることで再発予防効果が得られたとの報告がある
- 有効性は必ずしも高くないが，副作用が少ない．高尿酸血症に留意

4) その他の薬物治療

- 難治例に限り，抗CD20モノクローナル抗体であるリツキシマブが2014年8月より使用可能となった．適応外使用ではあるがミコフェノール酸モフェチルやタクロリムスの有効性を示す報告もある
- これらの薬剤による治療は，小児腎臓専門医の下で行われることが望ましい

b. 腎生検の時期

- ステロイド反応性がよいものは，微小変化型と考えて腎生検は不要
- 経過中，ステロイド反応性不良に転じた場合や，シクロスポリンを使用する場合（シクロスポリン腎毒性の確認のため，投与開始2〜3年後に実施するのが望ましい）に行う

c. 予後

- 初発時短期ステロイド投与法で，発症6ヵ月以内に再発した例は，その再発性が鎮静化するまでに長期間（平均約5年間）を要する．経年的に，ステロイド依存/頻回再発の程度が軽快していくことが多い．一部，成人期に移行する
- 腎機能予後は良好

3 ステロイド抵抗性ネフローゼ症候群

- プレドニゾロン60 mg/m^2/日（2 mg/kg/日，最大60 mg/日），分3，連日投与，4週間の治療でも完全寛解しないもの

a. 病因

- ほとんどの症例において原因は不明である
- 家族性や低年齢発症例の一部では，糸球体上皮細胞関連分子の遺伝子異常（*NPHS1*，*NPHS2*，*LAMB2*，*WT1*，*LMX1B* など）が確認される．治療抵抗性を示し，治療方針の転換を迫られる局面などでは，可能な限り遺伝子検索も検討する

b. 治療

- ステロイドを漸減，プレドニゾロン0.5〜1 mg/kg/日，隔日，朝1回内服下に，以下の治療のうち1つ，または双方を組み合わせる
- シクロスポリン2.5〜5 mg/kg/日，分2，朝・夕食前で開始．C2が600〜700 ng/mLになるように調節する．約3ヵ月間

高めの血中濃度を維持した後,400～600 ng/mL で維持する.場合により,下記のステロイド大量静注療法を併用する
- ステロイドパルス療法:メチルプレドニゾロン 20～30 mg/kg/回(最大 1 g),静脈内投与,1 日 1 回,1 週間に 3 日間連続を 1 クールとして,計 1～5 クール(たとえば,まず第 1・2・4 週に施行して以降,第 9・13 週に施行.計 5 クール.反応性をみて,投与回数を調節する場合もある)
- 本症の治療においては,シクロスポリンの腎障害についていっそう留意する必要がある.また,ステロイドパルス療法には,経口薬による副作用に加えて著明な高血圧,不整脈,感染症,大腿骨頭壊死などの重篤な副作用がある.小児腎臓専門医への相談が望ましい

c. 腎生検の時期
- ステロイド抵抗性と判断した場合,腎生検を行う
- 微小変化型,巣状分節性糸球体硬化症,びまん性メサンギウム増殖に分類される.巣状分節性糸球体硬化症は腎機能予後不良(小児腎不全の原因の約 20%)

d. 予 後
- 前述の治療によりいったん寛解に入った場合,次回再発時にはステロイド反応性(頻回再発型・ステロイド依存型)に変化している可能性がある
- 持続的にステロイド抵抗性を示す場合は,腎不全に至る割合が高い(10 年で 30～40%).最終腎生検所見が巣状分節性糸球体硬化症の場合も,腎機能予後は不良

文 献
1) 日本小児腎臓病学会(編):小児特発性ネフローゼ症候群診療ガイドライン 2013,診断と治療社,東京,2013
2) KDIGO Clinical Practice Guideline for Glomerulonephritis [http://www.kdigo.org/clinical_practice_guidelines/pdf/KDIGO-GN-Guideline.pdf](2015/12)

C 疾 患

3）IgA 腎症

- IgA 腎症は，全身性エリテマトーデスや血管性紫斑病などの全身性疾患を伴わず，腎糸球体メサンギウムに IgA がもっとも強度に沈着することを特徴とする慢性糸球体腎炎である
- 一次性の慢性糸球体腎炎のなかでもっとも頻度が高い．なかでもわが国では頻度が高い
- 臨床的・組織学的重症度に基づいて，治療方針を決定する．IgA 腎症の重症度分類は，主に蛋白尿のレベルと病理組織像による
- 非定型的に急速進行性腎炎の経過をとるものがあるが，その場合は一定の治療プロトコールにのせるのはむずかしい

a. 病理・病因

- 腎糸球体メサンギウム細胞の増殖・メサンギウム基質の増生とメサンギウム領域への IgA 優位の沈着（確定診断には，蛍光抗体法所見がもっとも重要）
- メサンギウム増殖の程度や半月体形成，癒着，硬化病変などにより重症度を分類する
- 病因として，IgA 産生異常，IgA 分子異常を中心に知見が集中しているが，いまだ原因は確定していない

b. 症 状

- 血尿・蛋白尿（上気道炎などの感染症罹患時に肉眼的血尿を示すことがある）が主体で，下記のタイプに分けられる．血清 IgA 高値を示すものは小児では少ない

①無症候性血尿・蛋白尿：約 70％にあたる患者は，学校検尿などで顕微鏡的血尿，無症候性蛋白尿で見出される．血尿はほぼ全例にみられる

②反復性肉眼的血尿：肉眼的血尿による IgA 腎症の発症は 20〜30％

③急性腎炎症候群・ネフローゼ症候群：約 10％の症例は，血尿・尿蛋白に高血圧や腎機能低下の合併（急性腎炎症候群），またはネフローゼ症候群にて発症する

c. 予後
- $1 g/m^2/$日以上の蛋白尿を持続性に示すもの,病理学的にびまん性メサンギウム増殖のタイプは,発症10年後に約30～40％が末期腎不全に至る

d. 腎生検の時期
- 血尿・蛋白尿を示し,本症を疑うもので,とくに $0.5 g/m^2/$日以上(Up/Ucr 0.5以上)の蛋白尿を示すものは腎生検を行い,確定診断して病理組織学的重症度の判定を行う

e. 治療
- 病理組織学的重症度によって治療を決定する

1) 軽症例（巣状メサンギウム増殖）
- アンジオテンシン変換酵素阻害薬：リシノプリル 0.2～0.4 mg/kg/日,分1（最大 20 mg/日）

2) 重症例（びまん性メサンギウム増殖）
- 副腎皮質ステロイド,免疫抑制薬,抗凝固薬,抗血小板薬を用いた2年間の多剤併用療法（カクテル療法）とする
- プレドニゾロン内服 2 mg/kg/日（最大 80 mg/日）,分3,連日,4週間→2 mg/kg/日,分1,隔日,4週間→1.5 mg/kg/日,分1,隔日,4週間→1 mg/kg/日,分1,隔日,9ヵ月→0.5 mg/kg/日,分1,隔日,12ヵ月
- ミゾリビン 4 mg/kg/日,分2（最大 150 mg/日）,2年間
- ワルファリン 0.5～1 mg/日から開始.トロンボテスト 20～50％維持
- ジピリダモール 3 mg/kg/日,分3内服で開始.副作用がなければ 6～7 mg/kg/日（最大 300 mg/日）

文献
1) 吉川徳茂ほか：小児 IgA 腎症治療ガイドライン 1.0 版.日児誌 111：1466,2007
2) 中西浩一,吉川徳茂：IgA 腎症：小児の治療指針.小児診療 69：696,2006

C 疾 患

4）尿路感染症

- とくに上部尿路感染症（腎盂腎炎）は腎皮質の瘢痕化をきたしうることから，早期診断と適切な治療・経過観察が必要である
- 乳幼児においては先天性腎尿路奇形の潜在に関して配慮する

a. 病 因

- 起因菌のほとんどは桿菌であり，*Escherichia coli* がもっとも多い
- 他に桿菌では，*Klebsiella, Proteus*. 連鎖球菌では，*Enterococcus faecalis* が多い

b. 症 状

- 発熱，腰背部痛，排尿痛，頻尿．新生児，乳児における症状は非特異的（不機嫌，嘔吐など）で，症状のみから判断することは不可能であり，発熱の原因として本症を積極的に疑うことが必要

c. 検 査

1）尿検査

- 正確な診断のためには，適切な尿検体の採取について配慮する
- 採尿：可能な年齢なら中間尿．乳幼児については，まず採尿バッグを用いてスクリーニング．バッグ採取尿で本症の疑いが強い場合は導尿，確認が原則
- 検尿：適切な採尿下，尿沈渣にて，1視野あたり5個以上の白血球の膿尿および有意な細菌尿（定量培養で一般的に$\geq 10^5$/mL，カテーテル採取尿で$\geq 5\times 10^4$/mL を認めた場合，本症と診断する

2）血液検査

- 白血球増多，好中球増多，CRP 陽性など細菌感染症を示す所見

3）画像検査

- 腎盂腎炎が疑われる場合は，まずエコー検査により腎低形成・異形成，水腎症，巨大尿管，膀胱壁異常などについてス

クリーニングする
- 排尿時膀胱尿道造影（VCUG）：初回上部尿路感染症を起こした場合には，本検査で膀胱尿管逆流現象のスクリーニングを行うのが原則
- DMSA シンチグラフィ：腎盂腎炎急性期の診断（診断に苦慮する場合など），回復期（発症3～6ヵ月後）の腎瘢痕有無の診断

d. 治療

- 急性期：乳児（とくに3ヵ月未満の児），活気がなく脱水傾向がある児，発熱が長期間にわたる児については，入院として，補液とともに適切な抗菌薬の経静脈投与を行う．抗菌薬投与期間は，発熱，尿所見，CRP値の経過をみながら7～14日間とする
- 乳幼児の尿路感染症については，膀胱尿管逆流をはじめとする先天性腎尿路奇形の存在の可能性，腎盂腎炎治癒後の瘢痕病変についてフォローすることがもっとも大切
- 再発のリスクがある児（尿路感染症反復，排尿機能異常，高度膀胱尿管逆流）には，たとえば6ヵ月間を目途に抗菌薬の予防内服（ST合剤 0.01～0.0125 g/kg/日，分1，眠前．または，セファクロル 1～5 mg/kg/日，分1，眠前）させる

C 疾 患
5) 慢性腎不全

a. 病 因
- 小児の慢性腎不全の原因として,囊胞・遺伝性・先天性腎尿路疾患(異形成・低形成腎)が約50%,巣状分節性糸球体硬化症・糸球体腎炎が約30%

b. 管 理
- 慢性腎不全に伴う合併症に対する対策を適切に行いながら,精神・身体ともにできるだけ正常な成長・発達を目指す

1) 栄養
- 身長年齢相当の平均摂取熱量.慢性腎不全乳幼児は栄養不良,発達の遅れなどを合併しやすいので,経管栄養(夜間)を積極的に行う

2) 水分投与量
- 濃縮力障害が主で多尿の時期は,制限は不要.胃腸炎などによる脱水症は腎機能低下を進める可能性があり,積極的に水分補給する

3) 蛋白
- 学童で1〜1.5g/kg/日,乳幼児で1.5〜2.0g/kg/日を生物価の高い良質蛋白で補うことが正常発育・発達に重要

4) Na
- 先天性腎尿路奇形ではしばしばNa喪失傾向となるので,積極的補充

5) 高血圧
- Ca拮抗薬:ニフェジピン0.25〜2 mg/kg/日,分4.アムロジピン0.05〜0.2 mg/kg/日,分1
- アンジオテンシン変換酵素阻害薬:リシノプリル0.2〜0.4 mg/kg/日,分1
- アンジオテンシンⅡ受容体拮抗薬なども用いる

6) 高K血症
- 食事によるK制限(乳児では特殊ミルク)
- ケイキサレート®,カリメート®:0.5〜1 g/kg/日投与

7) 腎性骨異栄養症
- 重要な合併症
- 血清 Ca, P, ALP, 副甲状腺ホルモン (intact PTH) 濃度, 手根骨・手関節 X 線 (くる病変化, 骨膜下吸収像の観察) などをモニタリング
- 治療は以下の通り

①血清 P 濃度の調整 (<6.0 mg/dL)：沈降炭酸カルシウム (リン吸着) 0.1 g/kg/日, 分 3, 食直後経口

②食事, Ca 製剤で適正な血清 Ca 濃度維持 (9.0～10.5 mg/dL)

③血清 Ca 値≦8.0 mg/dL, intact PTH≧250 pg/mL, または骨変化あるなら活性型ビタミン D (アルファロール®) 投与：維持量 0.02～0.03 μg/kg/日. 治療量 0.03～0.05 μg/kg/日 (Ca×P 積は<65 mg^2/dL^2 に維持. ビタミン D は低回転骨予防のため, 血清 Ca, intact PTH の値によって調整する必要がある)

④Ca 摂取不十分なら Ca 製剤

8) アシドーシス
- 重曹 (1 g あたり 12 mEq の重炭酸イオン) またはウラリット U® (粉末 1 g あたり 9 mEq の重炭酸イオン) を 1～3 mEq/kg/日. ウラリット U® は K を含むことに留意

9) 貧血
- 鉄 (鉄として 1～4 mg/kg/日), 葉酸, エリスロポエチン 50～100 IU/kg/回を 1～3 回/週, 皮下注

10) 成長障害
- 高頻度に合併. 十分な栄養と遺伝子組み換え型ヒト成長ホルモンの投与の検討

C. 透 析

- 保存療法に抵抗性の場合, 適応となる. 小児の透析療法としては, ブラッドアクセスの問題から腹膜透析法, CAPD (continuous ambulatory peritoneal dialysis) が選択されることが多い
- ドナーが存在する場合, 積極的に腎移植を選択, 最近は透析を経ずに preemptive な腎移植が増加傾向にある

C 疾患
6) 急性腎傷害

- 急性腎傷害（acute kidney injury：AKI）は，急速な腎機能低下の結果である急性腎不全だけでなく，腎臓が種々の原因で傷害を受け急性腎不全に至るまでの連続的な病態を包括した概念（表1）
- AKIのすべてのステージが末期腎不全への進展や合併症の出現につながるため，より早期にAKIであることを認識し，適切な治療介入を行うことが望ましい（図1）

a. 病因
- 腎前性（腎血流減少による），腎性（腎実質障害による），腎後性（尿路閉塞による）に分けると理解しやすい

b. 症状
- 溢水，電解質/酸塩基平衡の異常，その他の尿毒症症状

表1 Kidney Disease/Improving Global Outcomes (KDIGO) によるAKIのステージ分類[註]

ステージ	血清Cr	尿量
1	0.3 mg/dL以上の血清Cr値上昇[1] or 基準値[2]から1.5〜1.9倍の上昇	0.5 mL/kg/時未満が6〜12時間
2	基準値から2.0〜2.9倍の上昇	0.5 mL/kg/時未満が12時間以上
3	基準値から3.0倍以上の上昇 or 血清Cr 4.0 mg/dL以上 or 腎代替療法を開始 or 18歳未満ではeGFR 35 mL/分/1.73 m^2 未満への低下	0.3 mL/kg/時未満が24時間以上 or 無尿が12時間以上

[註] AKIのステージ分類は，血清Crによるステージと尿量によるステージのより高い方を採用する
[1] 48時間以内の血清Cr値の上昇で判定する
[2] 基準値とは，AKI発症7日以内に確認されていたか予想される血清Cr値

[KDIGO Clinical Practice Guideline for Acute Kidney Injury：[http://www.kdigo.org/clinical_practice_guidelines/pdf/KDIGO%20AKI%20Guideline.pdf]（2015/12）を改変して引用]

図1 ステージ別の AKI 診療

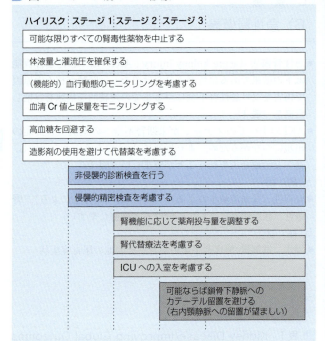

[KDIGO Clinical Practice Guideline for Acute Kidney Injury：[http://www.kdigo.org/clinical_practice_guidelines/pdf/KDIGO%20AKI%20Guideline.pdf]（2015/12）を改変して引用]

c. 検査・診断
- 図2参照

d. 治療

1) 厳密なモニタリング
- 体重，バイタルサイン，時間尿量，血清 Cr 値，電解質や血液ガス，血糖

2) 腎毒性薬剤の回避・中止
- 非ステロイド性抗炎症薬（NSAIDs），造影剤，腎毒性をもつ抗菌薬，アンジオテンシン変換酵素（ACE）阻害薬などの使用に留意する

図2 AKIの診断チャート

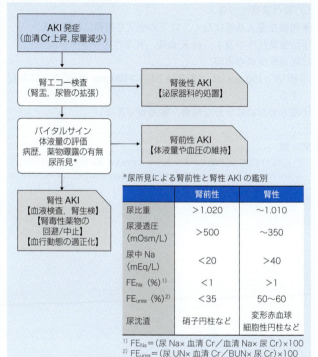

3) 体液量や血圧の適正化
- 腎前性ならば細胞外液補充液を投与
- 溢水に対しては利尿薬(フロセミド)の投与
- 輸液にて血圧が維持できない場合には血管作動薬(ドパミンなど)を投与

4) 電解質や酸塩基平衡の正常化
- 高K血症:「脱水・電解質異常」の項参照 (p38)
- 代謝性アシドーシス:呼吸性代償が不十分,または高K血症の原因となる場合にpH 7.2を目標に補正する.重炭酸ナトリウム(メイロン®) 1〜2 mEq/kgもしくはBE (base

excess)×体重(kg)×0.3×0.5 mEq を 30 分かけて静注

5)腎代替療法の導入
●明確な導入基準はなく,以下の症状を指標に判断する
①治療抵抗性の溢水,高 K 血症,代謝性アシドーシス
②尿毒症症状の出現
③BUN＞150 mg/dL,または BUN＞100 mg/dL でさらに進行する
④溢水のために十分な輸液,輸血ができない

文　献

1) KDIGO Clinical Practice Guideline for Acute Kidney Injury：〔http://www.kdigo.org/clinical_practice_guidelines/pdf/KDIGO%20AKI%20Guideline.pdf〕（2015/12）

10 先天代謝異常症

診療の基本姿勢と注意点

- 先天代謝異常症の臨床は，先天代謝異常症を背景に発症する救急疾患としての急性期診断管理と非急性期診断管理の2つの側面をもつ
- 先天代謝異常症を背景にする救急疾患としての発症時期は，新生児〜成人期まで広範囲であることに注意が必要である．タンデムマス法の導入によりアミノ酸代謝異常症，有機酸代謝異常症，脂肪酸代謝異常がスクリーニングされるようになったが，非急性期の検査である新生児マススクリーニング検査が正常であることは，先天代謝異常症を否定する理由にはならない
- 発症時期は，残存酵素活性と生体内蛋白異化亢進などの誘因とのバランスによって個別に決定されており，疾患名で決定されるものではないことに注意が必要である
- 非急性期診断管理では，症状の進行がきわめて緩徐であることに注意が必要である．疑った場合には，一度の外来で判断しない，他の意見を求めるなどの方策をとらないと診断が遅くなる危険性があることも念頭に置く

先天代謝異常症を背景に発症する救急疾患としての急性期診断管理

- 先天代謝異常症は，新生児〜成人期までどの時期でも出現する

1 症 状

a. 新生児期発症

- 出生時は，正常であることが多いが，哺乳開始後24〜72時間で症状が現れる
- 多くの疾患で，哺乳不良，傾眠傾向，嘔吐，痙攣がみられる
- 感染，敗血症の鑑別とともに先天代謝異常症も念頭に置く

b. 新生児期以外

- 症状の多くは，何らかの「きっかけ」から生じていることが多い．たとえば，長時間の絶食，発熱に伴う摂取不良，嘔吐などである
- 嘔吐，呼吸窮迫，精神状態の変化（錯乱，傾眠傾向，易刺激性，攻撃的行動，幻覚，痙攣，昏睡）などの場合，中枢神経疾患とともに先天代謝異常症も鑑別すべきである

2 先天代謝異常症の一般的な急性期管理

a. 食事摂取の中止

- 蛋白質はもちろんのこと，二糖類（ラクトース），単糖類（ガラクトース，フルクトース）含有食物も中止する

b. 初期検査項目検体の確保

- 初期治療前の検体の確保は大切であるが，提出項目の検討よりも治療を優先する
- 緊急検査項目：血算，肝機能，腎機能，電解質，酸塩基平衡，血糖，アンモニア，乳酸
- 残検体は，保存しておくように検査室に連絡する
- 検尿：ケトン体の有無が重要
- 保存用検体（血漿，尿），乾燥濾紙血：これらの検体は先天代謝異常症の特殊検査である血中・尿中アミノ酸分析，有機酸分析，アシルカルニチン分析，尿中ムコ多糖分析，遺伝子診断などに用いることができる

c. 点滴静注の開始

- 蛋白分解を阻止するための十分なカロリーを10％ブドウ糖液にて投与する．10〜15 mg/kg/分のブドウ糖を供給することを目標にする．これは，内因性の蛋白異化を最小限にすることが目的である
- 脱水の程度と電解質の濃度に応じて，Na，Kを加える

d. 初期検査項目で明確な診断に至らない場合

- 現在，新生児マススクリーニング事業は，都道府県単位の事業として行われており，各都道府県にコンサルティング医師が配置されている．ためらうことなくコンタクトをとり，先天代謝異常専門医の指導を受けることが望ましい

3 初期検査項目に応じた治療

a. 高アンモニア血症
- 高アンモニア血症の診断が確定した場合，血液透析のオプションを考える
- 新生児であろうとも，交換輸血は行うべきではない（蛋白異化の亢進を引き起こし，状態を悪化させる可能性が高い）
- 初期治療に引き続き以下の製剤を2時間で投与する
  ・10％ブドウ糖液 10〜15 mg/kg/分にて投与する
  ・アルギニン塩酸塩製剤 600 mg/kg/2時間［アルギU®注（10％）6.0 mL/kg/2時間］
  ・レボカルニチン（エルカルチン®）100 mg/kg，経口（尿素サイクル異常症と確定したら中止）
- アンモニアの値が 850 μg/dL を超えた場合は，血液透析開始をためらうべきではない
- 海外では，安息香酸ナトリウム，フェニル酢酸ナトリウム，アルギニン塩酸塩の三者併用療法も用いられている．わが国で使用可能なのは，アルギニン塩酸塩製剤のみであることに注意が必要である．その他の2剤は，適応外もしくは薬価未収載のため，院内倫理委員会の承認，患児または両親に対する説明と同意が必要になる．それぞれの注射薬は試薬を購入し，院内調整が必要である．安息香酸ナトリウム，フェニル酢酸ナトリウムの使用にあたっては，先天代謝異常専門医の指導下に使用すべきである．なお，フェニル酢酸のプロドラッグであるフェニル酪酸ナトリウム経口薬はブフェニール®として適応承認され，市販されている

b. 低血糖
- 基本的に血糖<45 mg/dL は，低血糖と考えられる
- 背景因子に，内分泌疾患もしくは先天代謝異常症がある．内分泌疾患として代表的なものは先天性高インスリン血症であり，代謝異常症として，糖新生の酵素欠損症，グリコーゲン分解の酵素欠損症（糖原病）および脂肪酸酸化障害，毒性物質による糖新生の障害（有機酸血症）などがある
- 追加検査項目検体の確保：保存検体分の中からインスリン，コルチゾールの提出の準備をする

- 鑑別のための問題点の整理：患児の年齢は？ 低血糖と食事摂取との関係は（食後に起こるのか，長時間の絶飲絶食で起こるのか，それとも常にあるのかなど）？ 肝腫大の有無など

c. 重度の代謝性アシドーシス
- 重度のアシドーシス（pH＜7.1）の場合のみ，[HCO_3^-]の補充を行う

先天代謝異常症の非急性期診断管理

1 新生児マススクリーニング陽性者の扱い
- わが国においては，従来，先天代謝異常症4疾患（フェニルケトン尿症，メープルシロップ尿症，ガラクトース血症，ホモシスチン尿症）と内分泌2疾患（先天性甲状腺機能低下症，先天性副腎過形成症）がスクリーニング対象疾患であった．新しい検査法の導入（タンデムマス法）により，より多くの疾患が非急性期に発見されるようになった［「新生児マススクリーニング」の項（p434）参照］
- 採血に関する取り決め，判定体制についても，「新生児のマススクリーニング」の項（p434）参照

2 変性疾患

a. ムコ多糖症
- Hurler症候群，Hunter症候群が2大病型である
- 症状：多発性の蒙古斑（消失も遅い），初期の過成長（症状の進行により低身長になる），肝脾腫，ガルゴイル様顔貌，関節拘縮
- 検査所見：末梢血液像での白血球封入体，尿中ムコ多糖陽性，骨格X線での特徴的な所見
- 確定診断：末梢白血球を用いたライソゾーム加水分解酵素の活性測定
- 酵素補充療法：Hurler症候群に対しては，アウドラザイム®，Hunter症候群に対しては，エラプレース®を使用する

b. Fabry病
- 症状：四肢の痛み，発汗異常（汗が少ない），腎不全などの症状が小児期からみられることがある

- 確定診断:末梢血(白血球,血清など)の酵素活性測定
- 酵素補充療法:ファブラザイム®を使用する

死亡時の対応

- 急性期治療に反応せず確定診断前に亡くなる場合がある.乳児突然死症候群(SIDS)にも共通するが,先天代謝異常症を念頭に置いた検体採取が重要になる.採取可能な検体を採取し,十分な条件で保存することが大切である
- 患児の診断なしに,両親への遺伝カウンセリングや次子の再発危険率を推定することは不可能である
- これらの検体は,その解析について先天代謝異常専門医にコンサルトする場合の強力な情報になる

a. 検体採取

- 血清,血漿など採取されていないものがあれば,ただちに採取し,遠心後保存する
- 乾燥濾紙血
- 尿検体:必要によっては膀胱穿刺によって採取する
- DNA抽出用血液(EDTA血で採取,すぐに分離できない場合は凍結可)
- 線維芽細胞培養:基本的に死後48時間程度までは細胞の培養が可能である.また,剖検時に採取した組織であれば,生理食塩液もしくは培養液のもと冷蔵した条件で2日間ほど保存可能である

b. 先天代謝異常専門医へのコンサルト

- 治療時の状況などが判明している場合には,できるだけ速やかに先天代謝異常専門医に連絡をとり,検索に必要な検体についての意見を求めるべきである

文 献
1) 松原洋一(監訳):小児代謝疾患マニュアル,診断と治療社,東京,改訂第2版,2013
2) 遠藤文夫(総編集):先天代謝異常ハンドブック,中山書店,東京,2013

11 染色体異常・奇形症候群

診療の基本姿勢と注意点

1 診断する意味
- 染色体異常・奇形症候群は，根本的治療が存在しないことから診断すら軽視されてきた．2000年代のマイクロアレイ技術の進歩による染色体検査の解像度の向上は，逆奇形学（reverse dysmorphology）という言葉をも生んだ．また，2010年代には次世代シークエンサーによる診断が実用化されるようになり，診断の重要性が増してきている
- 根本的な治療がなくとも，患児の健康管理を推進することは，患児のみならず患児を取り巻く家族の幸福にもつながる．正しい診断は，その疾患の自然歴を手に入れることと同じであり，疾患を理解するとともに，疾患特有の合併症や発育経過，就学状況などを知ることで可能となる
- 先天異常をみたときには，その異常が単一の形態異常なのか，それとも基礎に内因性の原因をもつ症候群として認識されるものなのかの判断が重要である．これにより，診断，遺伝カウンセリングの方向性が決まると言っても過言ではない
- 奇形学に基盤を置く臨床遺伝学的診察は，往々にして家族の不快感を惹起することがある．小児科学領域での先天異常のもつ影響の大きさなどを家族に説明し，自己紹介をすることから診察を開始する

2 診断の進め方

a. 情報の収集
- 家系図：三世代にわたる家系図の作成は必須のものである．このなかには，疾患の有無のみでなく，流産歴や両親の年齢などを記載する
- 妊娠歴：前述の流産歴のみではなく，不妊治療の有無，妊娠中の薬剤曝露歴，出生時の状況などを記載する

b. 患児の診察

- 服を脱がせて全身を診察することは，小児科の基本と同じである
- 身体計測（身長，体重，頭囲）も欠かすことはできない

1) 身体バランスと対称性
- プロポーションや相対的大頭などの身体バランスを検討する
- 顔面，四肢の対称性にも注意

2) 精神発達，行動や性格の評価
- 神経学的所見をとるとともに，睡眠パターンや言語発達，行動の特徴なども聴取する

3) 身体診察
- 「特徴的顔貌」と記載されるような「疾患特異的な印象」（= Gestalt）は，顔面周囲の小奇形の集合として認識されるものである．場合に応じて計測が必要になる
- 基本的な小奇形の判別の方法は，成書[1]を参照のこと
- 「小奇形が3つ以上あるときは，隠れた大奇形を検索せよ」，「小奇形が3つ以上あるときは，何らかの奇形症候群を疑え」といわれるように，小奇形は臨床的に重要である
- 上記は，図1にも示すように大奇形が患児において「all or none」であるのに対して，小奇形は「gradient」をもって存在するという事実に基づいている．もっとも有名なダウン症候群においても，大奇形の有無でもって診断することが不可能であることに異論はない

c. 情報の検討

- 得られた情報から診断の検討を行う
①単独の先天異常なのかの鑑別
②奇形症候群の可能性の検討：奇形症候群は，特徴的な小奇形の組み合わせや成長発達パターンから認識可能な疾患として診断される．そのため，大奇形の有無からのアプローチは往々にして診断を誤る可能性がある
③診断のために必要な追加情報の検討：奇形症候群のなかには，染色体・遺伝子検査で確定できない疾患が存在する．臨床的診断基準から，どのような情報の有無が確定診断に重要かリストアップする

図1　小奇形と大奇形の診断的意味の違い

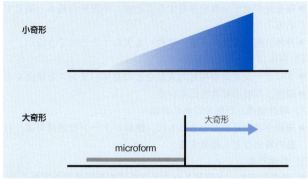

[稲澤譲治ほか（編）：アレイCGH診療活用ガイドブック，医薬ジャーナル社，東京，2008より引用]

検　査

- 情報の検討から，追加情報の必要度の高い順に検査を選択する
- 診断には，遺伝子・染色体検査が必須と金科玉条に考える必要はない．しかしながら遺伝子・染色体検査は，遺伝学的検査としての生殖細胞系列における検査であり，患児の医療上のメリットがあるのはもちろんであるが，患児の家族に影響を与える場合があることを理解する必要がある
- 検査が必要な場合，両親への説明と同意が必要である

a. 染色体検査（G分染法，FISH法を含む）の適応（表1）
b. 検査法の選択

- 図2に検査法選択のフローチャートを示す
- 現在，スクリーニング検査として染色体G分染法が汎用されているが，この検査には解像度の面で限界がある
- 解像度の限界を解消する目的で開発されたものがFISH法である．現在のところ，FISH法は，患児の異常が既知の染色体異常症に合致している場合に用いられる検査となっている
- 染色体微細構造異常の発生部位の同定から，微細構造異常を発生しやすいサブテロメア部位を標的とするサブテロメアFISH解析が保険適用で臨床応用可能である．また保険外で

表1 染色体検査の医学的適応

1. 臨床症状から特定の染色体異常症候群が疑われるとき
2. 2つ以上の大奇形
3. 両性性器
4. 多発奇形,発達の遅れ,成長障害の組み合わせ
5. 低身長女児
6. 精神遅滞
7. 二次性徴の遅れ,性腺機能不全
8. 既知の奇形症候群,単一遺伝子性疾患

[川目 裕:形態異常を中心とした先天異常,遺伝性疾患の診断の進め方.今日の小児治療指針,大関武彦ほか(編),医学書院,東京,改訂第14版,p144, 2006 を改変して引用]

図2 検査法選択のフローチャート

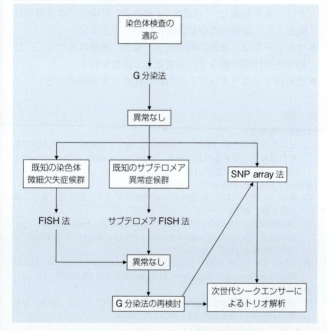

あるが,SNP array 法が研究受託可能な検査となっており臨床検査会社に発注可能である
- 上記の検索でも異常が認められない場合,次世代シークエン

サーを用いた解析が研究室レベルで行われている．検査には患児とともに両親の血液検体が必要になる．二次的所見（incidental findings）が検出される可能性があり臨床遺伝専門医へのコンサルトのうえでの実施が望ましい

患児のフォローアップ

- 複数の先天異常をもつ患児での，初回診療における基礎疾患診断率は50％以下といわれており，継続的なフォローアップのなかから診断が確定する場合も多い
- カルテのうえでは，診断が「確定」「可能性」「未確定」なのかはっきり記載し，「可能性」「未確定」の場合には省察的臨床家として診療のたびに診断について考えていく
- フォロー中は，患児の精神発達，成長の評価のみでなく，行動特性や性格特徴などにも留意して診察を行う
- 患児のフォローアップ上の指針は成書[6]を参照のこと

文　献

[小奇形の記載法]
1) 日本小児遺伝学会（監訳）：国際基準に基づく小奇形アトラス形態異常の記載法―写真と用語の解説［http://plaza.umin.ac.jp/p-genet/atlas/index.html］（2015/12）

[診断に至るまでに有用なデータベース]
2) 梶井　正ほか（監）：新先天奇形症候群アトラス，南江堂，東京，改訂第2版，2015
3) UR-DBMS (University of Ryukyus-Database for Malformation Syndromes)［http://becomerich.lab.u-ryukyu.ac.jp/UR-DBMS/UR-DBMSSearch.php］（2015/2）
4) Jones KL, et al（ed）: Smith's Recognizable Patterns of Human Malformations, WB Saunders, Philadelphia, 7th ed, 2013

[染色体診断法]
5) 蒋田芳男：DNA microarray：CGHアレイ，SNPアレイ（胎児・新生児への応用）．周産期医 44：167-171, 2014

[フォローアップに有用な書籍]
6) Cassidy SB, Allanson JE（eds）: Management of Genetic Syndrome, Wiley-Blackwell, Wilmington, 3rd ed, 2010

Part 4
新生児科診療の実践

1 診察

a. 診察の必要性
- 新生児は，①生後1日目，②生後4～5日目（退院時）の最低2回は小児科医の診察を受ける（ハイリスク妊婦や蘇生を必要とした場合などには出生時診察も行う）

b. 診察の目的
- 胎外環境に適応できないために発症する疾患や奇形の診断
- 生後時間が経過して発症する疾患の診断
- 発育状況の確認
- 母親への支援（勇気づけ）

c. 診察の実際
- 診察は以下の理由から母親のベッドサイドで行うことを心掛ける

①わが子の反応をみることにより，わが子に興味をもつきっかけとなる
②母親の質問にその場で答えることができる
③母親の人となり（養育能力など）を知ることができる

d. 診察前に情報を収集する
- 在胎期間や出生体重，母体疾患，妊娠分娩歴，分娩経過，生後の経過（体重，尿回数，便の回数と性状，哺乳状況）などの情報収集を行う

e. 診察のポイント
- 裸にして視診を，次に聴診を行う
- 啼泣していないとき（させないよう）に聴診することを心掛ける
- 心雑音は，肺高血圧の残る生後2，3日は聴取されないことがある．心雑音を聴取しない先天性心疾患もある
- 触診は頭から順に下に診ていくと見落とさない．自分なりの順序を作っておくとよい
- 皮膚色は明るい光の下で診察する．部屋が暗ければ採光するか，診察場所を移動する

- チアノーゼを否定できない場合は経皮的動脈血酸素飽和度（SpO_2）を確認する（危急的心疾患などを見逃さないためにも出生時および生後1日目，退院前の診察時に SpO_2 をルーチンで確認するとよい．出生時の SpO_2 は生後10分で90％以上，以後，酸素投与なく95％以上になることを確認する．生後1日目および退院前の $SpO_2<95％$ は心エコーで精査する）
- 染色体異常や性分化異常を疑うときは専門家によるチームで診療する．このとき，性の決定は急がない
- Moro 反射や Galant 反射は左右対称に出現するかどうかをみる．同時に仙尾部の陥凹を観察し，認める場合には脊髄係留症候群を疑う
- 診察の際に，母親に気になることはないかを尋ねることも重要である
- 退院時診察では，体重増加傾向にあることを確認する．哺乳状況によっては退院後の受診で体重の増加を確認する
- 黄疸の確認と先天代謝異常マススクリーニング採血を行う
- 育児過誤や虐待に至る可能性が高い母子については地域の保健師や保健センターと連携をとる

② 管理

A 新生児の一般管理

- 正期産で出生し出生時に明らかな合併症をもたない新生児はいわゆる「正常新生児」と呼ばれるが,正常であるか否かは本来,出生時には判断できない
- たとえ満期産でも生後まもなく生理的に不安定な新生児をどのようにケアすべきか,2012年に日本未熟児新生児学会の医療提供体制検討委員会から「正期産新生児の望ましい診療・ケア」が委員会報告として提唱されている.現状では実現が困難な項目もあるが,小児科医が考えるあるべきケアとして参考にしたい[1]

a. 今後期待されるいわゆる正期産新生児の管理
- 正期産新生児の管理が充実する
- 過剰な医療的介入が排除され,家庭的環境と子育てを体得していく教育的環境が提供される.そこでは母子同室制の運用,母乳育児の推進が行われる[2]

b. 新生児養護の4大原則
1) 保温
- 低い熱産生能に加えて体表面積が大きいことから,熱を奪われやすい
- 出生時は体表に付着した羊水が気化する際に熱を奪われるので,生後はただちに暖かいガーゼやタオルで清拭する
- 分娩室,手術室,救急車内の室温に注意する

2) 感染予防
- 解剖学的にも免疫学的にも感染防御能が低く,新生児は易感染宿主である
- 感染予防と早期発見・確実な治療に尽きる
- 新生児は無菌状態で出生し,生後数時間で産道や環境由来の大量の細菌に曝露される
- 母親由来の正常細菌叢を早期に獲得させることが重要である
- 医療従事者の手指を介した水平感染が感染源となることが多い.手指衛生(一処置 二手洗いとアルコール擦式消毒)を

表1 母乳育児を成功させるための10ヵ条
（ユニセフ・WHOによる共同声明）

産科医療機関と新生児のためのケアを提供するすべての施設は，
1. 母乳育児推進の方針を文書にし，すべての関係職員がいつでも確認できるようにする
2. この方針を実施するうえで必要な知識と技術をすべての関係職員に指導する
3. すべての妊婦に母乳育児の利点と授乳の方法を教える
4. 母親が出産後30分以内に母乳を飲ませられるように援助する
5. 母乳の飲ませ方をその場で具体的に指導する．また，もし赤ちゃんを母親から離して収容しなければならない場合にも，母親に母乳の分泌を維持する方法を教える
6. 医学的に必要でないかぎり，新生児には母乳以外の栄養や水分を与えないようにする
7. 母子同室にする．母親と赤ちゃんが終日一緒にいられるようにする
8. 赤ちゃんが欲しがるときはいつでも，母親が母乳を飲ませられるようにする
9. 母乳で育てている赤ちゃんにゴムの乳首やおしゃぶりを与えないようにする
10. 母乳で育てる母親のための支援グループ作りを助け，母親が退院するときにそれらのグループを紹介する

[WHO/UNICEF : Promoting and Supporting Breastfeeding : the special role of maternity services. World Health Organization, Geneva, 1989 より引用]

徹底する

3) 栄養
- 母乳栄養が原則である
- 「母乳育児を成功させるための10ヵ条」（表1）を実践する
- 周産期医療を担う医療機関は，母乳育児を行うことのできる医療環境を提供する必要がある．すなわち，①出生直後からの母子接触と授乳の機会を提供し，②終日の母子同室育児と頻回授乳ができるようにし，③母親を支え（エモーショナル・サポート＝優しい勇気づけ），④母乳育児に関する正しい知識と技術を母親に提供することである
- 疾患や内服薬のために母乳を与えられない母親に対しては，人工乳であっても与え方（抱いて，見つめて，語りかける）によって母と子の絆は形成されることを伝える

4) 母子関係の確立
- 母乳育児は母子関係を確立させるもっとも簡便で確実な行為である
- 出産直後からの授乳により分泌されるプロラクチンは，母性行動の中枢である内側視索前野を刺激し，母親に母性行動を

発現させる
- 終日の母子同室は母乳の分泌をよくし,育児不安を軽減する

c. 出生直後の新生児の扱い

- 娩出した児を診察後,ただちに母親の胸の上において早期皮膚接触(STS)と最初の授乳を行う.STSを行う際には,児は呼吸循環状態が不安定な時期であり母子の観察を怠らない.急変時には適切に対応できるように備えておく.決して母子を放置しない
- 吸引などの処置は最小限にとどめ,計測は後で行う
- Apgarスコアの確認や最初の診察は,母親の胸の上で行う
- 生後30分以内の早期から母子接触をはかることが母子の絆の形成に重要である

d. 母子同室

- 終日母子同室とする
- 乳幼児突然死症候群(SIDS)や児の連れ去りに備え,モニタリングによる監視を行う施設もある
- 同室後のバイタルサインのチェックには母親も参加させ,わが子の状態を把握させる
- 沐浴は児の疲労軽減のため,医療従事者による1回,母親による1回の計2回程度にとどめる
- 毎日の診察は母親のベッドサイドで行う
- 一時的に預かることも可能であることを伝える

e. late preterm infant の扱い

- late preterm infantとは在胎期間34週0日〜36週6日で出生した児を指すが,筆者の施設では36週以上で呼吸障害がなければSpO_2モニターを装着のうえで母子同室としている
- late preterm infantは低体温や呼吸障害,低血糖,黄疸などを合併しやすいことが知られており,注意深い観察が必要となるが,明らかな呼吸障害がなければ,基本的には母子同室が可能である
- 輸液や血糖測定,光療法を含めた黄疸の管理は母子同室して行う
- 吸啜が弱く,授乳間隔も空きやすいことが多いため,母子へのきめ細かい支援が必要である.児の授乳状況に応じて,搾

乳による補足が必要になることもある
- 母子同室により乳汁分泌がよくなり，新生児集中治療室（NICU）が適切に運営されるので医療費が抑えられる

文献

1) 佐藤和夫ほか：正期産新生児の望ましい診療・ケア．日未熟児新生児会誌 24：419-441, 2012
2) 藤村正哲：Intermediate Care の運用と施設形態に応じたバリエーション．Neona Care 12：1145, 1999

❷ 管 理

B 低出生体重児の管理

- 新生児は,出生時に呼吸循環動態を大きく変化させ,子宮外環境に適応していく.低出生体重児はその適応能力が低いことから特別な管理が必要となる

a. 出生時管理

- 産科情報をあらかじめ把握しておくことで,より未成熟な児への適切で速やかな対応が可能になる.出生前に必要な情報を以下にまとめる

  ①在胎期間

  ②胎児の状態:推定体重を含む胎児発育,胎児心拍数モニタリング,biophysical profile scoring,羊水検査による胎児肺成熟評価,胎児奇形の有無など

  ③母体情報:母親の年齢,既往歴,家族歴,薬剤・喫煙・アルコール歴,既往妊娠分娩歴,妊娠高血圧症候群・羊水過多・過少・前期破水などの妊娠合併症,糖尿病などの内科的合併疾患,感染症の有無など

- 分娩立ち会いでは,清潔なタオルなどで清潔エリアを確保し,ラジアントウォーマーのスイッチを on にして保温する.同時に吸引[吸引圧<100 mmHg(13 kPa)],酸素投与や陽圧換気ができる準備(5〜10 L/分,可能な限りブレンダー使用)をする

- 分娩室(手術室)の温度調節も大切で,とくに 28 週未満の超早産児が生まれるときには室温を 26℃以上に保つ.28 週未満の早産児では臍帯を胎盤側から児側にしごく臍帯ミルキング(頭蓋内出血・輸血の頻度が減少する)をして胎盤輸血を行うため,できるだけ長く臍帯を残してもらうよう産科医に伝える

- 蘇生に必要な物品を以下に示す.①喉頭鏡,②ブレード,③スタイレット,④気管チューブ,⑤吸引カテーテル,⑥胃チューブ,⑦マスク,⑧蘇生用バッグ,⑨聴診器,⑩清潔グローブ,⑪テープ(点滴や挿管チューブ固定用),⑫はさみ,

⑬留置針，⑭シリンジ（1〜20 mL），⑮延長チューブ，⑯三方活栓，⑰食品包装用ラップフィルム，⑱生理食塩液，⑲蒸留水，⑳ブドウ糖（5，10，20％），㉑ボスミン®，㉒メイロン®，㉓人工肺サーファクタントなどである

- 出生時の注意点として，①加温するのではなく保温するという感覚が重要であり，熱傷は絶対避ける，②170回/分以上の頻脈は高体温の可能性あり，③SpO_2モニターで高O_2血症を回避するよう心掛けることが挙げられる［具体的な蘇生法は「新生児の気道確保」（p340）を参照］

b. 急性期管理

- 基本的に minimal handling に徹する．ルーチンにとらわれず，児の成熟度に応じたケアを行うことが大切である
- 入院後は児の状態によってコットか保育器が選択される
- 保育器は児の在胎期間や出生体重に応じて温度，湿度を設定する．たとえば超低出生体重児であれば保育器内温度37〜39℃，湿度90％以上が必要となる．一方，感染症，とくに真菌対策としては湿度を低くする必要があるため，児の状態をみて細やかに調節する
- 基本的に胎脂を取り除くメリットはないので，急性期に沐浴や清拭は行わない
- 低出生体重児は筋緊張が弱く良肢位をとりづらいので，ポジショニングを出生後から積極的に進めていく
- 皮膚は脆弱であり，マットレスやシーツも在胎期間に応じて選択する．また各種センサー装脱着，絆創膏を剥がす際には表皮剥離，びらんが生じやすいので注意が必要である
- 脳保護では脳出血（脳室内出血）と虚血（脳室周囲白質軟化症）の予防が重要である
- 血圧変動を少なくするため，人工呼吸管理中にはフェノバルビタール，ミダゾラムなどで鎮静する．最近は鎮痛作用もあるフェンタニル，モルヒネ塩酸塩を使用する施設が増えている
- 感染症に対しては，母体情報から児の感染発症のリスクを捉えておく．低出生体重児では感染症が重症化しやすいため，感染症が否定できない場合にはseptic workup後すぐに抗菌薬を開始し，培養結果，臨床症状をみながらできるだけ速や

かに中止する．また，超早産児で破水期間が長く母体への抗菌薬投与が長期間になっている場合は児の深在性真菌感染症も念頭に置く．もちろん日頃より院内水平感染の防止策を講じることは言うまでもない
- 栄養管理では，出生後早期からの積極的な母乳栄養を心掛ける（minimal enteral feeding）．1,500 g 未満の児ではプロバイオティクスも併用する
- 経腸栄養の遅れに対しては，アミノ酸や脂肪，ビタミン，微量元素の中心静脈栄養を併用する

c. 慢性期管理
- 「後遺症なき生存．いかに児の発達予後を良好なものへと導くか」がポイントである
- 良好な発達のためには子宮外発育遅延（EUGR）を抑制する栄養管理が大切であり，強化母乳栄養（HMS-1®あるいはHMS-2®）などで積極的に体重増加をはかる
- その他，慢性肺疾患予防を含む呼吸管理は「新生児の気道確保」(p340)，「新生児の呼吸管理」(p343) を，循環管理は「新生児の循環補助」(p349) を，感染対策の詳細は「感染症」(p393) を参照されたい
- また，NICU 内で子どもが心地よく育ち，良好な親子関係を育むためにも，カンガルーケアを含めたディベロップメンタルケアを家族とともに考えながら進めていくことも大切である

d. ファミリーケア
- 児の状態の的確な情報を保護者に提供し，児に最善の利益を得る医療が提供されるように関係を築く必要がある
- 同時に児に対する愛着が形成される環境を提供し，サポートすることが児の将来にかかわる家族関係の形成のため必要である
- 早産分娩が予想される場合，家族の希望があった場合には出生前訪問（プレネイタルビジット）を行い，家族の不安を軽減し，治療への理解を深めてもらう

② 管理

C 新生児搬送

- ハイリスク分娩は，新生児の集中治療が可能な施設で母子分離されることなく行われるべきである．しかし，分娩が進行している場合などは母体搬送が不可能で，新生児仮死など生後に異常を呈することも少なくなく，どんな万全な医療システムが構築されても，新生児搬送が必要となる
- したがって，周産期医療施設には常に新生児搬送が速やか，確実，安全に行うことができる体制が要求される

a. 新生児搬送が必要な新生児

- ①早産・低出生体重児（搬送対象の在胎期間，出生体重は各施設の基準による），②仮死，③呼吸障害（無呼吸，呻吟，陥没呼吸など），④チアノーゼ，⑤痙攣，⑥嘔吐・腹部膨満，⑦重症黄疸，⑧感染症が考えられるとき，⑨奇形，⑩その他（何となく元気がないなど）

b. 入院依頼の連絡

- 「低出生体重児の管理」（前項）で示した産科情報と出生後の患児の状態が的確に連絡されることが必要である
- 入院依頼の主訴，在胎期間，体重，Apgar スコア，チアノーゼの有無，呼吸症状（多呼吸，呻吟，陥没呼吸など）などは必須の情報である
- チアノーゼを呈する際には，上下肢での SpO_2 の測定が新生児遷延性肺高血圧症（PPHN）やチアノーゼ性心疾患の可能性を検討するために有用であり，搬送入院までの酸素投与の是非を指示するのに役に立つ
- 搬送の必要性などについては，ある程度搬送依頼施設の医師から保護者に説明してもらう必要がある

c. 産科施設で準備すべきこと

- 分娩前に none reassuring fetal status の状態が考えられ，新生児仮死が考えられる場合には，立ち会い分娩の依頼を受けることがある
- 児への対応が遅れないように，分娩の準備と同時に「低出生

体重児の管理」(p334) に示した分娩立ち会いの際の準備を整える必要がある

d. 新生児集中治療施設で準備すべきこと

- 搬送依頼があった際には，蘇生に必要な医療品，物品を収容したバッグを持参して搬送依頼施設に赴く
- 筆者の施設の蘇生バッグ内の物品を以下に示す

①薬品：イノバン®，ドブトレックス®，ボスミン®，ノーベルバール®，ホリゾン®，カルチコール®，ケイツー®，アプニション®，メイロン®，ラシックス®，生理食塩液，蒸留水，ブドウ糖液（5，10，20，50％）

②備品：各種注射針（27～18 G），シリンジ（1～50 mL），延長チューブ，静脈留置カテーテル（24～18 G），気管チューブ（内径 2.0～3.5 mm），喉頭鏡（電池，電球），スタイレット，マスク，栄養チューブ（3～6 Fr），ディスポーザブル手袋，各種テープ（点滴固定，挿管チューブ固定），綿棒，安息香酸チンキ，鑷子，聴診器，ジャクソン-リースなど

e. 搬送中に注意すべきこと

- 基本的には，搬送中に処置が必要にならないように児の状態を安定させてから搬送する
- 新生児救急車は「動く新生児集中治療室（NICU）」と称され，緊急性よりも安定性が要求されることが多い
- 広域圏をカバーする場合，緊急性を必要とする場合にはヘリコプター搬送が理想である
- 重症児の搬送では，人工呼吸器を使用し人工換気［ときには高頻度人工換気（HFO）］で SpO_2，経皮酸素分圧（$TcPO_2$）/CO_2，心拍，呼吸をモニタリングし，NICU と同等の管理をし，適時吸引や体温測定をしながら搬送する
- 地域周産期の状況や症例によっては他院への三角搬送を行う場合がある
- 周産期施設の役割の 1 つとして新生児救急車の保有が必要である

f. その他

- 搬送前には，可能な限り母子面会，接触を行い，また児の写真を残すなどして，母子分離の不安を有する母親や保護者へ

のフォローが重要である
- 搬送された児の母親も受け入れることができることも、周産期施設に求められる条件の1つと考える

② 管理

D 新生児の気道確保

a. 気道の開通（あらゆる気道確保の基本）
- 頸部を軽く伸展させた「嗅ぐ姿勢（sniffing position）」をとる．この際，頸部の過伸展や過屈曲に注意し，必要に応じて肩枕を使用する
- 口腔内の分泌物は，必要に応じて口−鼻の順に吸引する．しつこい吸引は迷走神経反射を誘発し，徐脈や無呼吸の原因になるため注意する
- 気道を開通し，刺激を与えるだけで呼吸を始めることも多い

b. 気道確保
- 気道確保にはバッグ&マスク換気による方法と気管挿管による方法があるが，いずれも sniffing position が基本となる

1）バッグ&マスク換気
- 適切なマスクサイズ（児の鼻と下顎を覆い，かつ眼を覆わないサイズ）で顔面にしっかりと密着させる

2）気管挿管
- 児の体重に合った気管チューブのサイズを覚えておく（表1）．口唇からの挿入長は 6 + 体重（kg）［cm］が目安である
- 挿管処置は 20 秒以内に完了されなければならない
- 喉頭鏡のブレードは，満期産児には No.1，早産児には No.0 の直ブレードを用いる

▶ 表1　新生児の気管チューブのサイズ

気管チューブ（内径）サイズ	体　重	在胎期間
2.0〜2.5 mm	1,000 g 未満	28 週未満
2.5〜3.0 mm	1,000〜2,000 g	28〜34 週
3.0〜3.5 mm	2,000〜3,000 g	34〜38 週
3.5〜4.0 mm	3,000 g 以上	38 週以上

D. 新生児の気道確保

- 挿管の成否はポジショニングが大きく左右する
  ① まず頭部と身体をまっすぐにし安定させる
  ② 左手で喉頭鏡をもち,右口角から舌を左へ押しやるようにブレードを奥に進める
  ③ 喉頭蓋が確認できたら,そのままブレードを前上方に押し上げる(喉頭蓋をブレードの先で引っ掛けて上げる方法と,引っ掛けずに喉頭蓋谷に先を入れてそのまま押し上げる方法がある)
  ④ 声門がみえたらそこから目を離さず,右手で介助者から気管チューブを受け取りすばやく挿入する.チューブの挿入は右口角から行う(正中ではない)
- 挿管できない場合の多くは不適切な喉頭展開が原因である
- 挿管の確認は,バイタルサインの改善や陽圧をかけた際の胸郭の動き,聴診,呼気時のチューブ内の結露などで確認できるが,二酸化炭素検出器での確認が有効である
- 挿管操作中は,モニターの音などを利用して患児のバイタルサインに十分配慮する
- 2007年に日本版新生児心肺蘇生ガイドライン(NCPR)が作成された(consensus 2005).以後5年ごとに国際蘇生法連絡委員会(ILCOR)の改正を受け,わが国の実情に沿って作成されており,新生児蘇生全般に関して一読されたい(図1).2015年に最新版が発表された

図1 NCPRの新生児蘇生法アルゴリズム

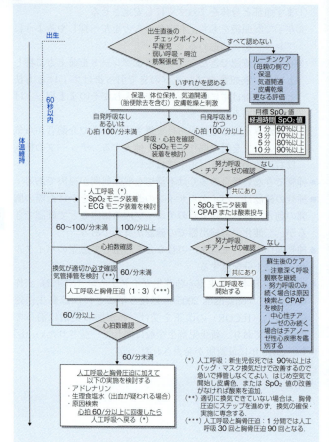

[新生児蘇生法普及事業ホームページ：2015年版アルゴリズム図（http://www.ncpr.jp/guideline_update/pdf/2015algorithm.pdf）を改変して引用]

文 献

1) 日本蘇生協議会（監）：JRC蘇生ガイドライン2015, 医学書院, 東京, 2016

❷ 管 理

E 新生児の呼吸管理

- 高酸素飽和度が未熟児網膜症や肺障害のリスクとなる早産児のみならず，正期産児でも過剰な酸素投与は有害となりうる．一方，早産児では酸素飽和度の管理目標値が低すぎても死亡率や壊死性腸炎のリスクが増加する可能性がある[1]
- 人工呼吸管理による肺損傷（ventilator-induced lung injury：VILI）予防のため low tidal volume, high-PEEP（positive end-expiratory pressure：呼気終末陽圧）を意識しpH代償が可能な範囲で高炭酸ガス血症を許容（permissive hypercapnia）する肺に優しい呼吸管理（lung protective strategy）に努める
- 筆者の施設では以下の値を目標に管理している
- 呼吸管理目標

① 在胎28週以下，SpO_2 88〜90％前半（アラーム設定88〜95％），PaO_2 50〜80 mmHg

② pH 7.25〜7.30を保てていればCO_2 60 mmHg台程度までは許容する

- 血液ガス分析の他，パルスオキシメーター（SpO_2），経皮的ガス分圧モニター（$TcPO_2$，$TcPCO_2$），呼気終末二酸化炭素分圧モニター（$EtCO_2$）などの各種モニター機器を活用し「酸素化」と「換気」の両方を適切かつ細やかに管理する
- 人工呼吸管理中の気道内吸入ガスの加温加湿は37℃，相対湿度100％，絶対湿度44 mg/Lが理想的である．不適切な加温加湿は，気管チューブ閉塞，体水分の喪失や体温低下，水滴の気道内垂れ込み，気管攣縮などのトラブルの要因となるばかりでなく，早産児では慢性肺疾患の増悪因子にもなりうるため適切な加温加湿管理を目指すべきである

1 酸素療法

a. 適 応

- PaO_2 50 mmHg以下，SpO_2 88％以下の低O_2血症が持続す

るとき
- 無呼吸発作
- 肺高血圧（肺血管拡張作用）

b. 投与方法
- 閉鎖型保育器内またはヘッドボックス：吸入酸素濃度50%以上は困難
- 低用量デバイス（鼻カニューレ，酸素マスク）：酸素濃度と流量により調節可能．哺乳や処置がしやすい

2 経鼻的持続陽圧呼吸（nasal CPAP/nasal DPAP, BIPAP）

- 経鼻的に気道に陽圧をかけ肺胞の虚脱を防いで機能的残気量を増加させ，酸素化を改善する．換気は改善する場合も増悪する場合もある
- 機能的残気量を増大させ，気道閉塞を防ぐことで無呼吸発作を予防する
- 肺損傷のリスクが少ない（慢性肺疾患の発症・増悪リスクを軽減）
- DPAP（directional positive airway pressure）はコアンダ効果により呼気抵抗を下げ呼吸仕事量を軽減したものである
- BIPAP（bilevel positive airway pressure）は，自発呼吸下に二相性のCPAPレベルを交互に繰り返す換気モードである．挿管下にも利用可能だが，ここでは非挿管下で経鼻的に行うNIPPV（noninvasive positive pressure ventilation）を指す
- BIPAPはCPAPよりも酸素化改善，換気量増加，呼吸努力の軽減などの面で効果が期待されるが，そのエビデンスはまだ十分ではなく今後の検討が必要である

a. 適 応
- 酸素療法では改善しない低O_2血症や，多呼吸，呻吟，陥没呼吸などの呼吸障害
- 無呼吸発作（閉塞性，中枢性，混合性）
- 人工呼吸器から離脱後の呼吸障害
- 出生時に気管挿管し人工肺サーファクタント投与後，すぐに抜管しnasal CPAPを行うINSURE（intubation-surfactant-

extubation) approach として使用

b. 方 法
- 筆者の施設では以下のデバイスを使用している
1) Infant Flow® SiPAP [CareFusion 社, (販売) エア・ウォーター社]：CPAP (NCPAPモード) と BIPAP (BiPhasicモード) が可能
2) 川口式 nasal-CPAP (アトム社)：容易に腹臥位にできる,かさばらないなどの利点がある.抜管後そのまま呼吸器を使用して設置可能.NIPPV が可能
3) メディジェット,ミニフロー (イワキ社)：専用機器を必要とせず人工呼吸器との組み合わせでCPAPが可能 (対応可能な人工呼吸器は各々のデバイスで異なる)

|初期設定|

- CPAP：PEEP 4〜6 cmH$_2$O. BIPAP：low-PEEP 4〜6 cmH$_2$O, high-PEEP (low-PEEP)+2〜3 cmH$_2$O, high-PEEP 時間 1.0 秒, 回数 30 回 (通常, 患者呼吸同期は行わない)
- 腹部膨満や鼻中隔損傷, 気胸などに注意する

3 加温加湿高流量鼻カニューレ (heated humidified high flow nasal cannula：HHHFNC, high flow nasal cannula：HFNC)
- 鼻カニューレを用い,「加温加湿」した酸素を「高流量」で投与する (高流量とは1 L/分以上の流量を意味して使用されていることが多い)
- ある程度のCPAP効果, 解剖学的死腔のCO$_2$ ウォッシュアウト促進, 吸気抵抗低下, 呼吸仕事量減少などの効果が期待される
- CPAPと比較し装着, 管理が容易である点や, 児への侵襲性が低く嫌がらない, 哺乳可能, 抱っこしやすいなどケア面での利点もある
- 現時点で新生児への使用に関する明確な基準, 指針はない
- 人工呼吸管理の回避や, 脳室内出血や気管支肺異形成, 壊死性腸炎などの合併症発症率はCPAPと同等とされるが, CPAPの完全な代用として用いるわけではなく各々の長所,

短所を理解して選択する

a. 適 応
- 酸素療法では改善しない低O_2血症や，多呼吸，呻吟，陥没呼吸などの呼吸障害
- 人工呼吸器からの離脱後の呼吸障害

b. 方 法
- デバイス：Optiflow Junior（Fisher & Paykel社）など

初期設定
- 流量5〜10 L/分（8 L/分前後が多い）．児の週数，体重や呼吸状態などに応じて適宜調整
- カニューレサイズは，必ず鼻腔周囲からのリークが得られるものを選択する
- 低用量デバイスとしての鼻カニューレと異なり，吸入酸素濃度を調節するために必ず酸素ブレンダーが必要
- 腹部膨満や呼吸障害の増悪（高濃度酸素投与が容易なためSpO_2のみに注目していると見誤る可能性がある）などに注意する

4 間欠的強制換気（intermittent mandatory ventilation：IMV）

- 設定した条件の強制換気を「一定間隔」で行う
- 呼吸器回路内に定常流を流し，呼気弁の開閉でPEEPと最大吸気圧（PIP），換気回数（RR），吸気時間（Ti）を調節する
- 新生児では基本的には従圧式で行うが，最新の新生児用人工呼吸器では従量式の概念も取り入れられている（volume-targeted ventilation：VTV）
- 通常，自発呼吸と同期させたSIMV（synchronized IMV）として行われることが多い

a. 適 応
- 酸素療法，nasal-CPAP，HHHFNCなどの呼吸補助では改善しない呼吸障害
- nsal-CPAP，薬剤投与などで管理できない無呼吸発作
- その他の特殊な状況：心不全，全身麻酔管理，先天性横隔膜ヘルニアなど

b. 設　定

- 初期設定の目安：PIP 16～20 cmH$_2$O，PEEP 5 cmH$_2$O，Ti 0.4～0.6 秒，換気回数 25～30 bpm（病態，呼吸状態に応じて適宜調整）
- PaO$_2$ は平均気道内圧［MAP：〔(PIP-PEEP)×Ti/(Ti+Te)〕+PEEP］と酸素濃度で調節する．MAP が高くなるほど酸素化はよくなる
- PaCO$_2$ は分時換気量と相関し，PIP と PEEP の差，換気回数，吸気時間で調節する．PIP と PEEP の差が大きく，換気回数が多く，吸気時間が長いほど換気はよくなる
- 肺損傷を予防するため肺に優しい呼吸管理（lung protective strategy）を意識した呼吸器設定を行う．できる限り人工呼吸期間を短くすることも重要である
- lung protective strategy：患者同期式換気を用いて，pH が維持できる PaCO$_2$ 範囲（permissive hypercapnia）で可能な限り低めの PIP，肺胞の虚脱を防ぐ適切な PEEP，短い吸気時間に設定する方法．呼吸グラフィックモニターを併用すると有用
- 患者同期式換気（patient triggerd ventilation：PTV）：自発呼吸と同調させた人工換気を行う人工呼吸モード．SIMV，A/C（assist control），PSV（patient support ventilation）などが含まれる．自発呼吸とのファイティングを予防し呼吸器条件を下げることができ，呼吸仕事量減少，人工呼吸期間短縮，慢性肺疾患予防などの効果が期待される

5 高頻度換気療法（high frequency oscillation：HFO, high frequency ventilation：HFV）

- 高い MAP で肺を拡張させ酸素化し，気道の空気を振動させ拡散や対流などで換気する方法
- 1 回換気量がきわめて小さく肺胞での容積変動が少ないため，人工呼吸による肺損傷を軽減することが期待される
- 換気能力が高い

a. 適　応

- SIMV などの通常の人工呼吸管理では改善しない呼吸障害
- 人工呼吸管理による肺損傷が懸念される疾患：肺低形成や長

期人工換気が予測される早産児など
- 気胸,新生児遷延性高血圧症(PPHN)など

b. 設　定
- PaO_2 は MAP と酸素濃度で調節する
- MAP は IMV での MAP より 2～3 cmH$_2$O 高めに設定する(high MAP strategy).高すぎる MAP は気胸や血圧低下,脳室内出血のリスクを高め,低すぎる MAP は肺の虚脱を招く(8 cmH$_2$O 以下にしない)
- $PaCO_2$ は振動数と振幅で調節する.呼吸器により調節方法が異なるので注意を要する
・ピストン式(例:ハミング V,ハミング X):基本的に振動数は 15 Hz 固定,SV(stroke volume)を変化させアンプリチュード(amp)を調整する(SV を上げると換気増加)
・ダイアグラム式(例:ベビーログ 8000plus,VN500):振動数 10～12 Hz から開始.ベビーログ 8000plus では amp は基本的に 100%,振動数で換気量を調整(振動数を下げると換気増加).VN500 では amp(振幅圧)の調整も可能
- ベビーログでは 1 回換気量 VThf 1.5～2 mL/kg 程度を目安に調整するとよい
- IMV より加温・加湿状態が悪くなることがあるため注意を要する

文　献
1) Sola A et al : Safe oxygen saturation targeting and monitoring in preterm infants: can we avoid hypoxia and hyperoxia? Acta Paediatr 103 : 1009-1018, 2014

② 管 理

F 新生児の循環補助

- 在胎期間が少ないほど，心筋の未熟性から前負荷や後負荷の増大に対する予備能が小さく，低蛋白，貧血，水分負荷，過度な昇圧などにより容易に心不全をきたしうる
- 新生児，とくに早産児における至適血圧に明確な定義はないが，筆者らはおよそ在胎期間（週）と同等の平均血圧であれば許容し，利尿，脳血流や腎血流を併せて評価している．さらに，血圧は血流量と血管抵抗で定義されるため，その両者を以下のような方法で評価し治療を選択している

a. 評価方法

- 患児の病歴，現在の治療，身体所見，バイタルサインなどから原因を推測し，そのうえでX線写真，心エコー検査などで確定する

1) 循環血液量不足
- 心拍数上昇，呼吸性の血圧変動，小さいCTR，BUN，Na，乳酸値，Htの上昇，BEの低下など
- 心エコー：左室拡張末期径（LVDd）の低下，下大静脈（IVC）の虚脱，左房・大動脈径の比（LA/Ao）の低下（1〜1.2前後が至適範囲）

2) 心機能低下
- 脈圧狭小化，心拍数上昇，蒼白で冷感のある皮膚，capillary refill時間延長
- 心エコー：左室駆出分画率（LVEF），左室短縮率（LVFS）の低下

3) 末梢血管抵抗低下
- 脈圧増大，赤く熱感のある皮膚
- 心エコー：左室駆出分画率（LVEF），左室短縮率（LVFS）の上昇

4) 末梢血管抵抗増加（後負荷の増大）
- 心拍数増加，動脈波形の高い下行脚切痕部，血圧正常もあり，capillary refill時間延長

- 心エコー：収縮末期左室壁応力（ESWS）の上昇（>40〜60 g/cm^2），後負荷不整合（afterload-mismatch）

5) ステロイド不足：超早産児の相対的副腎不全状態

b. 治療

1) 全身状態を整える
- 早産児であれば母体ステロイド投与は生後早期の循環状態を安定させる
- 適切な人工呼吸管理を心掛ける
- 適切な体温調節を行い，不感蒸泄を最小にする

2) volume expander
- 生理食塩液，必要に応じて新鮮凍結血漿，5%アルブミンなどを 10（〜20）mL/kg を 1〜3 時間で投与．脳室内出血（IVH）のリスクのある患児にはさらに投与時間を延ばす
- Hb<12 g/dL なら赤血球濃厚液を輸血することもある
- volume overload になっていないかの評価も重要である（X線，心エコー）

3) イノバン®
- 1〜10 μg/kg/分，点滴静注
- α・β作用．10 μg/kg/分以上は α 作用優位となる．早産児では少量でも α 作用が強い
- 血圧は上げるが，ドブトレックス®より心拍出量を下げるという報告もあり，とくに後負荷が高い場合の使用には注意を要する

4) ドブトレックス®
- 5〜20 μg/kg/分，点滴静注
- β作用．末梢血管にはむしろ拡張作用を有する

5) ボスミン®：0.1〜0.3 μg/kg/分，点滴静注．α・β作用

6) プロタノール®：0.05〜2 μg/kg/分，点滴静注．β作用．頻脈，不整脈に注意

7) ミリスロール®
- 0.5〜8 μg/kg/分，点滴静注
- 0.5〜2 μg/kg/分で静脈拡張作用により前負荷軽減，5〜8 μg/kg/分で動脈拡張作用により血管抵抗低下．血圧低下，不整脈，メトヘモグロビン血症に注意．投与の際は PVC フ

リールートを使用
8) ミルリーラ®
- 50 μg/kg をゆっくり静注し，0.25〜0.75 μg/kg/分で持続点滴
- 心筋収縮作用，血管拡張作用．動脈管開存に注意
- PDE Ⅲ阻害薬

9) ソル・コーテフ®
- 1〜2 mg/kg/回，静注．5 mg/kg/回まで増量可
- 前述の評価で容量不足，心機能障害，後負荷増大が否定されれば少量投与する
- 筆者らは超早産児の急性期管理に積極的に使用している
- デカドロン®は長期発達予後に影響するため原則使用を控える

❷ 管理

G 早産児の栄養管理

1 経腸栄養
- 可能な限り早期経腸栄養確立を目指す
- own mother's milk を用いた早期授乳を心掛ける．出生前後から母乳育児支援を心掛け，頻回搾乳（可能であれば児のそばで）する．ごく少量でも授乳する
- 極低出生体重児の場合，生後4日目以降は不足分を人工乳またはもらい母乳で補う
- 1日増加量は児の状態に応じ 10〜30 mL/kg とする
- 出生体重 2,000 kg 未満児は授乳量が 100 mL/kg/日を超え日齢14に達したら，強化母乳または未熟児ミルクを始める．1,500 g 以下の児での未熟児ミルク追加は生後1ヵ月以降とする

母乳強化方法
- HMS-1® と HMS-2® の2種類を授乳量に応じて使い分ける．まず HMS-1® 強化から開始し，2,3日問題なく消化できれば必要に応じて HMS-2® 強化にする
- 筆者の施設では授乳量が 130 mL/kg/日以下であれば HMS-2® 強化としている
- 胆汁うっ滞を伴う児の場合は糞石を形成しやすく，ミルクカード症候群に注意する

- 授乳間隔は 1,000 g 未満は2時間ごと，1,000 g 以上は3時間ごととし，自律哺乳が可能な児はこれにこだわらない
- 在胎期間34週未満は経管栄養を基本とし，<u>注入は基本的に両親にしてもらう</u>．授乳はどのような手段でも育児行為であることを忘れてはならない[1]
- 修正週数34週以上となれば児の状態をみて経口哺乳の開始を考慮する．無呼吸，誤嚥に注意する
- 目標栄養摂取量はエネルギー 120 kcal/kg/日，蛋白 3〜4 g/kg/日である

a. 授乳の一時中止基準
- 新生児壊死性腸炎 Stage 1-B 以上
- 著明な腹部膨満
- 2〜3回連続する嘔吐
- 多量の血性胃内吸引物

2 経静脈栄養（TPN）
- 早産児に対し胎児栄養必要量を目標に、生後早期から経腸栄養と経静脈栄養を併用しながら、栄養をできる限り早期に確立する early aggressive nutrition[2] が推奨されている
- アミノ酸（プレアミンP®），脂肪（20%イントラリピッド®）ともに 0.5 g/kg/日から開始し 2 g/kg/日まで増量する。ただし長期 TPN が予想される児は最大 3 g/kg/日まで増量可。一方で、早産児に対する経静脈栄養の合併症の腸管不全に伴う肝機能障害に注意を払う。本病態に n-3 系脂肪製剤の有効性が示されている。本剤は日本では未承認薬であり、個人輸入となる
- 経腸栄養が 100 mL/kg/日に達したら中止する
- 投与カロリーは非窒素カロリー/窒素比 ｛[糖質の熱量（kcal）＋脂肪の熱量（kcal）]/[アミノ酸（g）×0.81×0.16]｝ が 200〜400 になるようにブドウ糖で調節する
- ビタミン（ビタジェクト®），微量元素（エレメンミック®）を 0.2 mL/kg/日投与する

3 未熟児骨代謝性疾患
- 早産児は様々な理由で血中 Ca・P 値を維持できず、骨吸収が亢進している
- 血清および尿中の Ca・P 値でその過不足およびビタミンD不足を評価する。必要に応じて強化母乳や Ca, P 製剤、ビタミンDで補充を行う

4 栄養評価
- 体重のみならず頭囲も標準増加曲線を下回らないように心掛ける。頭囲発育は発達予後と相関がある
- 生後 1 ヵ月を超えたら corrected BUN（0.5×BUN／s-Cr）が 7〜10 以上になるように蛋白負荷を調節する[3]

文 献

1) 長屋 建ほか:早産児に対する母親による母乳注入の有効性. 日周産期・新生児会誌 40:539, 2004
2) Ehrenkranz RA et al : Growth in the neonatal intensive care unit influences neurodevelopmental and growth outcomes of extremely low birth weight infants. Pediatrics 117:1253-1261, 2006
3) Nagaya K et al : The corrected blood urea nitrogen predicts the developmental quotient of extremely low-birth-weight infants at the corrected age of 36 months. Early Hum Dev 83:285, 2007

❷ 管 理

H 母乳育児

a. 背 景
- UNICEF/WHO は 1989 年に「母乳育児を成功させるための 10 ヵ条」を発表した（「新生児の一般管理」の項 p331 参照）．米国小児科学会は数年ごとに「母乳と母乳育児に関する方針宣言」を発表しており，2012 年に最新版が更新された[1]．日本では，2007 年に厚生労働省から「授乳・離乳の支援ガイド」[2] が策定され母乳育児支援が具体的に示され，2007 年には日本小児科学会から「若手小児科医に伝えたい母乳の話」[3]，2011 年には「小児科医と母乳育児推進」[4] が報告され，小児科医は母乳育児を推進する立場にあることが明確にされた

b. 母乳育児の利点
- 母乳は乳児にとって最良な栄養であるのみでなく，母乳育児は母子の相互作用を意図せずして可能にする最良の育児行為である．すなわち授乳という行為を介する母子のコミュニケーションが母子を育む最良の手段となりうる
- 工業国において母乳育児は感染，アレルギー，悪性腫瘍，肥満，糖尿病，乳幼児突然死症候群（SIDS）などの発症を有意に減少させる
- 神経発達に対する有用性を示す報告も多い
- 環境要因などの交絡因子による影響に対する判断はむずかしいが，それらで補正しても好影響を与えるとされる

c. 早産児における母乳育児
- 児の母親の母乳が第一選択とされるべきである
- 極低出生体重児には生後 1 ヵ月以降は強化母乳で栄養する
- 長期的神経発達に対する有用性は満期産児よりも強く認める
- 敗血症や壊死性腸炎の発症を有意に減少させる

d. 母乳に不足するもの
1) ビタミン K：日本小児科学会からビタミン K 補充に関するガイドラインが出されている〔https://www.jpeds.or.jp/

uploads/files/saisin_110131.pdf]（2015/12）
2) ビタミンD：欧米では補充が一般化しているが，日本での指針はない．日照時間の短い寒冷地を中心に，ビタミンD不足による，くる病や低Ca血症の児が少なからず存在し，日光浴などを積極的に考慮する

e. 母乳育児の禁忌

- 児がガラクトース血症の場合
- 母親が活動性結核，水痘，乳房に単純ヘルペスウイルス（HSV）感染がある．ヒト免疫不全ウイルス（HIV）陽性などの場合．母体ヒトT細胞白血病ウイルスI型（HTLV-1）陽性は，必ずしも禁忌とはならない
- 母親に一部の薬物使用がある場合
- LactMed：[http://toxnet.nlm.nih.gov/newtoxnet/lactmed.htm]（2015/12）などで情報が得られる

f. 支援にあたって

- 乳児の栄養の基本は母乳であり，人工乳などはその補完品で母乳に代わるものではない．一方で，小児科医は「母乳で育てるべき」という視点で母親にかかわるのではなく，母親自らが母乳育児を望み実践できるように産前からかかわり，母親の気持ちに共感し，勇気づける姿勢が大切である
- 授乳の支援にあたっては乳汁の種類にかかわらず，母子の健康の維持とともに，健やかな母子・親子関係の形成を促し，育児に自信をもたせることが基本となる[2]．母乳率の向上や乳汁としての利点ばかりが母乳育児の目的となってはならない

文 献

1) American Academy of Pediatrics : Policy statement Breastfeeding and the use of human milk. Pediatrics, 129 : e827-e841, 2012
2) 厚生労働省雇用均等・児童家庭局母子保健課：授乳・離乳の支援ガイド，2007 [http://www.mhlw.go.jp/shingi/2007/03/s0314-17.html]（2015/12）
3) 日本小児科学会：若手小児科医に伝えたい母乳の話．日児誌，111：922-941, 2007
4) 日本小児科学会：栄養委員会・新生児委員会による母乳推進プロジェクト報告：小児科医と母乳育児推進．日児誌，115：1316-1389, 2011

③ 症候・疾患

A 仮死

- 仮死は出生時の呼吸循環不全に基づく症候群である
- 胎児・新生児の低酸素状態の遷延または繰り返しは，PaO_2 の低下となって嫌気性解糖が進行し，$PaCO_2$ の上昇も加わって pH が低下し，混合性アシドーシスとなる
- この結果，末梢血管は収縮し血圧は上昇し，血流分配機構により血流は心臓，脳，副腎で優先され，筋肉，腸管，腎では低下する．しかし，さらなる pH の低下は血圧低下をきたし，脳の虚血低酸素が進行する

a. 病因
- 前置胎盤，胎盤早期剥離，過強陣痛，子宮破裂，臍帯脱出，臍帯巻絡，臍帯過捻転，妊娠高血圧症，母体心疾患，糖尿病，子宮内発育不全，胎児水腫，多胎，羊水過多・過少など

b. 合併症
- 低酸素性虚血性脳症，脳室内出血（出血後水頭症），脳室周囲白質軟化症，痙攣，胎便吸引症候群，新生児遷延性肺高血圧症，心筋障害（一過性心筋虚血），低血糖，低 Ca 血症，腎不全，壊死性腸炎，易感染性など

c. 重症度分類
- Apgar スコアで 3 点以下は重症仮死，4 点以上 7 点以下は中等度仮死と判断される
- 低体温療法に対応するため Apgar スコアは生後 10 分値までつけるようにする
- 臍帯動脈血液ガス pH が低いとき（とくに pH＜7.0）は合併症に注意が必要である

d. 治療
- 心肺蘇生，呼吸循環管理と中枢神経系の保護が治療の主体である

1) 心肺蘇生
- 出生時に約 1％の新生児は救命のために本格的な蘇生が必要となる．各病院で 1 人でも多くのスタッフが新生児蘇生法

(NCPR)を習得し有効な蘇生を行うことができるように準備することが児の予後を変えるといっても過言ではない.「備えよ常に」である

2) 呼吸循環管理
- 高CO_2血症は脳細胞アシドーシス,低CO_2血症は脳血流低下,過剰な酸素はさらなる脳障害を引き起こす可能性があるため,動脈血ガス分析を行い適切なPaO_2,$PaCO_2$を保つ
- 極端な水分制限は避け,適切な脳血流を維持するよう努める.体重,血圧,尿量,電解質,エコーによる経時的な心機能評価などを参考にして循環作動薬投与,volume負荷などを行う
- 「新生児の気道確保」(p340),「新生児の呼吸管理」(p343),「新生児の循環補助」(p349)の項を参照のこと

3) 中枢神経系の保護
- 痙攣発作が疑われた場合,脳波検査[amplitude-integrated EEG(aEEG)含む]を行う.発作波が確認されたら第一選択としてフェノバルビタールを10〜20 mg/kg/回投与する
- 新生児仮死の合併症である新生児低酸素性虚血性脳症(HIE)に現在唯一有効とされているのは低体温療法のみである
- その他の治療としては,エリスロポエチン,自己臍帯血幹細胞治療などが期待されている

③ 症候・疾患

B 黄 疸

- 黄疸管理の目的は核黄疸の予防と防止である

a. 検査・診断

- 診断手順を図1に示す
- 血清総ビリルビン値を測定する
- 原因を鑑別するための検査：血液型［ABO，Rh (D)，Rh亜型］，直接クームス試験，不規則抗体価，アルブミン，肝機能検査，血糖値，血液一般，CRP，甲状腺機能，エコーなどの画像検査（閉鎖腔の出血の有無）
- 遷延性黄疸の鑑別を図2に示す

b. 治 療

1) 光療法

- 総ビリルビン値を用いた村田の基準（図3）を用いる．表1の核黄疸危険因子のあるときは1ランク下げる
- アンバウンドビリルビン値（UB）を参考にすることもある（出生体重<1,500 g では UB≧0.3 μg/dL，出生体重≧1,500 g では UB≧0.6 μg/dL が治療対象）
- 眼を遮蔽して裸で寝かせ，ブルーライトまたはグリーンライトを24時間連続照射する
- ビリベッドやビリブランケットを用いると母親のベッドサイドで治療できる
- 多方向（上-下あるいは上-側方）は一方向に比較して効果がある場合が多いが，効果は一定しない
- 光源がLEDである治療器（ネオブルー®など）では，児が光源の真下になるように置く
- 体温や保育器内温度の上昇に注意する
- 治療中はチアノーゼの診断が困難になるので，パルスオキシメーターでモニタリングする
- 輸液を必要とする児には輸液量を20%増にする
- 総ビリルビン値が基準より2～3 mg/dL 低下したときに治療を中止する

図1 新生児黄疸の診断手順（生後1週間以内の高ビリルビン血症）

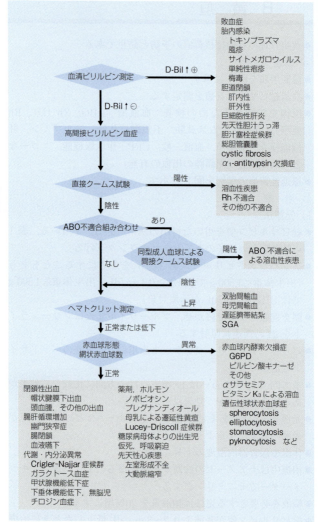

[中村 肇：高ビリルビン血症の管理．新版未熟児新生児の管理，神戸大学小児科（編），日本小児医事出版，東京，p225-240，2000 より引用]

図2 遷延性黄疸の鑑別（生後1週間以降の高ビリルビン血症）

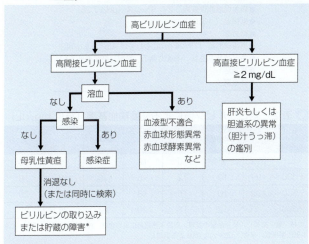

*Crigler-Najjar症候群（Ⅰ型，Ⅱ型），Gilbert症候群，Lucey-Driscoll症候群，甲状腺機能低下症，ガラクトース血症，門脈下大静脈シャントなど

図3 光線療法適応基準

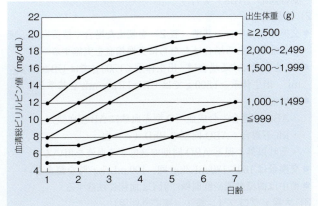

[村田文也：小児外科・内科 5；301, 1973 より引用]

表1 核黄疸危険因子

- 仮死（5分のApgarスコア<3点）
- 新生児溶血性疾患，アシドーシス（pH<7.25）
- 低体温（<35℃）
- 低血糖
- 低蛋白症（TP<4 g/dL もしくは Alb<2.5 g/dL）
- 中枢神経系症状（哺乳力低下，嗜眠，筋緊張低下）
- 感染症
- 呼吸窮迫

表2 総ビリルビン値による交換輸血基準（単位 mg/dL）

出生体重(g)	～24時間	～48時間	～72時間	～96時間	～120時間	5日～
～999	8	10	12	12	15	15
1,000～1,499	10	12	15	15	18	18
1,500～2,499	10	15	18	20	20	20
2,500～	12	18	20	22	25	25

〔中村 肇：高ビリルビン血症の管理．新版未熟児新生児の管理，神戸大学小児科（編），日本小児医事出版，東京，p225-240, 2000より引用〕

- リバウンドの確認のため，治療中止後12～24時間で再検する
- 神経学的予後の評価に，交換輸血例などの重症黄疸では聴性脳幹反応（ABR）を行う

2）交換輸血

- 交換輸血の中村の基準（表2）を超えた場合や核黄疸を示唆する症状がある場合はただちに交換輸血を実施する
- UBを参考にする場合は，出生体重<1,500 gではUB≧0.8 μg/mL，出生体重≧1,500 gではUB≧1.0 μg/mLを基準とする
- 使用血液
  ・ABO不適合：合成血（O型赤血球にAB型血漿）
  ・Rh不適合：ABO同型のRhD（－）血
  ・それ以外：児とABO同型で適応する血液を用いる
- 交換量は160～180 mL/kg/回，100 mL/kg/時を超えない
- 術中は循環動態や低血糖，低Ca血症に注意する

3）大量γグロブリン療法（適応外使用）

- 赤血球の網内系での溶血をブロックする
- γグロブリン0.5～1 g/kgを点滴静注

c. その他

1) 溶血性黄疸と貧血
- 溶血性黄疸では，光療法もしくは大量γグロブリン療法後，3~4週間後に貧血が出現することがある

2) 母乳性黄疸
- 母乳性黄疸による核黄疸の報告は少ないが，米国小児科学会は血清総ビリルビン値を 25 mg/dL 未満に保つように奨励している

文 献
1) 山内芳忠：黄疸．周産期医 37（増刊号）：436-441, 2007

③ 症候・疾患

C 低血糖

- 明確な基準は定義されにくいが，一般に脳機能に影響を及ぼしうる値として 47 mg/dL 以下と定義される[1,2] 正常新生児でも一時的に 47 mg/dL 以下の低血糖には陥るが，通常は自然に上昇する．筆者の施設では 47 mg/dL 以下の低血糖が遷延する場合，反復する場合，またはリスクのある児の 47 mg/dL 以下の低血糖では治療の適応と考えている

a. 症状
- 振戦，易刺激性，Moro 反射亢進，かん高い啼泣，痙攣，傾眠，筋緊張が弱い，無呼吸，低体温，吸啜が弱いなど

b. リスクのある児
- 子宮内発育遅延児，巨大児，母体糖尿病児，低出生体重児（< 2,500 g），仮死児，多血症，小陰茎や正中欠損がある児，低体温，呼吸障害など

c. 検査・診断
- 難治性の場合，図 1 に従い鑑別診断する
- 新生児期の難治性低血糖症の半数以上が高インスリン性低血糖症（PHHI）である
- 高インスリン血症とは，低血糖時における検査で，①インスリン>2〜5 μIU/mL，②遊離脂肪酸<1.5 mmol/L，③βヒドロキシ酪酸<2.0 mmol/L を満たすもので，ケトンを産生できない病態であるために，脳障害をきたしやすい点で注意を要する

d. 管理
- 健康満期産児には血糖チェックは不要
- 症状またはリスクのある児は，生後頻回に測定する（筆者の施設では 1 時間後，3 時間後，5 時間後，以後 8 時間ごと）

e. 治療
- 母乳栄養を基本とし，生後早期からの頻回授乳に心掛ける
- 10％ブドウ糖液を 1〜2 mL/kg/回静注し，4〜8 mg/kg/分で持続点滴する．開始後 1 時間で血糖を測定し，点滴量を調節

図1 難治性低血糖症の鑑別

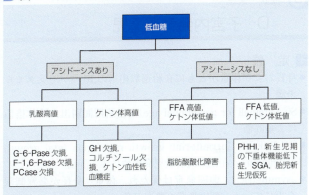

SGA : small for gestational age

する.難治性の場合,8〜20 mg/kg/分以上必要になることがある

- グルカゴンG・ノボ®:0.1 mg/kg を筋注または静注
- ソル・コーテフ®:2〜5 mg/kg/回,12時間ごとに静注
- ジアゾキシド®:5〜15 mg/kg/日,分3で経口投与.一部のPHHIに有効である
- サンドスタチン®:5〜25 μg/kg/日を持続皮下注射,持続静注もしくは3〜4回/日の頻回皮下注射.ジアゾキシドが無効なPHHIに有効である[3]

文献

1) World Health Organization (WHO) : Hypoglycaemia of the newborn : review of the literature, 1997
2) Tin W : Definig neonatal hypoglycaemia : a continuing debate : semin Fetal Neonatal Med **19** : 27-32, 2014
3) Palladino AA et al : Hyperinsulinism in infancy and childhood : when an insulin level is not always enough. Clin Chem **54** : 256-263, 2008

③ 症候・疾患
D 子宮内発育遅延児

1 定　義
- 身長および体重がともに在胎週数相当の10パーセンタイル未満
- SGA (small for gestational age)：在胎期間別出生時体格値による評価
- IUGR/FGR (intrauterine growth restriction/fetal growth restriction)：在胎期間別胎児発育値による評価
- asymmetrical：頭囲発育は保たれ，体重，身長が発育制限を生じている．妊娠後期の発症が多い
- symmetrical：頭囲，体重，身長とも発育制限．妊娠前半からの発症が多く，染色体異常や先天感染などの胎児因子の場合が多い

2 病因・病態
- 母体因子：母体合併症，薬物使用，感染，栄養状態など
- 胎盤因子：構造異常，子宮胎盤循環障害など
- 胎児因子：TORCH症候群などの先天感染，染色体異常，遺伝子異常，先天奇形など
- 近年増加傾向にあり，母体のやせ，高齢出産，喫煙，多胎，早産児の増加などが原因と考えられている

3 症状・身体所見
- 低血糖，低Ca血症，多血症
- 早産児は呼吸障害や慢性肺疾患，胎便病，未熟児網膜症などの罹患率が高い
- 長期的な神経発達予後，学習障害，行動異常のリスクが高い

4 長期予後
- SGA性低身長やDOHaD (developmental origin health and disease) のリスクがある
- 早産児は発達指数の低下が報告されている

a. SGA 性低身長 [1)]

1) 定義
- 出生体重および身長がともに在胎週数相当の 10 パーセンタイル未満で,かつ出生体重または身長が在胎週数相当の $-2\,SD$ 未満である
- 暦年齢 2 歳までに $-2\,SD$ 以上にキャッチアップしていない

2) 治療

①成長ホルモン(GH)治療開始条件
- 暦年齢が 3 歳以上
- 成長率が $0\,SD$ 未満
- 身長 SD スコア(SDS)が $-2.5\,SD$ 未満
- 他の疾患に起因する成長障害でない
- 成長障害をもたらすと考えられる治療を受けていない

②治療量
- $33\,\mu g/kg/$日(または $0.23\,mg/kg/$週を 6〜7 回に分ける)で開始し,反応が悪ければ $67\,\mu g/kg/$日(または $0.47\,mg/kg/$週を 6〜7 回に分ける)まで増量してよい

b. DOHaD

- 胎児低栄養下では brain sparing effect により脳など重要臓器へのグルコースの取り込みを維持されるが,その分,胎児の筋肉・脂肪細胞のインスリン抵抗性が獲得され,グルコースの取り込みが抑制される.その結果,成人期での生活習慣病や肥満のリスクが増す
- 生後のキャッチアップがよい児ほどリスクが高いと報告されている [2)].とくに人工乳でのリスクが高く,母乳の場合はリスクは高くないとの報告もある [3)].

5 SGA 児への対応

- 原因となる環境因子のリスクを減らす
- 「小さく産んで,大きく育てる」がよいわけではなく,生後の積極的な栄養が望ましいとは言い切れない
- できる限り母乳栄養がよい
- SGA 性低身長には GH 治療の適応がある
- ご家族に DOHaD のリスクの理解と説明
- 発達リスクの高い児であるという認識をもつ

文 献

1) 田中敏章ほか:SGA 性低身長症における GH 治療のガイドライン. 日児誌 **111**:641, 2007
2) Yainik C : Interactions of perturbations in intrauterine growth and growth during childhood on the risk of adult-onset disease. Proc Nutr Soc **59**:257, 2000
3) Singhal A et al : Low nutrient intake and early growth for later insulin resistance in adolescents born preterm. Lancet **361**:1089, 2003

③ 症候・疾患

E 無呼吸発作

a. 病態・症状
- 20秒以上の呼吸停止,またはチアノーゼ・徐脈を伴う無呼吸
- 中枢性,閉塞性,混合性に分類される
- 未熟性の他,感染症,低血糖,アシドーシス,頭蓋内出血,痙攣,高体温,胃食道逆流症,動脈管開存,壊死性腸炎,母体薬物などが原因となる
- 基礎疾患がない正期産児でも無呼吸発作を起こすことがあるため,とくに生後早期は注意が必要である

b. 検査・診断
- 未熟性と決めつけず,必ず原因検索(血液検査,血液ガス分析,エコー検査,頭部CT,胸腹部X線撮影など)に努めるべきである
- いわゆる正常新生児に対して,筆者の施設では生後早期の母子皮膚接触時にはパルスオキシメーターを,その後の母子同室中には日齢3まで新生児無呼吸アラーム(ベビーブレス®)を装着している

c. 治療・処方例
1) 身体を優しく刺激する
2) 原疾患があればその治療,閉塞性であれば体位の改善を行う
3) キサンチン製剤
- カフェイン経口または静注(レスピア®):初回20 mg/kg(1 mL/kg)を30分かけて点滴静注し,24時間後以降に5〜10 mg/kg/日を分1で経口または10分かけて静注
- アミノフィリン静注(アプニション®):初回4 mg/kg/日で,維持量3〜4 mg/kg/日で持続点滴
- テオフィリン経口(アプネカット®):初回4 mg/kg/日,維持量2〜4 mg/kg/日を分2
4) ドキサプラム(ドプラム®)
- 多発性胃穿孔,壊死性腸炎による死亡例の報告のため1995年に新生児・未熟児に対する投与が禁忌となっていたが,低

用量での有効性と安全性が確認され，2015年3月に「未熟児無呼吸発作」が追加承認された
- キサンチン製剤で十分な効果が得られない場合に使用
- 0.2〜0.4 mg/kg/時で持続点滴（筆者の施設では，0.1 mg/kg/時から開始している）

5) 酸素
- 安易な使用は避け，低濃度にとどめる

6) 持続気道陽圧呼吸（CPAP）
- 4〜6 cmH$_2$O の圧で効果的である
- 二相性 CPAP で，より効果があるとの報告がある

7) 人工呼吸管理

③ 症候・疾患

F 新生児痙攣

- 日常診療では脳の異常放電を伴う異常運動を一般に「痙攣」と呼ぶ
- 新生児期には，皮質起源ではない微細な異常運動（発作）を経験することが多い

a. 症 状
1）痙攣の種類
①微細発作：ペダル漕ぎ運動，垂直方向への眼球運動異常，吸啜様・咀嚼様・舌を突出する運動など
②全身性，焦点性の強直性痙攣
③間代性痙攣：四肢の他，顔面や咽頭，横隔膜にも起こる
④ミオクロニー発作：屈筋群主体，速度が間代性痙攣よりも速い
- ③④は jitteriness（周波数が早い四肢の律動的運動）との鑑別が必要

2）原因疾患
- ①低酸素性虚血性脳症，②頭蓋内出血，③中枢神経系感染症（髄膜炎，TORCH症候群など），④低血糖，⑤低Ca血症，低Mg血症，⑥先天性代謝異常症，⑦中枢神経系奇形，⑧薬物離断症候群，⑨その他（遺伝性・家族性など）

b. 検 査
- ①母体既往歴・妊娠・分娩歴の聴取，②血液検査，③髄液検査，④中枢神経系画像検査（エコー，CT，MRI），⑤脳波（必要によってはaEEGでのモニタリングも）

c. 治 療
①低血糖（10%ブドウ糖1～2 mL/kg/回，静注），低Ca血症（カルチコール1～2 mL/kg/回，ゆっくり静注）などの原因疾患の治療
②フェノバルビタール（ノーベルバール®）初回投与量20 mg/kg/回，追加投与2.5～5 mg/kg/回，1日1回静注

③ミダゾラム（ドルミカム®）0.1〜0.2 mg/kg/回，ゆっくり静注．持続投与は 0.1〜0.3 mg/kg/時
④フェニトイン（アレビアチン®）20 mg/kg/回，20分以上かけてゆっくり静注（20〜30分後同量追加可）（ホスフェニトインは，国内では2歳未満の児には適応外使用）
⑤リドカイン：5%ブドウ糖液で 0.5〜1.0 mg/mL 溶液を作成し，1〜2 mg/kg/回を5〜10分で静注（20〜30分後同量追加可）．維持量は 1〜4 mg/kg/時（心電図をモニターする．薬液濃度に注意）
⑥ジアゼパム 0.3〜0.5 mg/kg/回，ゆっくり静注．呼吸抑制が強いので注意
⑦その他：ビタミン B_6 など

③ 症候・疾患

G 多血症

- 一般的には，静脈血のヘマトクリット（Ht）値が 65％以上，ヘモグロビン（Hb）値 22 g/dL 以上を多血症と定義する

a. 病因（表1）
- 双胎間で羊水量に差を認めないが著明な Hb 差をきたす，twin anemia-polycythemia sequence（TAPS）という疾患概念が近年注目されている[1]

b. 症状（表2）
- 多血症により血液の粘度が高くなることで各臓器の血液循環障害が起こり，多彩な症状（過粘度症候群）を呈する[2]

c. 検査・診断
- Ht 値は，動脈・中心静脈＜末梢静脈血＜毛細血管の順に高くなる

表1 多血症の主な病因

周産期の低酸素状態
胎盤機能不全，子宮内発育遅延（IUGR），母体糖尿病（IDM），母体喫煙，母体慢性心・肺疾患
胎盤からの赤血球の流入
臍帯結紮遅延（過度の milking，遂落分娩など），双胎間輸血症候群（TTTS, TAPS），母体胎児間輸血症候群
胎児因子
trisiomy 13・18・21，甲状腺機能亢進症，副腎過形成症，Beckwith-Wiedermann 症候群

表2 多血症の臨床症状

中枢神経系	易刺激性，嗜眠，筋緊張低下，振戦，痙攣，活気不良
呼吸循環系	多呼吸，チアノーゼ，頻脈
消化管系	哺乳不良，嘔吐，腹部膨満，胎便排泄遅延
代謝系	低血糖症，低 Ca 血症
腎尿路系	血尿，蛋白尿，腎静脈血栓
血液系	高ビリルビン血症，血小板減少症，播種性血管内凝固症候群（DIC）

- 自動血球測定器では低めに出る
- 毛細管法（11,000×5分間遠沈）の数値が粘稠度と相関する．ベッドサイドで検査が可能であることから再検査や治療効果の判定に有用である

d. 治　療

1) 輸液
- Ht値が65〜70%で無症状の場合は，輸液しながら経過をみる

2) 部分交換輸血
- Ht値65〜70%で多血症の症状のある場合，もしくは無症状でもHt値70%以上では部分交換輸血を行う

> 交換輸血量＝(現在のHt値－目標のHt値)/現在のHt値×児の循環血液量

- 目標のHt値は55%，児の循環血液量の目安は85 mL/kgとして計算する[3]
- 末梢動静脈を確保し，瀉血と輸血（輸液）を同時に約15〜30分かけて行う
- 交換に用いる液は生理食塩液を第一選択とする．生理食塩液を用いても十分な治療効果が得られ，術後のアルブミン値への影響は少ない

文　献

1) 砂田　哲ほか：緊急輸血をきたす疾患と対応：Twin anemia-polycythemia sequence（TAPS）．周産期医 44：685-688, 2014
2) 白井　勝：貧血と多血．小児看護 34：1499-1504, 2011
3) 和田　浩：交換輸血．周産期医学 42：1623-1627, 2012

③ 症候・疾患

H 新生児一過性多呼吸

- 出生直後の肺液の吸収遅延による多呼吸を主徴とする一過性の呼吸障害

a. 病因・病態 [1,2)]

- 肺液（または肺胞液）は，胎生12週頃から肺胞Ⅱ型細胞で分泌される．胎内では一部は胎児消化管へ，一部は羊水腔へ排出されていく
- 肺液は胎児肺の成長に不可欠である．妊娠末期の肺液量は約20〜30 mL/kgで，生後に正常に胎外環境への適応が成立すれば，肺液は一般に生後約6時間までに排泄，吸収される
- 肺液量の約30%は産道通過時の胸郭の圧迫で排泄され，約40%がリンパ管を通じて，残りが毛細血管を通じて吸収されるといわれているが，出生前の陣痛発来時のカテコラミンサージによる肺液分泌抑制，吸収促進の作用などが主体と考えられている
- 以上の過程が様々な誘発因子により障害され，肺浮腫をきたして新生児一過性多呼吸（transient tachypnea of newborn：TTN）を発症する
- 発症誘発因子として早産児，帝王切開（とくに陣痛発来前），低蛋白血症，仮死（低O_2血症），体重の重い未熟児，糖尿病母体の児，骨盤位，母体への麻酔薬投与，心収縮力低下などが挙げられる
- 誘発因子によって肺毛細血管圧は上昇し，膠質浸透圧は低下し，結果リンパ流のうっ滞，内皮細胞膜の透過性亢進によって肺浮腫を生じる

b. 症状・身体所見

- とくに在胎34〜36週付近のlate preterm児に多く，一般に生後48〜72時間程度で改善することが多い
- 多呼吸（1回換気量の低下を補う），チアノーゼ，呻吟，陥没呼吸など

- 一般に呼吸障害は軽度で一過性であることが多いが，進行性に増悪する場合もある

c. 検査・診断
- 診断基準[3]
  ① 生後6時間以内に発症する多呼吸（60回/分以上）
  ② 少なくとも12時間以上持続する
  ③ 胸部X線像がwet lung様（肺門部の透過性が低下して，末梢はむしろ透過性がよく，ときに胸膜液貯留を認める）
  ④ 呼吸窮迫症候群（RDS），胎便吸引症候群（MAS），B群溶連菌（GBS）肺炎，うっ血性心疾患，肺出血，多血症，頭蓋内出血，気胸，中枢性過呼吸などの除外診断

d. 治療・処方例
1) 酸素投与
- 酸素投与のみで軽快する例が多い

2) 人工呼吸療法
- 酸素投与で改善しない症例が対象となる
- まず，経鼻的陽圧呼吸（nasal-CPAP）を考慮する．重症例では気管挿管によって人工呼吸療法を必要とする場合もある

3) その他
- 上記の治療を行いながら適時効果を判定し，適切な治療を選択していく必要がある
- 重症化した場合には二次的に肺サーファクタントの欠乏状態となってRDSと同様な症状を呈することがあり，肺サーファクタント補充を必要とすることもある
- 「一過性」と病名にはあるが，新生児肺高血圧症やエアリークを合併することもあり，患児の予後に影響を与える可能性もあるので，十分注意して対応すべきである
- 母体適応（前回帝王切開の既往など）による在胎37週前半の帝王切開の児ではTTNが重症化する症例を経験することが少なくない[4]ので，分娩の選択時期にも注意が必要である

文　献
1) 堺　武男：イラストで学ぶ新生児の生理と代表的疾患，メディカ出版，大阪，改訂第2版，p16-18, p34-36, 2012

2) 仁志田博司：新生児学入門, 医学書院, 東京, 改訂第4版, p252-256, 2012
3) Rawlings JS et al：Transient tachypnea of the newborn. An analysis of neonatal and obstetric risk factors. Am J Dis Child 138：869-871, 1984
4) 石井朋子ほか：人工呼吸管理を行った正期産児の呼吸障害児26例の検討. 旭川厚生病医誌 10：102-105, 2000

③ 症候・疾患

Ⅰ 呼吸窮迫症候群

- 呼吸窮迫症候群（respiratory distress syndrome：RDS）は早産児にみられる呼吸障害の代表的疾患であり，肺サーファクタントの量的・質的欠乏状態により進行性の呼吸障害を呈する

a. 病　態

- 肺サーファクタントは脂質と蛋白からなる気体-液体界面の表面張力を下げる肺表面活性物質で，肺の虚脱や水分漏出を防止するという重要な役割を担う．胎生20週頃から肺胞Ⅱ型上皮細胞で産生されて，胎生33～36週で肺胞の安定性を維持できる量となる
- 肺の未熟性に伴う肺サーファクタントの欠乏によって肺胞虚脱，つまり無気肺を生じる
- 同時に，肺胞上皮，毛細血管内皮の透過性亢進を伴うことで肺浮腫を生じ，低酸素を呈する（肺胞低換気，換気血流不均等，肺内右左短絡）
- 嫌気性解糖の亢進から代謝性アシドーシスが進むと，肺血管の収縮をきたして肺血管抵抗は上昇し，肺血流が減少するので，さらに低酸素が進行する．この悪循環はさらにサーファクタントの産生を障害し，適切な治療がなければRDSは生後進行性に悪化する
- 肺サーファクタント産生・分泌は肺成熟に伴い増加するが，糖質コルチコイドなどの薬剤や子宮内感染症，妊娠高血圧症候群，陣痛などのストレスにより分泌されるカテコラミンやステロイド，さらに肺呼吸開始による肺胞の伸展でも増加する．一方，低O_2血症，低体温，妊娠糖尿病などでは産生が抑制される
- 在胎期間が同じであればRDS発症リスクは，帝王切開（とくに陣痛発来前），糖尿病母体児，男児，双胎第2子で高く，出生前母体ステロイド投与，妊娠高血圧症候群，子宮内感染症，SGA（small for gestational age）児などでは低くなる

表1 呼吸窮迫症候群の胸部X線所見重症度分類（Bomsel分類）

I	正常との差は少なく，末梢の軽度の網様細顆粒状陰影，気管支透亮像認めず
II	典型的なびまん性の網様細顆粒状陰影に気管支透亮像を伴う．心肺境界は鮮明
III	顆粒状陰影が強く，肺野の透亮性は低下．気管支透亮像がさらに明確となる．心肺境界は認められる
IV	肺野全体透亮性を失い，スリガラス様陰影，気管支透亮像が顕著，心肺境界がまったく不明

[Bomsel F : J Radiol Electrol 51 : 259-268, 1970 より引用]

b. 症状・身体所見

- 多呼吸（1回換気量の低下を補う），呻吟［呼気時に声帯を閉じて呼気終末陽圧（PEEP）を作り肺の虚脱を防いで機能的残気量を維持する］，陥没呼吸（肺コンプライアンス低下による），鼻翼呼吸，チアノーゼ，その他（乏尿，低血圧，末梢循環不全）

c. 検査・診断

- 母体情報，出生後の症状，胸部X線写真所見およびマイクロバブルテスト（胃液または羊水，気道分泌液を使用）などによるサーファクタント欠乏の評価から総合的に判断
- 胸部X線写真：網様細顆粒状陰影またはスリガラス様陰影，気管支透亮像（airbronchogram），心肺境界不鮮明（肺胞虚脱，無気肺）．重症度に関してはBomsel分類が応用される（表1）
- 血液ガス分析：低O_2・高CO_2血症，混合性アシドーシスを呈する
- マイクロバブルテスト（表2）：肺サーファクタントの活性を調べる検査．100倍顕鏡下でマイクロバブル（直径<15μm）の数が10個/mm^2未満の場合にはRDS発症の可能性が高い
- 羊水過多症や採取後6時間以上経過した胃液は判定に不適
- B群連鎖菌（GBS）感染症の際の呼吸障害，総肺静脈還流異常症などではRDSと同様の経過をとる場合があることを常に念頭に置き，血液検査や産科情報での感染リスクの確認や

表2 マイクロバブルテストの判定

マイクロバブル数（/mm²）	判定
0	zero
1	very weak
2〜10	weak
11〜20	medium
>20	strong

心エコー検査による先天性心疾患の鑑別も行う必要がある

d. 治療・処方例

1) 全身管理：保温，循環保持
2) 呼吸管理：酸素投与，人工換気療法

- サーファクタント補充療法：サーファクテン®を1バイアル/kgで，1バイアルにつき生理食塩液4mL（または3mL）で溶解し，全肺野に行き渡らせるよう3〜5方向に分けて気管内投与する
- 投与直後の人工換気は間欠的強制換気（IMV）で開始（「新生児の呼吸管理」の項，p346参照）し，原則として投与後6時間程度は気管内吸引を控える
- 投与後は酸素化の改善に合わせてまずFiO_2を下げ，その後，肺コンプライアンスの改善に応じて，低CO_2血症，エアリークなどに注意しながら他の条件を下げていく

e. 合併症

- 頭蓋内出血：未熟性と低酸素，アシドーシス，低血圧，血圧変動による
- エアリーク：RDS治療中の肺コンプライアンスが改善する際には，適切な換気条件を設定しないと圧損傷から間質性肺気腫や気胸を合併する．発症時には高頻度人工換気（HFO）を検討する
- 動脈管開存症（PDA）：RDS改善後に肺血管抵抗が低下し，肺血流が一気に増加し，症候化することがある
- その他：気管支肺異形成症，壊死性腸炎

③ 症候・疾患

J 胎便吸引症候群

- 胎便で混濁した羊水を気道内に吸引することによる呼吸障害を主とした症候群

a. 病因・病態

- 妊娠4ヵ月頃には小腸内に胎便の蓄積を認めるが、腸蠕動が弱く便が固いため、通常、胎便の排泄は起こらない。週数が進むにつれ胎便の量が増え軟らかくなるので、胎便吸引症候群（meconium aspiration syndrome：MAS）は未熟児より成熟児に発症しやすい
- 胎便による羊水混濁は37週未満の早産児ではまれで、42週以降の過期産で頻度が高く、全出生のうち約10〜15％に認められる。そのうち呼吸障害を発症するのは約5％といわれているので、全出生の約1％程度でMASが発症する[1]
- 何らかの原因により胎児に低酸素、代謝性アシドーシス状態が起こると血流の再分配機構により腸管虚血が起き、蠕動が亢進し、肛門括約筋は弛緩するため胎便の排泄が起きる。さらに、胎児にあえぎ呼吸が出現し、胎便混濁羊水が気道内に吸引される
- 子宮内では液体の粘性のため下気道には達しないが、主に出生後の努力性呼吸で吸引される。気道内の胎便が末梢気道を閉塞し、またcheck valve機構によりair trappingを招き、無気肺や肺気腫の混在した状態となる。さらに胎便自体の化学的刺激による炎症や肺サーファクタントの不活性化などが生じて肺病変、呼吸障害が進行する

b. 症状・身体所見

- 児の胎便汚染：臍帯、皮膚、爪、気管内吸引物、胃内吸引物
- 呼吸症状：多呼吸、陥没呼吸、呻吟、チアノーゼ、胸郭膨隆、肺ラ音
- しばしばエアリークや新生児遷延性肺高血圧症（PPHN）を合併する

c. 検査・診断
- 胎児の低酸素状態，羊水混濁の既往，児の胎便汚染，呼吸障害，胸部 X 線写真の所見があること
- 胸部 X 線写真：肺過膨張と無気肺の混在，浸潤陰影，胸水貯留，気胸，気縦隔など
- 血液ガス分析：PaO_2 低下．$PaCO_2$ は軽症なら多呼吸のため低下，重症例では上昇し呼吸性アシドーシスあるいは混合性アシドーシスとなる
- 血液検査：白血球増加，CRP 上昇，GOT・GPT・LDH・CPK などの逸脱酵素上昇
- UMI（urinary meconium index）：肺から吸収された胎便による尿の変色を定量（胎便水溶液の吸光ピークは 405 nm）

d. 治療・処方例
1）心肺蘇生
- 羊水混濁があるときは，蘇生の初期処置における気道開通として吸引を行う際に，12〜14 Fr の太い吸引チューブを用いて口腔内，鼻腔内の順に吸引する．児に活気がなければ（筋緊張が低下し，啼泣がなく，心拍 100/分未満），気管挿管を行って気管内吸引を検討してもよいがルーチンでは行わない
- 自発呼吸がない場合や心拍 100/分未満の徐脈が続く場合には，いつまでも吸引を続けずに心肺蘇生を優先する

2）サーファクタント洗浄・補充
- 重症例には，胎便除去を目的に気管挿管し，人工肺サーファクタント 1 バイアルを生理食塩液 20 mL で溶解したものを数回に分け気管内投与し洗浄する
- 洗浄後，二次的サーファクタント欠乏に対し人工肺サーファクタントの補充も行う

3）呼吸管理
- 酸素投与のみでよい軽症例から人工換気を要する重症例まで呼吸障害の程度は様々であり重症度に応じた呼吸管理を行う
- 人工換気を行う際はエアリークに注意し，状況によっては鎮静を行う
- 高頻度人工換気（HFO）は気道閉塞の存在下では無効例も多いが，症例によっては有効な場合もあり状況に応じて適応

を考慮する
4）抗菌薬投与
5）合併症の治療
● 呼吸障害や仮死に伴う低酸素虚血性脳症（「仮死」，p357），PPHN（「遷延性肺高血圧症」，p384），心不全（「新生児の循環補助」，p349），腎不全（「急性腎不全」，p388）などに対する治療については各項を参照

文 献

1) Wiswell TE et al : Meconium aspiration syndrome : have we made a difference? Pediatrics 85 : 715-721, 1990

K 遷延性肺高血圧症

a. 病態
- 生後も肺高血圧が残存し、卵円孔や動脈管を介して右左短絡を呈し、重度の低O_2血症をきたす新生児早期の適応障害である
- 神経学的合併症や慢性肺疾患を合併しやすい重篤な病態である

b. 病因
- 機能的な肺高血圧（新生児仮死、胎便吸引症候群、呼吸窮迫症候群、気胸など）
- 器質的な肺高血圧（先天性横隔膜ヘルニア、dry lung 症候群など）
- 体血圧低下による相対的な肺高血圧（重症感染症、心不全など）

c. 症状・身体所見
- 高度なチアノーゼ（上肢＜下肢）、多呼吸、心雑音（三尖弁逆流）、Ⅱ音亢進、体動や啼泣、処置で悪化するチアノーゼ（flip & flop）

d. 検査・診断
- SpO_2 の上下肢差（下肢が低い）
- 胸部X線：心拡大、肺血管影減少
- 心エコー：動脈管や卵円孔での右左シャント、心室中隔の扁平化、三尖弁逆流、一過性心筋虚血では僧帽弁逆流、チアノーゼ型心疾患の否定

e. 治療
- 治療の基本は、体血圧の上昇と、肺血管の拡張である

1) 全身管理
- minimal handling（可能な限り刺激を避ける）
- 十分な鎮静下（フェンタニル® 2～5μg/kg/時と必要に応じてエスラックス® 0.7μg/kg/分の持続点滴）で人工呼吸管理．条件が高くなる場合は高頻度人工換気（HFO）が有効である
- 血圧と心拍出量を十分に上げる（volume expander、カテコラミンによる循環補助）
- 動脈ラインを留置し、post ductal での血液ガスや血圧をモ

ニタリングする
2) 酸素投与
- はじめは100%酸素を投与し，以後 PaO_2 80〜100 mmHg を目標とする
3) 肺過換気療法
- 過度な低 CO_2 血症は脳障害につながるため，第一選択ではない．$PaCO_2$＜35 mmHg にはしない
4) 一酸化窒素吸入療法（iNO）
- 選択的肺血管拡張作用があり，新生児遷延性肺高血圧症（PPHN）の第一選択
- 生後7日以内に吸入を開始し，通常，吸入時間は4日間までとする
- 20 ppm から開始し，酸素化の改善を認めた場合，10 ppm までは5 ppm ずつ，10 ppm 未満は2〜5 ppm ずつ慎重に減量する
- 高濃度酸素投与中は NO_2 濃度に注意する（＞5 ppm にしない）
- メトヘモグロビン濃度にも注意する（＞2〜5％にしない）
5) 薬物療法
- iNOが第一選択薬となった現在は薬物の使用は限られ，新生児領域での報告は少ないが，NO-cGMP 経路，PGI_2-cAMP 経路，エンドセリン経路を介する薬物については，iNO との併用効果を期待できる可能性がある
- 選択的血管拡張作用がなく，体血圧も低下させるため注意
- PGI_2 製剤：静注用フローラン®2〜30 ng/kg/分，点滴静注
- PDE-5 阻害薬：レバチオ®錠1〜2 mg/kg/日，分3
- PDE Ⅲ 阻害薬：ミルリーラ®注射液 0.25〜0.75 μg/kg/分，点滴静注
- エンドセリン受容体拮抗薬：トラクリア®錠4 mg/kg/日（少量から開始）
6) 体外式膜型人工肺（ECMO）
- 薬物療法にこだわって導入時期を逸しない
- PPHN に対する直接的治療ではなく，可逆的な PPHN に対し以下の目的で導入する
  ① 呼吸補助（酸素化の改善と二酸化炭素の除去）
  ② lung rest（過度の呼吸器設定による肺の二次障害を防ぐ）
  ③ 循環補助（V-A ECMO の場合）

③ 症候・疾患

L 未熟児動脈管開存症

a. 病　態
- 動脈管を介する肺血流増加に伴う心不全と呼吸障害, 体血流減少に伴う全身臓器の循環不全である
- 未熟児動脈管開存症 (PDA) は, 脳室内出血 (IVH), 肺出血, 腎不全, 壊死性腸炎 (NEC), 未熟児網膜症 (ROP), 慢性肺疾患 (CLD) などの重大な合併症の危険因子となる
- 早産児の動脈管は生後の PaO_2 上昇による収縮効果が少ない. また, プロスタグランジン (PG) よりも NO がより強い動脈管拡張因子であることなどから機能的閉鎖しづらい
- 極低出生体重児の 15～80％ が閉鎖遅延し, 超低出生体重児 (ELBWI) の 30～40％ は治療を要する. 呼吸窮迫症候群 (RDS) や感染症, 炎症などを伴う早産児の動脈管は, より閉鎖しづらい
- 早産児の動脈管は感染や炎症, 低 O_2 血症, 過剰輸液など様々な要因で容易に再開通し, 器質的閉鎖しづらい

b. 症状・診断
- 心雑音, 脈圧の増大 (bounding pulse), 心尖部拍動, 頻脈, 多呼吸, 陥没呼吸, 乏尿, 皮膚色不良
- 心エコー：左房大動脈内径比 (LA/Ao) や左室拡張末期径 (LVDd) の増大, 動脈管を介する左右短絡血流や左肺動脈拡張末期血流の増加, 前大脳動脈や腎動脈などの拡張期血流の途絶, 逆流など
- X 線：心拡大, 肺血管陰影の増強
- その他：NT-proBNP (生後 4 日以降の未熟児 PDA の重症度評価に有用)

c. 治療・管理
- 2010 年に「PDA 治療ガイドライン」が作成されている[1]

1) 予防と全身管理
- 過剰な水分投与を避け, 貧血の補正 (Hb 12 g/dL 以上), 適切な呼吸管理を行う
- ドパミン, ドブタミンなどのカテコラミンや血管拡張薬, 利

表1 インドメタシン静注療法の基本的な用法・用量（mg/kg）

初回投与時の生後時間	1回目	2回目	3回目
生後48時間未満	0.2	0.1	0.1
生後2～7日未満	0.2	0.2	0.2
生後7日以上	0.2	0.25	0.25

尿薬などの使用時にPDAの左右短絡量増加を認める場合は，減量や中止を考慮する

2）薬物療法（インドメタシン）
- 症候化する前の予防的治療：生後6時間以内に0.1 mg/kgを6時間で点滴静注．24時間ごとに3回までの連続投与を考慮
- 症候性未熟児PDAに対する治療：投与量は**表1**参照．ELBWIなどでは初回量を半量としたり，投与時間を延長することもある
- 12～24時間間隔で連続3回までの投与とし，閉鎖が確認されたら，以降の投与は行わず経過を観察してもかまわない
- 初回投与は早期に開始し，2回目以降は副作用の発現や効果をみながら慎重に行う
- 生後日数が経過するとインドメタシンの効果は減弱するため，治療時期を逸しないことが重要である
- 副作用：乏尿，腎不全，低血糖，血小板減少，出血傾向，消化管出血・穿孔，壊死性腸炎，肺高血圧，アンバウンドビリルビンの上昇
- 投与上の注意：投与後に無尿または乏尿（尿量<0.6 mL/kg/時）が出現した際には，腎機能が回復するまで次の投与は差し控える．重篤な腎機能障害，消化管出血，壊死性腸炎には禁忌

3）手術（結紮術，clipping）
- 適応は原則，インドメタシン無効例や使用禁忌に相当する症例であるが，施設の治療方針によって異なることがある
- 合併症：一時的な高血圧や後負荷不整合，気胸，反回神経麻痺，横隔神経麻痺，肋骨損傷など

文献
1) 日本未熟児新生児学会：根拠と総意に基づく未熟児動脈管開存症治療ガイドライン［http://jsnhd.or.jp/pdf/PDA.pdf］（2016/3）

③ 症候・疾患
M 急性腎不全

- 従来は，血清 Cr 1.5 mg/dL 以上と定義するものが多かったが，AKIN 分類・RIFLE 分類（表1[1]）が提唱され，新生児領域でも応用されている

a. 原因（表2）
b. 検査・診断

- 病歴，症状，診察やエコー検査で診断可能
- 腎機能評価
① クレアチニンクリアランス（糸球体機能）
  （単位時間尿量 × U_{cr}/P_{cr}）× 1.73 ／ 体表面積
・早産低出生体重児では正常でも 20〜30 以下である
② FENa（尿細管機能）
  $(U_{Na}/U_{cr}) / (P_{Na}/P_{cr}) \times 100$
・早産低出生体重児は正常でも1を超えることが多く，生後2週を超えると成熟児相当となる
- 腎前性と腎性の鑑別には生化学的所見が参考になる

表1 RIFLE 分類

	Creatinine criteria	Urine criteria	
	pRIFLE	pRIFLE	nRIFLE
Risk	eCCl 低下<25%	<0.5 mL/kg/時 ×8 時間	<1.5 mL/kg/時 ×24 時間
Injury	eCCl 低下<50%	<0.5 mL/kg/時 ×16 時間	<1.0 mL/kg/時 ×24 時間
Failure	eCCl 低下<75%	<0.3 mL/kg/時 ×24 時間 or 無尿 ×12 時間	<0.7 mL/kg/時 ×24 時間 or 無尿 ×12 時間
Loss	Failure>4 週間		
End stage	Failure>3 ヵ月		

pRIFLE：paediatric RIFLE，nRIFLE：neonatal RIFLE，CCl：クレアチニンクリアランス
[Zaccaria R et al：neonatal RIFLE. Nephlol Dial Transplant 28：2211-2214, 2013 を改変して引用]

c. 治療

1) 腎前性
- 生理食塩液 10〜20 mL/kg/回を 1 時間かけて点滴静注
- 十分負荷しても利尿が得られない場合はラシックス® 0.5〜1 mg/kg/回を静注

2) 腎性
- 水分制限：前日尿量＋不感蒸泄（20〜40 mL/kg/日）
- フロセミド 1 mg/kg/回を 1 日 2〜3 回静注
- マンニットール®/ラシックス®療法：マンニットール®とラシックス®を 4：1 で混合してラシックス 0.8 mg/kg/時となるように調節する
- イノバン® 1〜3 μg/kg/時
- K は加えず，Na 140 mEq/L 前後に維持する
- 上記治療に反応しない場合は，腹膜透析または血液透析の適応

3) 高 K 血症（>7 mEq/L）に対する治療
- 不整脈出現時（テント状 T → wideQRS → P 波消失→ VT），まず以下の①，②を行い，次に③を行う
  ① カルチコール® 0.5 mL/kg をゆっくり静注

表2 急性腎不全原因

腎前性
- 循環血漿量減少
  失血（出血，母児間輸血症候群，双胎間輸血症候群），脱水，敗血症，壊死性腸炎
- 腎血流減少
  うっ血性心不全，薬剤（インドメタシン，トラゾリン）

腎性
- 急性尿細管壊死（腎虚血，持続する腎前性腎不全）
- 感染症（先天感染症，腎盂腎炎）
- 腎静脈・動脈血栓
- 先天性腎尿路奇形（無・低形成腎，多嚢胞性異形成腎など）
- 薬剤（アミノグリコシド系抗菌薬，インドメタシン）

腎後性
- 閉塞性尿路疾患（後部尿道弁，腎盂尿管移行部狭窄など）
- 腫瘤などによる圧迫（仙尾部奇形腫，尿管瘤など）
- 神経因性膀胱

②1/2メイロン® 2 mL/kg をゆっくり静注
③グルコース・インスリン（GI）療法
・治療中は低血糖に注意する
・1shot 法：ノボリン100® 0.1単位/kg＋20％ブドウ糖液 2.5 mL/kg（GI比5）を1時間で点滴静注
・持続点滴法：GI比5～15としてインスリン1単位/kg/日を持続点滴. インスリン希釈法（1単位/mL）：5％アルブミン1 mL＋生理食塩液9 mL＋ノボリン100® 0.1 mL（10単位）

4) 腹膜透析
- 1回注入量20～30 mL/kg（超低出生体重児は5～10 mL/kg）で, 1クールは注入15分, 貯留30分, 排液15分
- 透析液（ダイアニール®, ペリソリタ®など）は一般に除水目的なら血清浸透圧＋100 mOsm/L 以上, 除水不要なら＋30～50 mOsm/L のものを選択する. 50％ブドウ糖液を1Lの透析液に加えると 2.8 mOsm/L 上昇する

5) 血液透析
- 腹膜透析で効果が十分に得られないときに適応となる

文 献

1) Zaccaria R et al : neonatal RIFLE. Nephlol Dial Transplant 28 : 2211-2214, 2013

③ 症候・疾患

N 低カルシウム血症

- 血清カルシウム（Ca）値 7.0 mg/dL（3.5 mEq/L）未満または Ca^{2+} < 0.9 mmol/L（1.8 mEq/L）未満

a. 病因・病態
- 新生児の低 Ca 血症は，生後 72 時間以内にみられる早発型低 Ca 血症と，72 時間以降に発症する遅発型低 Ca 血症に分類される（表 1）

b. 症状・身体所見
- 多くは無症候性である．他に痙攣，テタニー，易刺激性など

c. 検査・診断
- Ca 値およびイオン化 Ca，アルブミン値を測定する
- 遅発型低 Ca 血症の場合，P 値，Mg 値，腎機能，副甲状腺ホルモン（intact PTH），25OHD（保険適用外）が鑑別に必要

d. 治療
- 8% グルコン酸カルシウム（カルチコール®）は点滴漏れによる組織壊死を起こしやすいので，可能な限り末梢ルートを

表 1 新生児低 Ca 血症の病因

早発型低 Ca 血症（生後 72 時間以内で通常 24〜48 時間）
未熟性
仮死
糖尿病母体からの出生児

遅発型低 Ca 血症（生後 1 週間頃成熟児に多い）
リン含有の多いミルク
母体のビタミン D 欠乏症
母体副甲状腺機能亢進症
低 Mg 血症
副甲状腺機能低下症

その他
アルカローシス
クエン酸含有の血液による交換輸血
脂肪乳剤の投与　など

避け，中心静脈ルートからの投与を心掛ける
- 極低出生体重児，仮死後などにみられる症状のない低 Ca 血症には予防的に治療を行う
- 症候性低 Ca 血症：カルチコール® 1～2 mL/kg を生理食塩液で 2 倍に希釈してゆっくり静注．急速投与時は必ず心電図でモニタリングする
- 無症候性低 Ca 血症：維持液にカルチコール®を混注し，3～8 mL/kg/日，持続点滴．末梢ルートから投与しなければならない場合，筆者の施設ではカルチコール® 1 mL/kg を生理食塩液で 2 倍希釈して 1 日 2 回，1 時間/回で点滴静注している．その際は可能な限り日勤で投与することとし，前後で点滴の腫脹の有無を確認している
- 経口投与：乳酸カルシウム（1 g 中 Ca 130 mg 含有）を 0.3～0.6 g/kg/日（Ca として 40～80 mg/kg/日），分 4

e. 母乳栄養乳児にみられる低 Ca 血症

- 母乳栄養乳児で，低 Ca 血症による痙攣発作や症候性くる病を発症することがある
- 離乳食が進んでいないことや，冬期間の紫外線曝露不足に起因するビタミン D 欠乏症が原因である．また，母体のビタミン D 欠乏も原因となる
- 地域の環境特性によっては，母乳栄養児に対しビタミン D の補充が必要である

③ 症候・疾患

O 感染症

1 基本姿勢
- 手指衛生,早期母子接触,母子同室制,母乳育児が感染予防の基本である
- 集団での管理は集団感染を発生しやすい
- 感染予防が第一だが完璧な予防は不可能.早期発見,確実な治療が重要である
- 初発症状は非特異的であり(表1),進行が早い.対応が12時間遅れたら手遅れと心得る

2 検査・診断
- 確定診断を待たないで治療を優先する
- 治療開始前に septic workup を必ず行う
- ただちに検査ができない場合を含め,極力検体を残す
- 血液検査所見は異常値を示すまで時間を要すると心得る
- グラム染色をベッドサイドで行うべきである.起因菌を絞り込み適切な抗菌薬を選択できる,真菌感染症を早期に診断できる(芽胞,菌糸の確認),気管吸引液の性状を診断できるなどの利点がある
- 監視培養は,起因菌を想定し抗菌薬の選択を容易にするので実施する

3 治 療
- 疑わしい場合は治療開始を優先させ,感染症が否定されれば

▶ 表1 新生児感染症の初発症状

- 何となく元気がない (not doing well)
- 哺乳力低下
- 呼吸器症状 (無呼吸発作, 多呼吸, 呻吟)
- 消化器症状 (腹部膨満, 嘔吐, イレウス)
- 皮膚色不良, チアノーゼ
- 低体温
- 血圧低下
- 急激な血糖値の上昇
- SpO$_2$ モニター値のふらつき

表2 新生児感染症の起因菌と有効な抗菌薬

早発型

起因菌	有効な抗菌薬
group B *Streptococcus* (GBS, *Streptococcus agalactiae*)	ABPC, CTX
Escherichia coli	ABPC, CEZ, GM
Listeria monocytogenes	ABPC

遅発型(院内感染など)

起因菌	有効な抗菌薬
Staphylococcus aureus, *S. epidermidis*	CEZ, CZOP, PAPM/BP
MRSA, MRSE	VCM, ABK, TEIC
Pseudomonas aeruginosa	GM, IPM, PAPM/BP

CEZ:セファゾリン,CZOP:セフォゾプラン,PAPM/BP:パニペネム/ベタミプロン,VCM:バンコマイシン,ABK:アルベカシン,TEIC:テイコプラニン,IPM:イミペネム,MRSE:メチシリン耐性表皮ブドウ球菌

引き上げる
- 抗メチシリン耐性黄色ブドウ球菌(MRSA)薬は有効血中濃度を維持する(therapeutic drug monitoring:TDM)
- γグロブリン:病原微生物に直接作用し即効性がある.重症感染症に対し200〜250 mg/kg/日,3日間投与する
- 交換輸血は時期を逸せずに行う.安全対策上,血液センターから供給される血液製剤を用いることが望ましいが,全血の入手困難を想定してウォーキングドナーを確保し,院内の運用方法を確定しておく.敗血症や播種性血管内凝固症候群(DIC)の際は,放射線照射のみを行い輸血フィルターは通さない.日本未熟児新生児学会「新生児輸血に用いる院内採血した血液の適正な製造体制・順守基準」参照[1]

a. 細菌感染症
- 定着する細菌が異なることから,抗菌薬の第一選択は施設による.一般的な起因菌と有効な抗菌薬を表2に示す
  ①アンピシリン(ABPC) 100 mg/kg/日,分2,静注
  ②セフォタキシム(CTX) 100 mg/kg/日,分2,静注
  ③ゲンタマイシン(GM) 5 mg/kg/日,分2,静注あるいは1時間で点滴静注

- ①＋②もしくは①＋③で開始する
- B群溶連菌（group B Streptococcus：GBS）は日齢0から症状がはっきりしないうちに重症化する．疑わしいときは上記の治療を開始する

b. 新生児TSS様発疹症（NTED）
- MRSAが産生する toxic shock syndrome toxin-1（TSST-1）による
- 三徴：発熱，発疹，血小板減少症
- 正常新生児では自然軽快する．早産児ではDICや無呼吸発作，消化管出血，動脈管開存症の増悪など重症化する
- MRSAが起因菌であることが多く，抗MRSA薬を投与して経過観察を行う

c. MRSA予防策
- 基本は手指衛生（一処置二手洗い，アルコールによる擦式消毒）と standard precaution による水平感染の予防，隔離（ゾーニング），手袋，ガウン着用である
- シフトごとに保育器の手窓や周囲の医療機器をアルコールで清拭する
- 勤務者に対する保菌検査や，ムピロシン軟膏を用いた保菌者への除菌は意味がないので行わない
- 早期母子接触と母子同室育児，早期のカンガルーケア，母乳育児もしくは母乳の口腔内滴下や母乳を染み込ませた綿棒による塗布は，正常細菌叢の定着を早めMRSA保菌を予防する

d. ウイルス感染症
- TORCH症候群（表3）は妊婦の抗体保有率の低下に伴い増加傾向にある
- 単純ヘルペス感染症は現在もなお予後不良な全身性ウイルス感染症である
- 特異的な初発症状がなく進行が急激であることから，本症を否定できない場合は治療を開始する
- アシクロビル60 mg/kg/日，分3，1時間で点滴静注

e. 真菌感染症
- 全身性カンジダ症は超低出生体重児に生後1週間頃に発症する
- 消化管感染症では栄養開始後に進行するので注意する

表3　TORCH症候群の主要臨床症状

臨床症状		T	R	C	H
IUGR			+	+	+
皮膚	黄疸	+		+	
	出血斑		+	+	
中枢神経系	小頭症	+	+	+	+
	水頭症	+			
	石灰化	+		+	
眼の異常		脈絡網膜炎	白内障	脈絡網膜炎	脈絡網膜炎
心奇形			+		
肝脾腫		+	+	+	
その他			難聴	難聴	

T：トキソプラズマ，R：rubella virus（風疹ウイルス），C：サイトメガロウイルス，H：単純ヘルペスウイルス，IUGR：子宮内発育遅延

- 便や皮膚ぬぐい（白色コロニーを皮膚に形成）のグラム染色で芽胞や菌糸を確認した場合には，治療を開始する
- フルコナゾール（ジフルカン®）深在性真菌症に対し，6〜12 mg/kg/日，分1，1時間で点滴静注（生後2週までは同用量を3日に1回，生後3週までは同用量を1〜2日に1回）
- アムホテリシンB（ファンギゾン®）0.1〜0.25 mg/kg/日，点滴静注．副反応に注意しながら0.5〜1.0 mg/kg/日まで増量可能
- ミカファンギン（ファンガード®）1〜6 mg/kg，1日1回点滴静注

4 母子感染予防対策

a. B型肝炎ウイルス（HBV）

- 母親がHBs抗原陽性の場合では，①出生直後（12時間以内が望ましい）に抗HBsヒト免疫グロブリン（HBIG）1 mL（200単位）を2箇所に分けて筋注，B型肝炎ワクチン（HBワクチン）0.25 mLを皮下注射する，さらに②生後1・6ヵ月にHBワクチン皮下注
- 生後9〜12ヵ月のHBs抗原・抗体検査（HBs抗体＞10 mIU/mLで予防成功）

- 母乳は禁止しない

b. C型肝炎ウイルス（HCV）[2]
- 母親のHCV-RNA陰性母体からの母子感染成立の報告はない
- 母乳栄養でも感染率は上昇しない
- HCV-RNA陽性妊婦からの出生児では，生後3〜4ヵ月にAST，ALT，HCV-RNAを検査する
- 生後3〜4ヵ月でHCV-RNA陽性児では生後6ヵ月以降，半年ごとに追跡し，感染持続の有無を確認する．生後3〜4ヵ月でHCV-RNA陰性児は，生後6・12・18ヵ月で陰性を確認する
- HCV-RNA陰性妊婦からの出生児では，生後18ヵ月以降にHCV抗体陰性を確認する

文 献

1) 日本未熟児新生児学会薬事委員会：新生児輸血に用いる院内採血した血液の適正な製造体制・順守基準，2010［http://plaza.umin.ac.jp/~jspn/innaisaiketsu.pdf］（2015/12）
2) 白木和夫ほか：C型肝炎ウイルスキャリア妊婦とその出生児の管理ならびに指導指針．日小児会誌 109：78, 2005

③ 症候・疾患

P 頭蓋内出血

1 硬膜下出血

a. 病態
- 成熟児の分娩外傷に伴うことが多い
- 大脳静脈と下矢状静脈が合流し直静脈洞を形成する部位やGalen静脈洞の血管断裂または頭頂部の橋静脈の破綻によって生じる

b. 症状・身体所見
- 無呼吸発作，痙攣など

c. 検査・診断
- 頭部エコー検査，CT

d. 治療・処方例
- 程度の大きいものは脳外科的処置
- 痙攣に対してはフェノバルビタール（ノーベルバール®）を初回10～20 mg/kg/日，維持量4～5 mg/kg/日を分1で静注

2 くも膜下出血

a. 病態
- 成熟児の分娩外傷や仮死に伴う静脈性出血

b. 症状・身体所見
- 無呼吸発作，痙攣，易刺激性など

c. 検査・診断
- CTは参考になるが判断はむずかしい
- 髄液検査による血性髄液の証明

d. 治療
- 保存的治療，予後は良好

3 脳室内出血（IVH）

a. 病態
- 多くが早産児に生じる脳室上衣下胚層の毛細血管からの出血
- 生後72時間以内に起こることが多い
- 脳室上衣下胚層の血管の脆弱性に加え，血管走行や分布，脳血流の自動調節能の欠如が発症に関連している

- 吸引などの処置，気胸，急速輸液（等張・高張液），痙攣，アシドーシス，心不全に伴う脳血流うっ滞などによって起こりうる
- 合併症：出血後水頭症，脳室周囲白質壊死

b. 症状・身体所見
- 無症状のこともあるが，バイタルサインの変化，アシドーシス，急な貧血で気づかれる

c. 検査・診断
- 頭部エコー検査：とくに生後72時間以内では繰り返し施行する
- Papileの分類（頭部CT所見に基づくものを頭部エコー検査所見に適用）

  > Ⅰ度：脳室上衣下胚層に限局した出血
  > Ⅱ度：脳室拡大を伴わない脳室内出血
  > Ⅲ度：脳室拡大を伴う脳室内出血
  > Ⅳ度：脳実質出血を伴う脳室内出血

d. 治療
- 発症すると有効な治療法はないので，予防がきわめて重要であり，gentle care に心掛ける
- 呼吸管理：高頻度振動換気法は高い平均気道内圧を必要とすることが多く，それが胸腔内圧の上昇，ひいては脳静脈圧上昇につながり，IVHの発症につながる可能性があるため，過度の高い圧は避ける
- 循環管理：脳静脈圧上昇を避けるため，後負荷が増大しているタイプの心機能不全に対し，血管拡張薬などで後負荷軽減をはかる
- インドメタシン予防投与：生後6時間以内にインダシン® 0.1 mg/kg/回を1日1回，3日間投与
- 鎮静：筆者の施設では，生後72時間まではフェンタニル® 1～2 μg/kg/時の持続点滴を行っている

4 出血後水頭症

a. 病態
- 脳室内の凝血塊や，髄液中に放出されるサイトカインが引き

図1 ventricular index の正常範囲

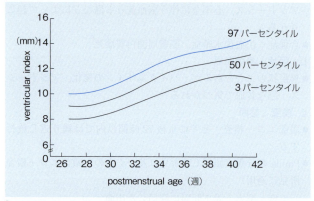

[Levene MI: Measurement of the growth of the lateral ventricles in preterm infants with real-time ultrasound. Arch Dis Child **56**: 902, 1981 を改変して引用]

起こすくも膜炎のため生じる

b. 症状・身体所見
- 頭囲拡大,大泉門膨隆,無呼吸,意識障害など

c. 検査・診断
- 連日の頭囲測定
- エコー検査

d. 治療
- 頭蓋内圧亢進症状,頭囲拡大≧2 cm/週,頭部エコー検査による ventricular index(前額断での midline から側脳室前角外側までの最大径)≧週数の 97 パーセンタイル+4 mm(図1),前・中大脳動脈の抵抗係数(RI)の増加などを認める場合に行う
- 反復腰椎穿刺:1回排液量 10〜15 mL/kg を目安に行う
- 利尿薬:フロセミド®やダイアモックス®が使用されることがあるが,明らかな有効性は示されていない
- 脳室腹腔短絡術(VP シャント術)
- オンマイヤリザーバー:脳室腹腔短絡術(VP シャント術)が困難な場合に行う

③ 症候・疾患

Q 消化管疾患

1 食道閉鎖

a. 症 状
- 口腔内泡沫状分泌物,合併奇形(VACTERL連合)

b. 検査・診断
1) 胎児診断
- 羊水過多,胃泡がみえにくい
2) 出生後診断
- 胃管の coil up 像,Gross の分類(図1)

c. 治 療
- 胃瘻造設,気管食道瘻の離断,食道再建を行う

2 十二指腸閉鎖/狭窄

a. 症 状
- 胆汁性嘔吐,臍帯潰瘍を合併することがある.ダウン症候群の3割にみられる

b. 検査・診断
1) 胎児診断
- 羊水過多,double bubble sign
2) 出生後診断
- 腹部単純X線写真にて double bubble sign の証明.上部消化管造影

図1 食道閉鎖の分類:Gross の分類とその頻度

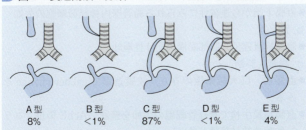

A型 8%　B型 <1%　C型 87%　D型 <1%　E型 4%

c. 治　療
- 胃内減圧，根治術を行う

3 小腸閉鎖，結腸閉鎖

a. 症　状
- 胆汁性嘔吐，腹部膨満，胎便排泄遅延，白色便

b. 検査・診断

1) 胎児診断
- 下部消化管閉鎖では羊水過多は伴わないことが多い

2) 出生後診断
- 腹部単純 X 線写真にて multiple bubble sign の証明．上部消化管造影

c. 治　療
- 胃内減圧，イレウス管，根治術を行う

4 中腸軸捻転を伴う腸回転異常

a. 症　状
- 突然の胆汁性嘔吐，血便

b. 検査・診断
- 上部消化管造影：右側に走行する十二指腸
- 注腸造影：左側に回盲部
- 腹部エコー：上腸間膜静脈が上腸間膜動脈の腹側または左側に位置，上腸間膜静脈と小腸が上腸間膜動脈の周りを時計方向に回転（whirlpool sign）

c. 治　療
- 緊急手術による捻転解除を行う

5 Hirschsprung 病

a. 病　因
- 直腸下端から連続性にみられる腸管壁内神経節細胞の欠如

b. 症　状
- 胎便排泄遅延，腹部膨満，胆汁性嘔吐

c. 検査・診断
- 直腸診．巨大結腸像の存在．注腸造影で caliber change をみる
- 直腸粘膜生検で神経管細胞の欠如を確認（AchE 染色でコリン作動性神経線維が多い）

d. 治　療
- 外科手術（人工肛門造設，生後5〜7ヵ月で根治術）を行う

6 鎖　肛
a. 症　状
- 嘔吐，腹部膨満，直腸体温計が入らない，会陰部に瘻孔

b. 検査・診断
1) 倒立位X線撮影
- PC線（恥骨中央と尾骨を結ぶ線），I線（坐骨下端を通りPC線と平行な線），m線（PC線とI線の中間の線）
- 直腸盲端ガスがm線より頭側なら高位鎖肛，I線より尾側なら低位鎖肛，その中間は中間位鎖肛といえる

c. 治　療
- 低位の場合は後方切開術
- 中間位，高位の場合は人工肛門造設して体重が8kgくらいになったら根治術を行う

7 消化管穿孔（低出生体重児）
a. 病　因
- 壊死性腸炎（NEC）：腸管の未熟性に加え，虚血や腸管感染，経腸栄養因子（高浸透圧成分の注入）などが加わり，腸管粘膜障害が起こり発症する
- 特発性腸穿孔（LIP）：NECの危険因子とは関係なく，突然限局性に穿孔する．X線写真上は気腹像を呈さないこともある

b. 症　状
- 腹部膨満，腹部変色，胃残の増加，嘔吐，血便，血圧低下，アシドーシス，CRP上昇

c. 検査・診断
- 腹部X線写真で腸管拡張，free air，gassless，腸壁内ガス，門脈内ガスなどがみられる

d. 治　療
- 人工肛門造設，腹腔ドレナージ，抗菌薬

8 胎便関連性イレウス
a. 症　状
- 胎便栓による腸管通過障害．SFD（small for date）児に多い

b. 治 療

- 母乳による超早期授乳が予防に効果的
- 浣腸，5倍希釈ガストログラフィン®注腸（透視下で30〜40 mL/kg/回），10倍希釈の注入（1〜2 mL/kg/回）も有効であるが，誤嚥による肺水腫の危険があり原則禁忌とされている

③ 症候・疾患

R 外性器異常

1 基本姿勢
- 外性器異常には性分化異常症が存在する
- 外性器異常のうち,男児で両側精巣を触知しない,尿道下裂,二分陰囊,尿道下裂を伴った停留精巣,矮小陰茎,女児の陰核肥大,共通泌尿生殖洞,性腺を触知する鼠径ヘルニアなどでは原因検索が必要である(図1)
- 性の決定は心理社会的救急(psycho-social emergency)であり,専門家による判断を仰ぎ,拙速を避ける
- 性分化異常症は,経験豊富な専門家(小児内分泌科,新生児科,小児外科,産婦人科,泌尿器科,臨床遺伝科,遺伝カウンセラー,ソーシャルワーカー,臨床心理士など)による集学的チーム医療でなされるべきである(表1)
- 親・家族との意思の疎通をよくし,治療方針の決定には親・家族が参加する
- 出生届は外性器異常により性別を判定し難い場合には性別保留とし,決定後に届け出を行う
- 性分化異常症の管理に関する合意見解が公表されている[2]

2 各種外性器異常と対応
- いずれの疾患も診断,治療時期を逸することのないよう,小児内分泌科専門医に紹介する

a. 小陰茎
- 陰茎長は陰茎を軽く引っ張り伸ばした状態での陰茎腹部の陰茎根から亀頭先端(亀頭包皮ではない)までの陰茎背面の長さをいう
- 年齢別基準値の-2.5 SD以下(およそ2.0 cm以下)を小陰茎とする

b. 尿道下裂
- 尿道口の近位開口,陰茎の腹側への屈曲,新生児期からの亀頭の露出,陰茎背側の余剰包皮を認める
- 亀頭の露出はほぼすべての尿道下裂に認められることから,

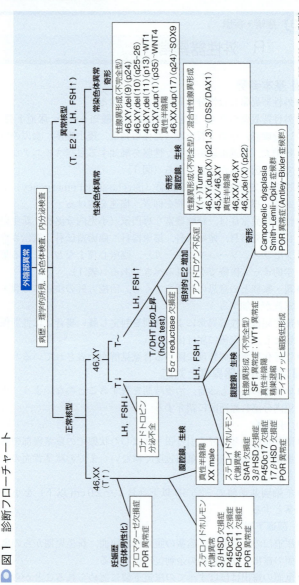

図1 診断フローチャート

[日本小児内分泌学会性分化委員会:日小児会誌 112:565, 2008 より引用]

表1　性分化異常症ケアチームによる管理体制試案

性分化異常症ケアチーム結成の目的

性分化異常症における社会的性（法律上の性，養育上の性）の選択，その後の成長・成熟のフォロー，親子の心理的支援など，生直後より長期かつ多岐にわたるサポートを提供することを目的とする

構成部門・診療科

小児内分泌科，小児泌尿器科，小児精神科，周産期部門（産婦人科，新生児科），遺伝科を含めて構成されることが望ましい．性分化異常症患者に対する最初のコンサルテーションは，小児内分泌科医師になされるべきである．看護部門，ソーシャルワーカーも家族のサポートのために参加することが望まれる

性別選択の流れ

日齢0（または入院当日）

- 性分化異常症（と思われる）児の出生・搬送
- 小児内分泌科（あるいは他のメンバー）からチーム全員に連絡
- ケアチーム第1回会合
- 診察：とくに外性器所見
- 画像診断：超音波，MRIによる性腺・内性器の確認
- 採血：電解質，血糖，テストステロン（新生児期のテストステロンはRIAでは必ずしも真の値をとらず，しばしば偽高値を示すことに注意），ゴナドトロピン，染色体を検査する．症状によりACTH・17OHP・cortisol，SRY検査，その他を追加する
- 外科・副腎疾患の場合には治療を開始する
- 親への心理的介入を開始する（社会的性が選択されるまで，出生の秘匿という方法もある）

日齢5～7（あるいは入院5～7日後）

- ケアチーム第2回会合
- 染色体・ホルモンデータなどの結果確認：この時点で十分なデータが揃っていれば，社会的性の選択を行う．検討が不十分であれば，検査項目を話し合い，この時点では社会的性の選択は保留する

日齢10～12（あるいは入院10～12日後）

- ケアチーム第3回会合
- 社会的性選択保留例について話し合う．判定不能例についてはさらに検討を重ねる

性分化異常症のフォローアップ体制

性分化異常症では，本人に対しては乳幼児期における外科的治療，小児期における成長発達，思春期における性成熟，生殖年齢における生殖能の評価と治療，そして幼少時よりの心理的サポートが必要である．親に対しても出生時からの心理的サポートの継続が必要と考えられる

注1：社会的性の選択は医学的かつ総合的評価の下に行う
注2：選択した性は，選択理由とともに親に担当医（性分化異常ケアチームの医師）から「提案」の形で伝え，決定は親に委ねるものとする
注3：社会的性の決定は，出生届の期限の14日以内を目標とするが，拙速に判定し親に性政変などの混乱をきたさないよう，慎重に行う．このため，場合によっては性別保留のまま出生届を出すこともやむを得ない
注4：社会的決定は，最大1ヵ月以内には完了するようにする
注5：これらの検討の過程は文書にして保存する
注6：必要に応じて遺伝子診断を行う
注7：患者会については，疾患の多様性からむずかしい点があるが，自然発生的に生まれたものについては，これを支援する

[日本小児内分泌学会性分化委員会：日小児会誌 112：565, 2008 より引用]

本症を疑う

c. 停留精巣
- 精子形成障害の予防，精巣腫瘍の悪性化の防止（効果を疑問視する報告もあるが陰囊内にあると精巣を観察しやすい），合併症（鼠径ヘルニア，精巣外傷，精索捻転）の予防目的に全例に精巣固定術を行う
- 生後6ヵ月を過ぎて下降がみられないときは自然下降は期待できない

d. 陰囊水腫
- 通常，表面滑で弾性がある
- 固く触れるときは精巣腫瘍や精索捻転を疑う．鼠径ヘルニアとの鑑別には透光試験が有用である
- ヘルニアが合併していないかぎり自然治癒を待ってよい

e. 卵巣ヘルニア
- 卵巣は嵌頓しても血行障害をきたすことは少ないが，自然治癒や用手整復が困難であり早期の手術が望ましい

f. 陰核肥大・陰唇肥大
- 成人女性での大きさは3〜5 mmとされ，それよりも著しく病的に大きいものを陰核肥大という
- 陰核，陰唇の異常は性分化異常症である

文 献
1) 藤枝憲二：性分化と性成熟異常．メディカルレビュー社，東京，2002
2) 日本小児内分泌学会性分化委員会：性分化異常症の管理に関する合意見 解（Consensus statement on management of intersex disorders LWPES/ESPE Consensus Group 抄訳）．日小児会誌 112：565, 2008
3) Hughes IA et al：Consensus statement on management of intersex disorders. Arch Dis Child 91：554, 2006
4) 堀川玲子：新生児内分泌ハンドブック．メディカ出版，大阪，p140, 2008

③ 症候・疾患

S 未熟児貧血

a. 病態・病因
- 不十分なエリスロポエチン産生(早期貧血)と,その後の貯蔵鉄不足と発育に伴う需要増大からくる鉄不足(後期貧血)により貧血をきたす
- 早産児は赤血球寿命が短い(およそ40~60日).早期貧血は未熟な児ほど程度が強く早期に生じ,さらに検査のための採血も多くなるため重症化する
- 葉酸・ビタミンB_{12}・ビタミンEの欠乏によっても未熟児貧血をきたす

b. 症状・身体所見
- 頻脈,無呼吸,多呼吸,周期性呼吸,哺乳力低下,不活発,体重増加不良など

c. 検査・診断
- Hbの低下.鉄欠乏ではフェリチン値,血清鉄が低下する

d. 治療
1) リコンビナントヒトエリスロポエチン
- エポエチンα(エスポー®)200 U/kg/回を週2回皮下注射する
- Hb 12 g/dL,Ht 36%以下を目安に開始する

2) 輸血
- 出生後28日以降4ヵ月までの未熟児に対する輸血は「血液製剤の使用指針(改訂版)―新生児・小児に対する輸血療法―」に準拠するが,未熟児は多様な病態を示すため個々の症例に応じた配慮が必要である
- 呼吸障害が認められない未熟児では,Hb 8 g/dL未満,Hb 8~10 g/dLでも貧血による症状があれば適応となる.呼吸障害がある場合は,障害の程度に応じて考慮する
- 採血後2週間以内のMAP加赤血球濃厚液を使用する.輸血量は10~20 mL/kg/回とし,1~2 mL/kg/時(心不全の有無や程度を考慮)で輸血する

3) 鉄剤投与
- 対象は出生体重 1,500 g 未満. 1,500 g 以上では,経腸栄養が十分に確立していれば栄養方法に関係なく,全例必要としない
- 投与量は,最大 6 mg/kg/日(インクレミンシロップ® 1 mL/kg/日)
- 終了時期は,体重がおよそ 2,500 g で,明らかな貧血が存在せず,経腸栄養が十分であれば投与中止が可能である

文 献

1) 日本赤十字社血液事業本部医薬情報課:血液製剤の使用指針(改定版)―新生児・小児に対する輸血療法― [http://www.jrc.or.jp/mr/relate/info/pdf/iyakuhin_yuketu081015-10.pdf](2016/3)
2) 楠田 聡ほか:早産児に対する鉄剤投与のガイドライン.周産期医 36 : 767-778, 2006

③ 症候・疾患

T 未熟児網膜症

a. 病態
- 早産児に発症する網膜増殖性疾患
- 未熟な児ほど発症率が高い

1) 発症機序
- <u>第1相</u>：子宮内から大気中へ＋酸素投与→網膜酸素分圧の上昇→血管内皮増殖因子（VEGF）産生のダウンレギュレーション→血管の収縮・閉塞，血管新生の停止
- <u>第2相</u>：主として慢性肺疾患などによる呼吸障害→網膜酸素分圧の低下→VEGF産生過剰→異常な血管新生
- 生後早期の低インスリン様成長因子1（IGF-I），n-3系多価不飽和脂肪酸の不足，感染症などが病態の進行に関与するといわれている

b. 症状・身体所見
- 進行すると失明につながる

c. 検査・診断
1) 眼底検査
- 在胎34週未満または出生体重1,500g未満児
- 生後2週または修正30週で診察し，網膜血管がzoneⅢに達するまで診察を続ける

2) 診断
- 厚生労働省分類（表1），国際分類と網膜zone（表2）

d. 治療
- 酸素：在胎28週未満の児4,911人を対象とした最近のシステマティックレビューによると，SpO_2 85〜89％で管理すると，SpO_2 91〜95％で管理するのに比べて重症未熟児網膜症（ROP）は約4分の3に減少するが，死亡率は1.41倍，壊死性腸炎は1.25倍増加する[1]．早産児における最適な酸素管理については結論が出ていないのが現状であるが，少なくともSpO_2＞95％での管理は控えるべきであろう．筆者の施設では，SpO_2 88〜95％を目標に管理している

表1 厚生労働省分類

		I型	II型
活動期分類	1期 (stage 1)	網膜血管新生期	未熟性の強い眼に起こり，赤道部より後極側の領域で全周にわたり未発達の血管先端領域に異常吻合および走行異常，出血などがみられ，それより周辺は無血管領域が存在する．進行は急速で網膜血管の蛇行・怒張は著明である
	2期 (stage 2)	境界線形成期	
	3期 (stage 3)	硝子体内滲出と増殖期	
		初期：ごくわずかな硝子体への滲出と萌芽	
		中期：明らかな硝子体への滲出と増殖性病変	
		後期：牽引性変化	
	4期 (stage 4)	部分的網膜剥離期	
	5期 (stage 5)	全網膜剥離期	
瘢痕期分類	1期 (stage 1)	周辺部のみの軽度の瘢痕性変化	
	2期 (stage 2)	牽引乳頭	
		弱度：わずかな牽引乳頭で黄斑部には変化なし	
		中等度：明らかな牽引乳頭と黄斑部の外方偏位	
		強度：牽引乳頭とともに黄斑部に器質的変化	
	3期 (stage 3)	後極部に束状網膜剥離	
	4期 (stage 4)	瞳孔領の一部に後部水晶体線維増殖	
	5期 (stage 5)	完全な後部水晶体線維増殖	

[植村恭夫ほか：未熟児網膜症の分類（厚生省未熟児網膜症診断基準，昭和49年度報告）の再検討について．眼紀 34：1940-1944, 1983 より引用]

- 栄養：低栄養はIGF-I低下につながる．n-3系多価不飽和脂肪酸投与が重症ROPを減少させるとの報告がある[2]
- zone IまたはIIで厚生労働省分類stage 3（初期）以上やII型は，光凝固または冷凍凝固の絶対適応である．治療は麻酔下で行う．筆者の施設では人工呼吸器管理として，ミダゾラム®（0.1〜0.2 mg/kg/回）とソセゴン®（0.1〜0.2 mg/kg/回）で全身麻酔し，ベノキシール点眼®で局所麻酔している
- 前述にても網膜剥離が進行する場合は輪状締結術や硝子体手術となるが，視力予後は不良である
- 抗VEGF抗体（アバスチン®）を用いた治療が報告されているが，わが国ではROPに対する適応はなく，治療時期や投与量など未解決な点も多い

表2 国際分類と網膜 zone

活動期分類	1期 (stage 1)	境界線	"plus"disease
	2期 (stage 2)	隆起	
	3期 (stage 3)	網膜外線維血管増殖を伴った隆起	進行性の血管病変に網膜血管の拡張や蛇行がみられる場合に各stageに"plus disease"と表記
		軽度	
		中等度	
		重度	
網膜剥離の分類	4A期 (stage 4A)	中心窩外網膜剥離	
	4B期 (stage 4B)	中心窩を含む部分的網膜剥離	
	5期	全網膜剥離	

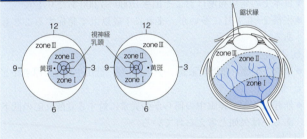

[An International Committee for the Classification of Retinopathy of Prematurity : The international classification of retinopathy of prematurity revisited. Arch Ophthalmol 123 : 991-999, 2005 を改変して引用]

文献

1) Saugsta OD, Aune D : Optimal oxygenation of extremely low birth weight infants : a meta-analysis and systematic review of the oxygen saturation target studies. Neonatology 105 : 55-63, 2014
2) Pawlik D et al : Fish-oil fat emulsion supplementation may reduce the risk of severe retinopathy in VLBW infants. Pediatrics 127 : 223-238, 2011

③ 症候・疾患

U 乳幼児突然死症候群

- 乳幼児突然死症候群（sudden infant death syndrome：SIDS）の定義は，「それまでの健康状態および既往歴からその死亡が予測できず，しかも死亡状況調査および解剖検査によってもその原因が同定されない，原則として1歳未満の児に突然の死をもたらした症候群」である

a. 疫　学
- 日本での発症頻度はおよそ出生 6,000～7,000 あたり1人
- 生後2～6ヵ月に多いが，まれに1歳以上で発症することもある

b. リスク因子
- 周囲の喫煙，非母乳栄養，うつぶせ寝，低出生体重，厚着など

c. 病　態
- 無呼吸など，睡眠中の何らかの異常に対する覚醒反応の低下あるいは欠如と考えられている

d. 対　応
- 速やかに蘇生救命処置を行う
- 全身の診察，眼底所見，血液生化学検査，胸腹部単純X線，CT（Ai），髄液検査，心電図・心エコー，百日咳抗体，迅速診断（Flu A/B, RS, Rota, hMP, Ad, GAS, Noro）など，SIDS

▶ 表1　SIDS との鑑別が必要な疾患および病態

1. 全身性疾患：感染症，播種性血管内凝固症候群（DIC），先天性代謝異常症，脱水症
2. 中枢神経系：重篤な奇形，髄膜炎，脳炎，動静脈奇形，神経筋疾患，外傷
3. 心血管系：重篤な奇形，心筋炎，冠動脈病変（川崎病など），心内膜線維弾性症，心筋症，横紋筋腫，不整脈（QT 延長症候群）
4. 呼吸器系：肺炎，高度の細気管支炎（RSウイルスなど），肺高血圧症，気管支喘息，頸部腫瘍（上気道狭窄）
5. 消化器系：巨細胞性肝炎，腸炎（脱水や電解質異常を伴う），新生児特発性胃破裂
6. 造血器系：白血病などの造血器腫瘍，白血球貪食症候群
7. 外因：外傷，事故，窒息，溺水，虐待，中毒など

［中山雅弘ほか：日 SIDS 会誌 1：63-83, 2001 を改変して引用］

との鑑別を要する疾患（**表1**[1]）の除外を行う
- 保存検体（濾紙血，尿，血清，髄液，小皮膚片，毛根付き毛髪など）を残す
- 原因不明の乳幼児の突然死と判断されたら，警察に届け出を行う．厚生労働省SIDS研究班作成のチェックリストを用いる（**図1**[2]）．
- 検視の後に法医解剖あるいは病理解剖となる．解剖がなされない場合は診断が不可能であり，死因は「不詳」とする

e. 家族への対応
- 家族へ（両親だけでなく兄弟姉妹，祖父母に対しても）思いやりをもって対応する
- SIDS家族の会の情報やパンフレットを渡し，グリーフケア団体の存在を形に残るように伝える
- 児について疑問に思うことがあれば，いつでも連絡をもらうよう伝える

文献
1) 中山雅弘ほか：乳幼児突然死症例・診断の手引き．日SIDS会誌 1：63-83, 2001
2) 戸苅 創：厚生労働科学研究「乳幼児突然死症候群（SIDS）および乳幼児突発性危急事態（ALTE）の病態解明および予防法開発に向けた複数領域専門家による総合的研究」．日SIDS乳幼児突然死予防会誌 12：41-45, 2012

図1 乳幼児突然死症候群（SIDS）診断のための問診・チェックリスト（厚生労働省 SIDS 研究班・2012 年版）

カルテ保存用紙、法医・病理連絡用紙

*このチェックリストは、SIDS診断がより適切に行われることを目的としております。
是非ご活用ください。
*母子手帳をお持ちの場合、ワクチン歴などは、母子手帳からの転載も可能です。

医療機関名（　　　　　）
担当医（　　　　　）
記入日　　年　月　日

発見年月日時	年　月　日　時　分	異状発生数日前の様子	
搬入年月日時	年　月　日　時　分	風邪症状	①なし　②あり（　　）
死亡年月日時	年　月　日　時　分	発熱	①なし　②あり（max　　℃）
氏名（イニシャル）	ID-No.	鼻閉	①なし　②あり（　　）
年齢・性別	歳　ヶ月　男・女		
異状発見時の状況（発症 / 死亡状況）		直近1ヵ月間のワクチン歴	
		あり（同時接種　有　無）　　なし	
		ありの場合、各々のワクチン名と接種期日:	
		（ワクチン名:　　　　）（接種日:　　　）	
		（ワクチン名:　　　　）（接種日:　　　）	
		出生体重・在胎週数	g　　　在胎　　週　　日
発見場所	①自宅　②保育所　③病院　④その他（　　）	分娩中の異常	①なし　②あり
最初の発見者	①母　②父　③保育士　④その他（　　）	第何子	第　　子（同胞　　人）
異状発見時の時刻	時　分（24時間法）	栄養方法（現在）	①母乳　②ミルク　③離乳食　④普通食
最после健康確認時刻	時　分（24時間法）	普段の睡眠中の寝衣	①薄着　②普通　③厚着
異状発生時は睡眠中か？	①はい　②いいえ	発育発達の遅れ	①なし　②あり（　　）
免疫接種の添い寝	①なし　②あり	基礎疾患の有無	①なし　②あり（　　）
異状発見時の体位	①あお向け　②うつぶせ　③横向き	主な既往症	①なし　②あり（　　）
最後に寝かせた時の体位	①あお向け　②うつぶせ　③横向き	原因不明のALTE既の有無チアノーゼ発作の既往	①なし　②あり（病名　　）

U. 乳幼児突然死症候群

普段の就寝時体位	①あおむけ ②うつぶせ ③その他( )	母親・父親の年齢	母親 歳 / 父親 歳
		母親の仕事	
寝返りの有無	①あおむけからうつぶせに自由に出来る (おおよそ主object ヶ月頃より出来た) ②うつぶせからあおむけに自由に出来る (おおよそ主object ヶ月頃より出来た) ③まだ寝返りは一人で出来ていなかった	母親の喫煙	①なし ②あり(本/日)
		父親の喫煙	①なし ②あり(本/日)
		同胞のSIDSまたはSIDS疑い、 原因不明のALTE(変容性危険、 急事例)の有無	①なし ②あり(SIDS ・ 原因不明のALTE)
異状発見から 病院到着までの時間	分	主な臨床検査データ 1. 血液・尿・髄液・その他 異常所見: 2. 単純X線の有無 ①なし ②あり( ) 異常: 有 ( ) 3. 骨折の有無 ①なし ②あり 4. 頭皮所見の異常 ①なし ②あり( ) 無 5. CT(A)の有無 ①なし ②頭部 胸部 腹部 その他( ) 異常: 有 ( ) 6. 心電図・心エコーの有無 異常: 有 7. タンデムマススによる代謝異常検査の有無 ・有 (結果) 8. 百日咳状の 無 9. 迅速診断キット ①なし ②頭部 胸部 その他( ) 10. GEROの既往の有無 無 11. 死亡後植絵皮膚の有無 (有 ・ 無 不明) 12. 保育所行 (血液衰血症、血液,尿、器官、小皮膚癌、毛根針毛髪5〜6本、爪) 臨床診断(疑い)	
到院までの搬入手段	①救急車 ②自家用車 ③その他( )		
到院搬入時の状態			
呼吸停止	①なし ②あり( )		
心停止	①なし ②あり( )		
外表の外傷	①なし ②あり( )		
鼻出血の有無	①なし ②あり( )		
窒息させた物	①なし ②あり( ) ( )	検視結果および 死亡診断書(検案書)の記載	①法医解剖(司法 ・ 行政 ・ 承諾) ②病理解剖 ③解剖なし(不詳死) *解剖不可でない場合は,死亡診断書の死因欄を「不詳」とする.
その他の特記事項			
挿管時気管内ミルク	①なし ②あり(多量・微量・泡沫大(あり・なし)	関係機関通絡の有無	①なし
気管内の血液	①なし ②あり(多量・微量)		②あり(児相、保健所等、その他
胃内チューブ引流	①なし ②あり(時間)		)
主な治療	①蘇生術( ) ②気管挿管 ③レスピレーター管理 ④その他		

この用紙をコピーしてカルテ保存用紙および法医・病理連絡用紙としてお使い下さい.

[戸苅 創: 日SIDS 乳幼児突然死予防学会誌 12: 41-45, 2012 より引用]

Part 5
小児保健

① 健 診

Ⓐ 乳幼児

a. 目 的
- 乳幼児の健康状態を確認し，健康の増進をはかり，疾病の発生を予防すること

b. 方 法
- 乳幼児の疾患をみつける
- 母親の心配ごとに根拠をもって答える

c. 時 期
- key month（表1）に従って行うことが望ましい

d. 具体的方法
- 暖かい部屋での視診から始める
- 次に聴診，そして触診．触診は自分なりの順序を作っておくと見落とさない
- 生後4ヵ月以降では母親の膝の上に座らせる（泣き出す児が出てくる）

e. ポイント
- 他職種からどのような指導を受けたかを確認する．問題を指摘するだけの「指導」がなされていることがある
- 問題点は，そのときに解決できなくとも医療機関や行政，地

表1 粗大運動の mile stone（key month）

あやすと笑う	生後2～3ヵ月
頸定	生後3～4ヵ月
寝返り	生後5～6ヵ月
1人でお座り	生後7～8ヵ月
這い這い	生後7～8ヵ月
つかまり立ち	生後10ヵ月
伝い歩き	生後10ヵ月
1人立ち	生後12ヵ月
独歩	生後18ヵ月

域保健機関につなげ，後日，結果をフィードバックしてもらうとよい
- 早産児の発達は修正月齢（出産予定日からの月齢）でみる
- 計測値は，前回からの変化などを評価して初めて意味をもつ．母子手帳の発育曲線を上手に利用する．体重増加不良といっても，増加速度は良好で病的でないことがある
- 予防接種歴を確認する．養育者の育児に対する姿勢を知ることができる
- 早産児であっても予防接種は暦年齢で接種する
- 最後に必ず母親に心配ごとはないかを尋ねる

f. 虐待を疑う
- 極端な体重増加不良，不自然な紫斑，熱傷，ひどいオムツかぶれなどがある場合，虐待を疑う
- 安全確保が必要なときは入院させ，対応のための時間を確保する

g. 母親への接し方
- 母親の不安には，なぜ大丈夫なのか，できるだけ理由を添えて説明する
- 母親を認め，「大丈夫，よく育てている.」と褒める
- 母親を責めるような言動や態度は慎む
- 医師の肯定的な説明により母親の育児に向かう態度が変わり，それが児の健康状態や発達を変えることになる[1]

h. 各月のポイント
1) 生後1ヵ月
- もっとも育児不安が強く，訴えが多い時期である
- 生後1ヵ月で明らかになる疾患を診断する
- ①視線を合わせる，②大きな音に驚く，③大きな音に目をつむる，ことを確認する
- 体重増加不良（最低体重からの増加が20 g/日以下）は哺乳不良（飲み方，飲ませ方が下手）や疾患（心疾患，消化管疾患など）を疑う
- ヘパプラスチンテストは先天性胆道閉鎖症のスクリーニングの意味もあり，実施が望ましい

2) 生後4ヵ月
- ①頸定，②手を握る，③あやすと笑う，④Moro反射が消失している，⑤ATNR（非対称性緊張性頸反射）が消失している，⑥腹臥位では肘で上半身を支え顔は前を向く，などを確認する

3) 生後6ヵ月
- ①寝返りができる，② cloth on the face テストで両手（生後5ヵ月）もしくは片手（生後6ヵ月）で布を取り去る，③自ら手を伸ばして物を取りに行く，④腹臥位では胸挙げが可能か，などを確認する

4) 生後8〜10ヵ月
- ①這い這いができる，②示指と母指で物をつまめる，③パラシュート反射を認める，④人見知りをする，などを確認する

i. 発達の遅れを疑う
- key month から2ヵ月遅れることはある．3ヵ月遅れるときは異常と考える
- 発達遅滞に対しては，生後6ヵ月までには早期療育を開始する

文 献
1) 前川喜平：小児神経における医療・保険・福祉の協働―小児神経科医ができる子育て支援．脳と発達 39：93, 2007

① 健 診

B 学童・思春期

1 健康診断の法的根拠と位置付け
- 学校保健法第1条に,「この法律は,学校における保健管理および安全管理に関し必要な事項を定め,児童,生徒,学生および幼児ならびに職員の健康の保持増進を図り,もって学校教育の円滑な実施とその成果の確保に資することを目的とする」とあり,同法第6条第1項で,「学校においては,毎学年定期に,児童,生徒,学生または幼児の健康診断を行わなければならない」とある

2 健康診断の実施時期
- 定期の健康診断の実施時期は,学校保健法施行規則第3条第1項の規定により,毎学年6月30日までに実施する

3 実施上の留意点
- 衣服を脱いで実施する内科検診などでは,思春期を迎えた学童・生徒には,とくに診察に配慮が必要である
- 健診結果などの個人情報の保護には十分配慮しなければならない

4 健康診断の検査項目 [1,2)]
- 健康診断の内容は,学校保健法施行規則第4条に規定されている健康診断の検査項目に基づいて実施する

a. 身長,体重,座高および栄養状態
- 成長曲線や肥満度判定曲線を活用し,身長増加率低下の場合は下垂体機能低下症や甲状腺機能低下症,身長増加率亢進の場合は性早熟症の可能性がある
- 肥満度低下の場合は拒食症や児童虐待,肥満度亢進の場合は過食症や肥満症の可能性がある

b. 脊柱・胸郭の疾病および異常の有無
- 脊柱側弯症の70~80%が思春期に発症する特発性側弯症であり,女子に多い.前屈時に背部の肋骨隆起などの所見を認める場合は,整形外科受診を勧める
- 漏斗胸の程度が強い場合は,胸部外科受診を考慮する

c. 眼の疾患の有無（眼科医による検診）
- 視力は，視力表の 0.3，0.7，1.0 の指標を使用して事前にスクリーニングする

d. 耳鼻咽喉疾患の有無（耳鼻咽喉科医による検診）
- 聴覚は，オージオメーターを用いて事前にスクリーニングする

e. 皮膚疾患の有無
- アトピー性皮膚炎，アタマジラミなどの有無を確認し，外傷・熱傷を認める場合は虐待やいじめの可能性を考慮する

f. 歯・口腔の疾病の有無（歯科医による検診）

g. 結核の有無
- 小・中学校では従来のツベルクリン反応検査とその後の精密検査や BCG 接種が中止となり，現在，問診票，学校医の診察と結核対策委員会による精密検査対象者の選定が行われている
- 問診票により，患者の結核の既往歴や予防内服歴，家族の結核既往歴，高蔓延国での居住歴，2 週間以上の長引く咳や痰，過去の BCG 接種の有無などで選定する
- 高等学校では第 1 学年（入学時）における定期健康診断で，全員を対象に胸部 X 線間接撮影を行う

h. 心臓の疾病および異常の有無
- 調査票による問診，学校医の検診を行い，心電図検査を実施する
- （小児）循環器専門医が一次検診で記録した心電図の判読を行い，必要な者に対し医療機関での二次検診を行う

i. 尿の異常の有無
- 早朝尿を学校に持参させ，尿中蛋白，糖，潜血反応の陽性者には一〜三次検診を施行する

j. 寄生虫卵の有無
- 平成 6 年（1994 年）の学校保健法施行規則の改正で，小学校高学年の児童・中学生以上の生徒では，寄生虫卵の検査を除くことができるようになった

k. その他の疾病および異常の有無
- 発達障害（学習障害，注意欠陥多動性障害，広汎性発達障害）の可能性がある場合は，学校教諭と協議する

- 麻疹，風疹などの定期予防接種の未接種者には接種を勧める

文　献
1) 日本学校保健会（編）：児童生徒の健康診断マニュアル（改訂版），日本学校保健会，東京，p11, 2006
2) 江藤　隆，中原俊隆（編）：学校医・学校保健ハンドブック，文光堂，東京，p210, 2006

2 学校検尿

- 昭和48年（1973年）に学校保健法施行規則の改正によって学校検尿の実施が義務づけられ，翌年より全国で一斉に始められた．また平成4年（1992年）からは尿糖検査も義務づけられた
- 市町村の教育委員会が中心になって毎年4月から6月までの間に実施される
- わが国の学校検尿にはA方式とB方式の2つの仕組みがあり，現在約8割の地域でB方式を採用している
- A方式：二次検尿陽性者に対する三次検診（精密検診）を公的施設で集団的に行う方式
- B方式：二次検尿陽性者が個別に医療機関を受診し精密検診を行う方式

a. 検査項目と判定方法

- 尿蛋白，尿潜血，尿糖が一般的である．加えて白血球尿を調べる場合がある
- 試験紙法を用いる．判定は尿自動分析装置で行うことが多い．目視で行う場合には検査室の明るさに配慮する（1,000ルクス程度）
- 一次，二次検尿の判定基準は，いずれの項目も（±）または（+）以上を陽性とする地域が多い
- 日本臨床検査標準協議会で定められた統一的な基準では，尿蛋白（+）が蛋白濃度 30 mg/dL，尿潜血（+）が尿ヘモグロビン濃度は 0.06 mg/dL，尿糖（+）が糖濃度 100 mg/dL に相当する．しかし，（±）に相当する半定量値は統一されていない

b. 検尿時の注意事項

- 体位性蛋白尿を除外するため，早朝第一尿を提出することが望ましい
- 早朝第一尿を採るために，①就寝前に必ず排尿すること，②起床後すぐに採尿すること（できる限り中間尿を採取）に注

意する
- 尿潜血や尿糖の偽陰性化を防ぐため,検査前日のビタミンC（アスコルビン酸）の摂取を控える
- 運動性蛋白尿を除外するため,検査前日は夜間に及ぶ激しい運動を控える
- 月経中および月経終了翌日の検尿は避ける.月経後2週間あけての検尿が望ましい.プライバシーには十分に配慮すべきである

c. 有所見者への対応
- 二次検尿までに陽性と判定されたものには医療機関での精密検診（三次検診）を勧奨する
- 多くの自治体では以後の精密検診費用を公費負担していないので,検査は保険診療内で実施される
- 精密検診で確定診断がつくのはわずかで,暫定診断の下にかかりつけ医での定期的な経過観察や専門病院での検査が必要となる
- 精密検診での診断をふまえ,学校生活管理指導表を用いて生活指導を行う.軽微な検尿有所見者には厳しい生活規制を行わない

1 血尿・蛋白尿
- IgA腎症をはじめとする慢性糸球体腎炎は,学校検尿で発見され早期治療につなげることができる
- その他にも先天性腎尿路奇形やAlport症候群など,腎炎以外に腎不全に移行する可能性のある腎疾患を発見する契機となる
- 早期介入を必要とする急性腎炎症候群やネフローゼ症候群が発見されることもある
- 二次検尿での有所見率は,尿蛋白陽性で小学生0.2%,中学生0.69%,尿潜血陽性で小学生0.75%,中学生0.93%と報告されている
- わが国の慢性糸球体腎炎が発見される頻度は,血尿単独で2.2%,蛋白尿単独で1.0%,血尿と蛋白尿合併で61.2%とされる

a. 精密検査
- 身長と体重，血圧を計測する
- 尿検査（早朝第一尿と随時尿）：定性，沈渣，尿蛋白/Cr 比，尿 Ca/Cr 比，尿 β_2 ミクログロブリンなど
- 血液検査：総蛋白，アルブミン，BUN，Cr，血清補体（C3），末梢血一般，ASO，IgA など
- 腹部エコー検査で腎尿路奇形やナットクラッカー現象などを確認する
- 体位性蛋白尿の診断のため，起立前弯試験を行うこともある．①早朝尿と検査直前の尿を採取する．②棒を両腕で後ろから抱えるなどして背中を反らす姿勢（前弯位）を5分間とらせる．③30〜60分後に採尿し蛋白尿の有無を判定する．早朝尿で陰性，負荷試験後の尿で強陽性ならば体位性蛋白尿と診断する

b. 暫定診断の判定基準（表1）
c. 専門医療機関への紹介基準（表2）

2 尿 糖

- 尿糖は糖尿病などにより血糖値が上昇して腎尿細管の糖再吸収閾値を超えたときに検出される．糖再吸収閾値は血糖値 160〜180 mg/dL のことが多い
- 糖再吸収閾値が低い児では，高血糖でなくても尿糖を検出する（腎性糖尿）
- 学校検尿においては早朝第一尿を検査しているため，食後高血糖のみを示す場合には尿糖陽性とはならない．したがって二次検尿以降は学校尿（随意尿）を検体としてもよい
- 尿糖陽性で発見される糖尿病の多くは2型糖尿病であるが，緩徐進行型あるいは急性発症した1型糖尿病が学校検尿を契機に診断されることがある
- 一次検査陽性率は小学生で 0.1〜0.15%，中学生で 0.2% である．さらに二次検査となれば陽性率は 0.02〜0.04% である．年齢とともに陽性者が増えることが特徴である
- 陽性者のうち 30〜60% が腎性糖尿である
- 腎性糖尿が尿細管疾患（Fanconi 症候群，ネフロン癆など）の発見契機になることもある

表1 精密検診における暫定診断の判定基準

診断名	尿蛋白定性	Up/Ucr	尿潜血定性	沈渣赤血球	参考事項
異常なし	(−)〜(±)	0.15未満	(−)〜(±)	5個/HPF未満	他の検査正常
無症候性蛋白尿	(+)以上	0.15以上	(−)〜(±)	5個/HPF未満	他の検査正常
体位性蛋白尿	早朝尿:(−)〜(±) 随時尿:(+)以上	早朝尿:0.15未満 随時尿:0.15以上	(−)〜(±)注1)	5個/HPF未満注1)	他の検査正常
無症候性血尿	(−)〜(±)	0.15未満	(+)以上	5個/HPF以上	他の検査正常
無症候性血尿・蛋白尿腎炎疑い	(+)以上	0.15以上	(+)以上	5個/HPF以上	
白血球尿,尿路感染症の疑い	(−)〜(+)		(−)〜(+)	5個/HPF未満	沈渣白血球:5個/HPF以上
その他					糖尿病,腎性糖尿 腎不全,高血圧 腎尿路奇形など

Up/Ucr:尿蛋白/クレアチニン比, HPF (high power field):高倍率視野
注1) 体位性蛋白尿の随時尿には,潜血や赤血球がみられることがある
[日本学校保健会:学校検尿のすべて(平成23年度改訂),日本学校保健会,東京,第2版,2012を改変して引用]

a. 精密検査

- 1型糖尿病患者を発見しうるので,尿糖陽性者にはまず尿ケトン体を調べる
- さらに空腹時血糖,HbA1c,総コレステロール,中性脂肪,AST,ALTに加え,抗GAD抗体を検査する
- 空腹時血糖が高くなく,糖尿病の症状を認めないときには糖負荷試験を行う
- 糖尿病をすでに発症しているかを確認するためには,多飲多尿や体重減少の有無について情報を得ることが重要である

▶ 表 2 専門医療機関への紹介基準

1. 早朝第一尿の蛋白定性, 尿蛋白/Cr 比 (g/gCr) がそれぞれ
   - (1+) 程度, 0.15～0.4 の場合：6～12 ヵ月程度持続した場合
   - (2+) 程度, 0.5～0.9 の場合：3～6 ヵ月程度持続した場合
   - (3+) 程度, 1.0～1.9 の場合：1～3 ヵ月程度持続した場合

上記を満たさない場合でも下記の 2～6 があれば, 早期に専門医療機関へ紹介
2. 肉眼的血尿（遠心後肉眼的血尿を含む）
3. 低蛋白血症（血清アルブミン 3.0 g/dL 未満）
4. 低補体血症
5. 高血圧
6. 腎機能障害

註）尿蛋白の検査では, 早朝第一尿などの濃縮尿で尿蛋白/Cr 比が正常（0.15 未満）でも蛋白定性が（+）のことがある. また先天性腎尿路奇形などでは希釈尿のために蛋白定性（±）程度でも異常のことがある. このため蛋白尿の紹介基準は, 尿蛋白/Cr 比をみることを推奨する
［日本学校保健会：学校検尿のすべて（平成 23 年度改訂），日本学校保健会, 東京, 第 2 版, 2012 を改変して引用］

b. 専門医療機関への紹介基準

- 尿糖検出器で尿ケトン体陽性であるもの，症状を有するものや体重減少の著しいものは糖尿病を発症している可能性があるので，専門的治療を行うことができる病院に紹介する

文 献

1) 日本学校保健会：学校検尿のすべて（平成 23 年度改訂），日本学校保健会, 東京, 第 2 版, 2012
2) 村上睦美：腎臓病検診の実施成績と分析. 東京都予防医学協会年報 2005 年版：22-30, 2005

3 予防接種

- 予防接種はワクチンで予防できる病気（vaccine preventable disease：VPD）あるいはその重篤化を予防するきわめて有効な手段である．制度は変化しうるので常に情報を入手し，適切な接種推奨を行うことが望まれる

1 基本的な予防接種スケジュール（表1）

a. 定期予防接種

①インフルエンザ菌b型（Hib）ワクチン
②肺炎球菌ワクチン（PCV13）：生後2ヵ月から初回免疫3回＋追加免疫1回，0.5 mL/回
③ジフテリア・破傷風・百日咳・ポリオ（四種混合ワクチン，DPT-IPV）
- 第1期：生後3ヵ月から初回免疫3回＋追加免疫1回，0.5 mL/回
- 第2期：DT（ジフテリア・破傷風トキソイド）ワクチンを小学校6年生に1回，0.1 mL/回

④BCG：管針法による経皮接種1回，通常5～8ヵ月の間に行う
⑤MR（麻疹・風疹）ワクチン：第1期：1歳になったら1回接種．第2期：就学前1年の間に1回接種，0.5 mL/回
⑥水痘ワクチン：初回接種：1歳になったら1回．追加接種：初回接種から6ヵ月あけて，0.5 mL/回
⑦日本脳炎ワクチン
- 第1期：3～4歳の間に6～28日の間隔を置き2回，その1年後に追加1回
- 第2期：9～10歳までの期間に1回，0.5 mL/回

b. 任意予防接種

①B型肝炎ワクチン（水平感染予防として）：4週間隔で2回，初回から20～24週あけて1回追加，0.25 mL/回（10歳以上0.5 mL/回）
②おたふくかぜワクチン：第1期：1歳になったら1回接種．第2期：就学前1年の間に1回接種，0.5 mL/回

表1 基本的な予防接種スケジュール

ワクチン	種別	2ヵ月	3ヵ月	4ヵ月	5ヵ月	6ヵ月	7ヵ月	8ヵ月	~	1歳	2歳	3歳	4歳	5歳	6歳	~
インフルエンザ菌b型(Hib)	不活化	→	→	→						→						
肺炎球菌(PCV13)	不活化	→	→	→						→						
四種混合(DPT-IPV)	不活化	→	→	→						→		3回目から1年の間隔				↓DT
BCG	生					→										
麻疹,風疹	生									→					→就学前	
水痘	生									→	6ヵ月間隔					
B型肝炎(水平感染予防)	不活化	→	→			→										
おたふくかぜ	生									→					(↓)	
日本脳炎	不活化											→	→	→		→
ロタウイルス	生1価	→	→	→												
ロタウイルス	生5価	→	→	→	→											

③インフルエンザワクチン
- 接種回数：13歳未満は2回/各シーズン，13歳以上は1回/各シーズン
- 接種量：6ヵ月〜3歳未満 0.25 mL/回，3歳以上 0.5 mL/回

④ロタウイルスワクチン：生後2ヵ月から経口接種
- 1価ワクチン（ロタリックス®）は4週間隔で2回，生後24週までに完了
- 5価ワクチン（ロタテック®）は4週間隔で3回，生後32週までに完了

2 基本的な考え方

- ワクチンスケジュールは各疾患の好発時期や生，不活化といった製剤の違いにより接種時期が決められる．接種可能な月齢に達したら，なるべく早い時期に接種を行うことを原則とする
- 同時接種を行うことでそれぞれのワクチンの有効性は干渉されず，有害事象，副反応の頻度は上がらないとされる．むしろ接種率上昇や適切な時期での接種完了，時間的負担軽減などのメリットがあり，同時接種を推奨する

4 新生児マススクリーニング

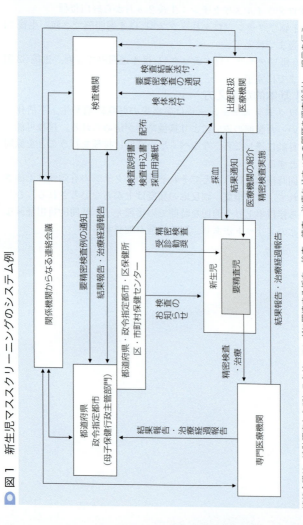

図1 新生児マススクリーニングのシステム例

連絡会議は、追跡調査ならびにスクリーニングに関連する採血、精査、検査、治療などすべての問題を調査検討し、提言を行う

1 新生児マススクリーニング

a. 対象疾患

- 従来からのスクリーニング対象疾患を表1[1]に示す
- 発見頻度と費用便益を考慮すると,もっとも優れているのは先天性甲状腺機能低下症である
- ガラクトース血症は,酵素欠損症そのものよりも二次性ガラクトース血症,すなわち胆道閉鎖,乳児肝炎,門脈形成異常(門脈下大静脈短絡など),シトリン欠損症などの方が多い
- 近年のタンデムマススクリーニングの導入により,新生児マススクリーニングの対象疾患が増加し,アミノ酸代謝異常症,尿素回路異常症,有機酸代謝異常症,脂肪酸代謝異常症が追加された(表2)[2,3]
- タンデムマス一次対象疾患は,見逃しがきわめて少なく,発見されれば治療効果が優れているとされている疾患,二次対

表1 新生児マススクリーニング対象疾患とスクリーニング成績

疾患	症状	発見頻度
高フェニルアラニン血症[※] PKU,non-PKU PHA	知能障害,痙攣,メラニン欠乏	1/58,000
BH4欠乏症	知能障害,筋緊張低下または亢進	1/1,740,000
メープルシロップ尿症[※]	痙攣,意識障害,昏睡,知能障害	1/670,000
ホモシスチン尿症[※]	高身長,水晶体脱臼,血栓症,知能障害	1/796,000
ガラクトース血症		
Ⅰ型	肝障害,発育障害,白内障,知能障害	1/934,000
Ⅱ型	白内障	1/446,000
Ⅲ型	大部分末梢型で無症状	1/136,000
先天性甲状腺機能低下症 (クレチン症)	精神発達遅滞,発育遅延,巨舌,黄疸の遷延,臍ヘルニア,甲状腺腫	1/3,800
先天性副腎過形成症 (21水酸化酵素欠損症)	塩喪失症状(ショック,脱水),男性化,色素沈着	1/15,800

PKU:phenylketonuria, PHA:phenylalanine hydroxylase, BH4:テトラヒドロビオプテリン
※タンデムマススクリーニングに移行

[浦上達彦ほか:周産期医 37:129, 2007 より引用]

表2 タンデムマス法によるマススクリーニングの一次対象疾患，二次対象疾患とその発見頻度

	疾患	発見頻度
一次対象疾患	**アミノ酸代謝異常**	
	1) 高フェニルアラニン血症*	1/60,000
	2) メープルシロップ尿症*	1/1,560,000
	3) ホモシスチン尿症*	1/780,000
	尿素回路異常症	
	4) シトルリン血症（Ⅰ型）	1/260,000
	5) アルギニノコハク酸尿症	1/400,000
	有機酸代謝異常症	
	6) メチルマロン酸血症	1/120,000
	7) プロピオン酸血症	1/50,000
	8) イソ吉草酸血症	1/520,000
	9) イソクロトニルグリシン尿症	1/160,000
	10) 3-ヒドロキシ-3-メチルグルタル酸血症	―
	11) マルチプルカルボキシラーゼ欠損症	1/520,000
	12) グルタル酸血症Ⅰ型	1/180,000
	β酸化異常症	
	13) MCAD 欠損症	1/100,000
	14) VLCAD 欠損症	1/160,000
	15) ミトコンドリア三頭酵素欠損症	―
	16) CPT1 欠損症	1/310,000
二次対象疾患	17) シトリン欠損症	1/80,000
	18) βケトチオラーゼ欠損症	―
	19) CPT2 欠損症	1/260,000
	20) CACT 欠損症	―
	21) 全身性カルニチン欠乏症	1/260,000
	22) グルタル酸血症Ⅱ型	1/310,000

*従来のマススクリーニング対象疾患（アミノ酸代謝異常症）
MCAD：中鎖アシル-CoA脱水素酵素，VLCAD：極長鎖アシル-CoA脱水素酵素，CPT1, 2：カルニチンパルミトイルトランスフェラーゼ-I, -II，CACT：カルニチン・アシルカルニチントランスロカーゼ
[山口清次：タンデムマス・スクリーニングガイドブック，診断と治療社，東京，p.9, 2013より引用]

象疾患は現時点では見逃しが相当数あり，発見された後の確定診断が必ずしも容易ではない疾患，あるいは治療効果が不確実な疾患とされる[3]

b. 採血
- 日齢4〜7（平均5日）に，新生児の踵や手背静脈から少量を所定の濾紙に採血し，常温乾燥後，検査施設に郵送する
- 哺乳量が十分ではない場合や，消化管疾患，治療のために哺

乳が進んでいない場合などでは採血を遅らせる
- 母乳栄養児に対し,採血目的に前日などに人工乳を飲ませる必要はない
- 低出生体重児では,とくに甲状腺刺激ホルモン(TSH)が高値であることが多く,再検査が必要になることがある

c. 異常を指摘された場合の対応
- 各都道府県の検査機関および連絡機関には,内分泌および先天代謝異常疾患のコンサルタント医がいるので,判断に迷う場合や診断治療方針についての助言が必要なときには,必ず相談する
- 初回で陽性と判定される場合には,新生児期の未熟性に起因する一過性の異常の場合が多い
- 初回検査から著しい異常値を認めた場合には,緊急に精密検査機関の受診が求められる
- 陽性児の両親に与える精神的負担に配慮する

2 聴覚スクリーニング

a. 普及率
- 現在,わが国での普及率は60%である.これでは難聴児の半分を発見するに留まる.普及が望まれる

b. 実 際
- 言語発達の臨界期を逸しないよう,入院中に初回スクリーニングを実施し,生後3ヵ月までに診断,6ヵ月までに療育を開始する
- 保護者に対し,実施前に説明を行い,書面による承諾を得る
- 自動ABR(automated ABR)と耳音響放射法(OAE)がある.OAEは内耳機能検査であるので,中枢に異常がある場合には感知できない.どちらも生後24時間以内は要再検率が高い
- 要再検はただちに難聴を意味するものではないことなどを説明し,精密診断機関を紹介する

c. フォローアップ
- 発見された難聴児には(聾学校などで)早期支援・指導が行われる
- 先天代謝異常症マススクリーニングとは異なり,初回スク

リーニングでパスであっても一生聴覚障害がないことを保証するものではない
- 遅発性難聴の他,流行性耳下腺炎や中耳炎などによる難聴が発症する可能性もあるので,乳幼児期を通じて聴覚の発達には注意が必要である

文　献

1) 浦上達彦,大和田操:先天代謝異常スクリーニング検査異常.周産期医 37:129, 2007
2) 山口清次:大きく変わろうとしている新生児マススクリーニング.日周産期・新生児会誌 43:802, 2007
3) 山口清次(編著):タンデムマス・スクリーニングガイドブック,診断と治療社,東京,2013

付　録

A 標準身長・体重曲線, 肥満度判定曲線, BMI

a. 標準身長・体重曲線
- 男子・女子（0〜18歳）2000年度版標準身長・体重曲線を図1, 図2に示す（今後改訂の予定）

b. 肥満度判定曲線 (obesity index chart)
- 幼児用（男・女）を図3, 図4に示す
- 学童用（男・女）を図5, 図6に示す

c. BMI (body mass index)
- 以下の論文参照

  Inokuchi M et al : Body mass index reference values (mean and SD) for Japanese children. Acta Paediatr 96 : 1674, 2007

A. 標準身長・体重曲線, 肥満度判定曲線, BMI **441**

図1 横断的標準身長・体重曲線：男子（0〜18歳）2000年度版

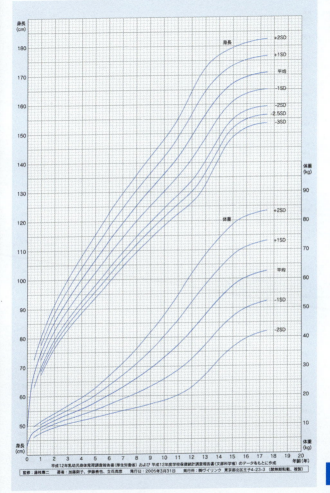

図2 横断的標準身長・体重曲線:女子(0〜18歳) 2000年度版

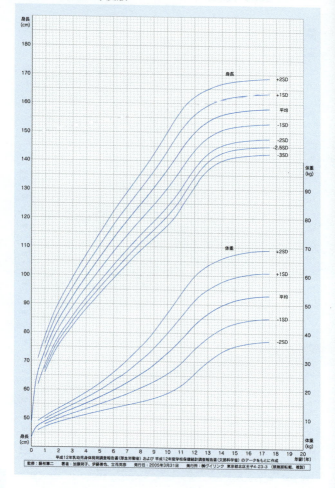

A. 標準身長・体重曲線, 肥満度判定曲線, BMI **443**

図3 幼児用肥満度判定曲線（男，身長70〜120 cm）

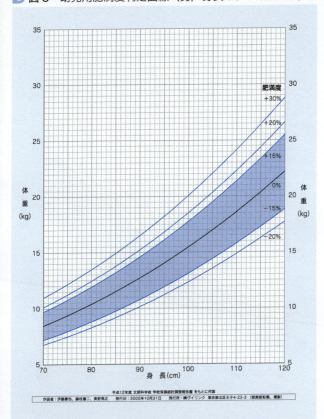

図4 幼児用肥満度判定曲線（女，身長70〜120 cm）

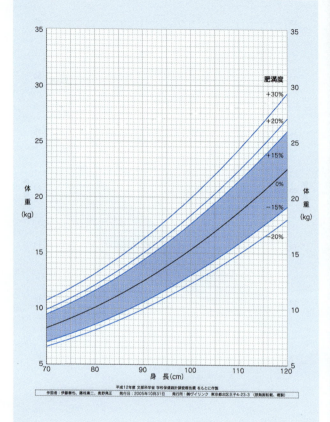

A. 標準身長・体重曲線, 肥満度判定曲線, BMI

図5 学童用肥満度判定曲線(男, 身長101〜184 cm)

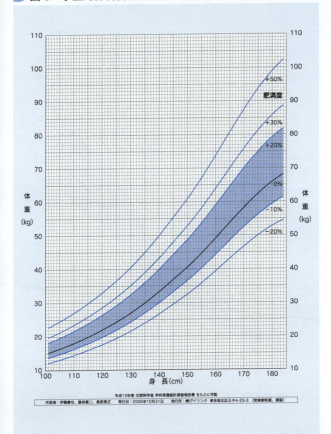

図6 学童用肥満度判定曲線（女，身長101〜171 cm）

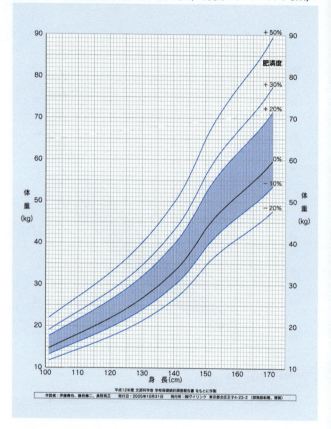

B. 栄養必要量

a. 日本人の食事摂取基準（2015年版）

表1　推定エネルギー必要量（kcal/日）

性別	男性			女性		
身体活動レベル[1]	Ⅰ	Ⅱ	Ⅲ	Ⅰ	Ⅱ	Ⅲ
0～5（ヵ月）	—	550	—	—	500	—
6～8（ヵ月）	—	650	—	—	600	—
9～11（ヵ月）	—	700	—	—	650	—
1～2（歳）	—	950	—	—	900	—
3～5（歳）	—	1,300	—	—	1,250	—
6～7（歳）	1,350	1,550	1,750	1,250	1,450	1,650
8～9（歳）	1,600	1,850	2,100	1,500	1,700	1,900
10～11（歳）	1,950	2,250	2,500	1,850	2,100	2,350
12～14（歳）	2,300	2,600	2,900	2,150	2,400	2,700
15～17（歳）	2,500	2,850	3,150	2,050	2,300	2,550
18～29（歳）	2,300	2,650	3,050	1,650	1,950	2,200
30～49（歳）	2,300	2,650	3,050	1,750	2,000	2,300
50～69（歳）	2,100	2,450	2,800	1,650	1,900	2,200
70以上（歳）[2]	1,850	2,200	2,500	1,500	1,750	2,000
妊婦（付加量）[3]　初期				+50	+50	+50
中期				+250	+250	+250
後期				+450	+450	+450
授乳婦（付加量）				+350	+350	+350

[1] 身体活動レベルは、低い、普通、高いの3つのレベルとして、それぞれⅠ、Ⅱ、Ⅲで示した
[2] 主として70～75歳ならびに自由な生活を営んでいる対象者に基づく報告から算定した
[3] 妊婦個々の体格や妊娠中の体重増加量、胎児の発育状況の評価を行うことが必要である

注1：活用にあたっては、食事摂取状況のアセスメント、体重およびBMIの把握を行い、エネルギーの過不足は、体重の変化またはBMIを用いて評価すること
注2：身体活動レベルⅠの場合、少ないエネルギー消費量に見合った少ないエネルギー摂取量を維持することになるため、健康の保持・増進の観点からは、身体活動量を増加させる必要があること

表2 参照体重における基礎代謝量

性別	男性			女性		
年齢(歳)	基礎代謝基準値 (kcal/kg体重/日)	参照体重 (kg)	基礎代謝量 (kcal/日)	基礎代謝基準値 (kcal/kg体重/日)	参照体重 (kg)	基礎代謝量 (kcal/日)
1〜2	61.0	11.5	700	59.7	11.0	660
3〜5	54.8	16.5	900	52.2	16.1	840
6〜7	44.3	22.2	980	41.9	21.9	920
8〜9	40.8	28.0	1,140	38.3	27.4	1,050
10〜11	37.4	35.6	1,330	34.8	36.3	1,260
12〜14	31.0	49.0	1,520	29.6	47.5	1,410
15〜17	27.0	59.7	1,610	25.3	51.9	1,310
18〜29	24.0	63.2	1,520	22.1	50.0	1,110
30〜49	22.3	68.5	1,530	21.7	53.1	1,150
50〜69	21.5	65.3	1,400	20.7	53.0	1,100
70以上	21.5	60.0	1,290	20.7	49.5	1,020

[厚生労働省ホームページ:日本人の食事摂取基準(2015年版)策定検討会報告書]

- 表1に示す推定エネルギー必要量以外に,蛋白質(表3),脂質(表4),飽和脂肪酸,n-6系脂肪酸,n-3系脂肪酸,炭水化物,食物繊維,脂溶性ビタミン(ビタミンA・D・E・K),水溶性ビタミン(ビタミンB_1・B_2・B_6・B_{12}・C,ナイアシン,葉酸,パントテン酸,ビオチン),多量ミネラル(Na, K, Ca, Mg, P),微量ミネラル(Fe, Zn, Cu, Mn, I, Se, Cr, Mo)についてそれぞれの食事摂取基準がある[参考資料:http://www.mhlw.go.jp/stf/shingi/0000041824.html](2015/12)

表3 蛋白質の食事摂取基準（推定平均必要量，推奨量，目安量：g/日，目標量（中央値）：％エネルギー）

性別	男性				女性			
年齢など	推定平均必要量	推奨量	目安量	目標量[1]（中央値[2]）	推定平均必要量	推奨量	目安量	目標量[1]（中央値[2]）
0〜5（カ月）*	—	—	10	—	—	—	10	—
6〜8（カ月）*	—	—	15	—	—	—	15	—
9〜11（カ月）*	—	—	25	—	—	—	25	—
1〜2（歳）	15	20	—	13〜20（16.5）	15	20	—	13〜20（16.5）
3〜5（歳）	20	25	—	13〜20（16.5）	20	25	—	13〜20（16.5）
6〜7（歳）	25	35	—	13〜20（16.5）	25	30	—	13〜20（16.5）
8〜9（歳）	35	40	—	13〜20（16.5）	30	40	—	13〜20（16.5）
10〜11（歳）	40	50	—	13〜20（16.5）	40	50	—	13〜20（16.5）
12〜14（歳）	50	60	—	13〜20（16.5）	45	55	—	13〜20（16.5）
15〜17（歳）	50	65	—	13〜20（16.5）	45	55	—	13〜20（16.5）
18〜29（歳）	50	60	—	13〜20（16.5）	40	50	—	13〜20（16.5）
30〜49（歳）	50	60	—	13〜20（16.5）	40	50	—	13〜20（16.5）
50〜69（歳）	50	60	—	13〜20（16.5）	40	50	—	13〜20（16.5）
70以上（歳）	50	60	—	13〜20（16.5）	40	50	—	13〜20（16.5）
妊婦（付加量）初期 中期 後期					+0 +5 +20	+0 +10 +25	—	—
授乳婦（付加量）					+15	+20	—	—

*乳児の目安は，母乳栄養児の値である
[1] 範囲については，おおむねの値を示したものである
[2] 中央値は，範囲の中央値を示したものであり，もっとも望ましい値を示すものではない

［厚生労働省ホームページ：日本人の食事摂取基準（2015年版）策定検討会報告書］

表4 脂質の食事摂取基準 [脂質の総エネルギーに占める割合（脂肪エネルギー比率）：％エネルギー]

性別	男性		女性	
年齢など	目安量	目標量[1]（中央値[2]）	目安量	目標量[1]（中央値[2]）
0〜5（ヵ月）	50	—	50	—
6〜11（ヵ月）	40	—	40	—
1〜2（歳）	—	20〜30（25）	—	20〜30（25）
3〜5（歳）	—	20〜30（25）	—	20〜30（25）
6〜7（歳）	—	20〜30（25）	—	20〜30（25）
8〜9（歳）	—	20〜30（25）	—	20〜30（25）
10〜11（歳）	—	20〜30（25）	—	20〜30（25）
12〜14（歳）	—	20〜30（25）	—	20〜30（25）
15〜17（歳）	—	20〜30（25）	—	20〜30（25）
18〜29（歳）	—	20〜30（25）	—	20〜30（25）
30〜49（歳）	—	20〜30（25）	—	20〜30（25）
50〜69（歳）	—	20〜30（25）	—	20〜30（25）
70以上（歳）	—	20〜30（25）	—	20〜30（25）
妊婦			—	—
授乳婦			—	—

[1] 範囲については，おおむねの値を示したものである
[2] 中央値は，範囲の中央値を示したものであり，もっとも望ましい値を示すものではない

[厚生労働省ホームページ：日本人の食事摂取基準（2015年版）策定検討会報告書]

文献

1) 厚生労働省ホームページ：日本人の食事摂取基準（2015年版）策定検討会報告書［http://www.mhlw.go.jp/stf/shingi/0000041824.html］（2015/12）

C. 検査基準値

1 血球数, 出血凝固 (表1〜表3)

表1 末梢血検査値

		早期新生児	新生児	乳児	幼児	学童	思春期	成人
白血球	×10³/μL	7.0〜25	7.0〜25	7.0〜15	7.0〜11	6.0〜10	6.0〜10	4.5〜10
好中球	%	60±10	40±10	30±10	50±10	65±10	65±10	65±10
リンパ球	%	30±10	50±10	60±10	40±10	25±10	25±10	25±10
			生後4〜5日でリンパ球優位となる		5〜6歳で好中球優位となる			
赤血球	×10⁴/μL	530±100	450±100	380±100	450±100	450±50	男 470±30 / 女 430±30	男 500±50 / 女 450±50
ヘモグロビン	g/dL	18.5±4	14.0±4	11.5±2	12.0±1	13.0±2	男 14.5±2 / 女 14.0±2	男 15.5±2 / 女 14.0±2
ヘマトクリット	%	55±10	45±10	35±5	35±5	40±5	男 45±5 / 女 40±5	男 45±5 / 女 40±5
血小板	×10⁴/μL	10〜35	10〜30	12〜35	13〜35	15〜35	15〜35	15〜35
網状赤血球	‰	18〜45	2〜15	5〜23	5〜23	5〜23	男 5〜10 / 女 5〜10	男 8〜25 / 女 8〜40

表 2 骨髄血検査値

		早期新生児	新生児	乳児	幼児	学童	思春期	成人
有核細胞数	×10⁴/μL	4.6〜22.6	3.5〜10	10〜40	8〜25	8〜35	10〜25	10〜25
myeloblasts	%	0.4〜1.9	2.5	0.3〜0.7	0〜1.2	0.75〜1.1	0.3〜5	0.3〜5
promyelocytes	%	1〜2.5	4.5	1.1〜2.6	0.6〜3.5	1.8〜2.1	1〜8	1〜8
myelocytes	%	2.5〜7.2	5.4	1.5〜4.8	0〜3.7	2.4〜18.7	8〜16	8〜16
metamyelocytes	%	3.1〜9.1	6.9	2〜6.2	0〜4.8	3.1〜23.8	9〜25	9〜25
bands	%	17〜32	14〜52	8.3〜15.7	4〜31	7〜20	9〜15	9〜15
segmented neutrophils	%	8.7〜30.2	4〜7.6	8.1〜29.8	9.6〜66.9	9.7〜4.6	3〜11	3〜11
eosinophils	%	1.9〜5.3	6	1.9〜3.9	0〜4.6	5〜7	1.5	1.5
basophils	%	0〜0.2	0〜5	0〜0.2	0.2	0.2〜1.8	0〜0.2	0〜0.2
pronormoblasts	%	0.4〜1.1	1.3	0.2〜0.4	0〜1.4	0.2〜2.5	0.2〜1.3	0.2〜1.3
normoblasts	%	12〜25	13.9	5.9〜18.4	22.2	19〜29	18〜36	18〜36
lymphocytes	%	9.5〜19	12.1	27.6〜51	11〜29	14〜23	11〜23	11〜23
monocytes	%	3〜10	6.8	3.4〜8	6.1	2〜12	0〜0.8	0〜0.8
plasma cells	%	0〜0.2	0〜0.2	0.2	0〜0.4	0.6〜0.9	0.4〜3.9	0.4〜3.9
M/E ratio		2.9	3.8	1.4〜3.9	2.5	2.7	1.5〜3.3	1.5〜3.3
巨核球数	/μL	60〜100	60〜800	90〜110	50〜150	50〜150	50〜150	50〜150

表3 出血凝固検査値

出血時間（耳朶穿刺）	分	1〜5
PT	秒	10〜13
PT-INR		0.8〜1.2
APTT	秒	24〜40
ヘパプラスチンテスト	%	70〜160
フィブリノゲン	mg/dL	160〜350
アンチトロンビンⅢ	%	83〜115
FDP	μg/mL	<10
D-ダイマー	μg/mL	<0.5

PT：プロトロンビン時間，INR：国際標準化比，APTT：活性化部分トロンボプラスチン時間，FDP：フィブリン分解産物

2 血清血漿検査値（表4〜表10）

▶表4 血清血漿検査値①

		新生児	乳児	幼児	学童	思春期	成人	その他
総蛋白	g/dL	4.5〜7.1	5.1〜7.5	6.0〜7.9	6.3〜8.1	6.5〜8.1	6.5〜8.2	
アルブミン	g/dL	2.7〜5.3	3.3〜5.6	3.5〜5.7	3.7〜5.8	3.8〜5.8	3.8〜5.9	
AST (GOT)	IU/L	52.6±1.9	39.4±1.2	34.9±0.9	32.6±1.1	30.1±3.7	19.5±1.1	
ALT (GPT)	IU/L	24.6±1.2	30.0±1.0	25.3±0.7	24.0±1.0	20.6±3.0	15.9±0.9	
LDH	IU/L	333±206	336±90.6	309±77.1	292±38.2	192±40.5	167±39.9	
総ビリルビン	mg/dL	「黄疸」の頁参照 (p359)	<2.0		<1.0			
直接ビリルビン	mg/dL	<2.0			<0.4			
ALP	IU/L	男 成人の1/10	110〜300	成人の7/10	110〜340	40〜390	30〜110	>1,000 IU/Lで代謝性骨疾患に注意
		女 —	60〜320		120〜360	50〜330	30〜110	
アミラーゼ	IU/L	唾液腺 ほとんど認めず	成人の1/2	成人の1/4〜1/2		50〜150		
		膵				70〜230		
CK	U/L	216±80	135±63	90±65	83±60	—	85±50	
アルドラーゼ	U/L	1.4〜18.5	1.6〜13.1		1.2〜8.5	—	0.5〜5.0	
総コレステロール	mg/dL	45〜167	69〜174		132〜227		<200	
トリグリセリド (TG)	mg/dL	—		25〜135		75〜175		≧150 mg/dL (早朝空腹時)は高TG血症
BUN	mg/dL			8〜20				
Cr	mg/dL	0.1〜1.0		0.1〜0.4	0.2〜0.7	0.3〜1.0		酵素法 (Jaffe法＝酵素法＋0.2)
シスタチンC	mg/L			0.6〜1.0				
血漿浸透圧	mOsm/kg H₂O			275〜290				血漿浸透圧＝2×Na＋血糖値/18＋BUN/2.8

つづく

C. 検査基準値

		新生児	乳児	幼児	学童	思春期	成人	その他
尿酸	mg/dL			2.5~7.5				
Na	mEq/L			135~145				
K	mEq/L			3.5~5.0				
Cl	mEq/L			98~106				
Ca	mg/dL			8.5~10.0				補正Ca(mg/dL)＝実測Ca＋4－血清アルブミン(mg/dL)
P	mg/dL			2.5~6.5				
血清鉄	mg/dL			50~150				
総鉄結合能(TIBC)	mg/dL			200~400				TIBC＝UIBC＋Fe
フェリチン	ng/mL			10~80				
銅	μg/dL	70.2±8.2	98.3±15.2	112.6±21.3	98.5±20.3	—	82.4±10.9	
セルロプラスミン	mg/dL	10~20		20~40				
ケトン体								
アセト酢酸	μmol/L			<56				
3-ヒドロキシ酪酸	μmol/L			<85				
アンモニア	μg/dL			30~80				
乳酸	mg/dL			7.0~25				
ビリルビン酸	mg/dL			0.69~1.25				
ANP	pg/mL			<40				
BNP	pg/mL			<20				乳児期早期は高値
NT-proBNP	pg/mL			<150				乳児期早期は高値

AST：アスパラギン酸アミノトランスフェラーゼ，ALT：アラニンアミノトランスフェラーゼ，LDH：乳酸脱水素酵素，ALP：アルカリホスファターゼ，CK：クレアチンキナーゼ，BUN：血液尿素窒素，UIBC：不飽和鉄結合能，ANP：心房Na利尿ペプチド，BNP：脳性Na利尿ペプチド

表5 血清血漿検査値②

		臍帯血	1日		1週		学童	思春期	成人
CRP	mg/dL	0.004±0.007	0.38±0.34		0.23±0.25		0.17±0.18	0.14±0.14	0.27±0.18

		臍帯血	1ヵ月	6ヵ月	1歳	幼児	学童	思春期	成人
IgG	mg/dL	1,031±200	430±119	427±186	661±219	929±228	1,124±235	946±124	1,158±305
IgA	mg/dL	2±3	21±13	28±18	37±18	93±27	124±45	148±63	200±61
IgM	mg/dL	11±5	30±11	43±17	54±23	56±18	65±25	59±20	99±27
IgE	U/mL	—	0.2〜10.7	0.7〜57.0	1.5〜88.2	3.8〜150.1	5.2〜126.6	6.9〜227.4	7.0〜134.9
補体価(CH50)	U/mL	—	—	—	23.9〜46.3	22.6〜45.1	17.5〜40.3	—	27.4〜41.9
C3	mg/dL	—	41〜86	48〜101	58〜107	60〜115	62〜117	57〜105	60〜116
C4	mg/dL	—	10〜35	12〜51	14〜46	15〜52	16〜53	14〜47	15〜44

表6 インスリン様成長因子1（IGF-1, ng/mL）血清検査値

	0歳	1〜3歳未満	3〜5歳未満	5〜7歳未満	7〜9歳未満	9〜11歳未満	11〜13歳未満	13〜15歳未満	15〜17歳未満	17〜20歳未満
男	15〜150	11〜172	29〜173	64〜203	50〜356	87〜405	115〜545	178〜686	287〜555	219〜509
女	12〜174	37〜229	35〜238	74〜230	95〜437	60〜514	206〜731	216〜798	262〜510	264〜542

表7 コルチゾール [早朝, μg/dL (RIA)] 血清検査値

	<1歳	1~5歳	6~12歳	Tanner Ⅱ~Ⅲ	Tanner Ⅳ~Ⅴ
男	12.4±5.3	12.2±5.8	9.2±3.1	8.1±2.7	9.5±2.9
女	12.8±7.1	10.2±4.1	8.2±3.4	8.8±3.7	10.1±2.8

表8 インスリン [空腹時, μU/mL (IRI, RIA)] 血清検査値

0歳	1~3歳	4~6歳	7~11歳	12~16歳
7.5±3.4	7.1±5.1	8.1±4.7	10.2±4.5	9.1±2.7

表9 甲状腺刺激ホルモン (TSH) など血清検査値

		新生児	乳児	幼児~
TSH	mU/mL	(1.0~22.0)	(1.5~10.0)	0.2~5.0
Free T3	pg/mL	(2.0~6.1)	(2.4~5.6)	2.1~4.1
Free T4	ng/dL	(2.0~4.9)	(0.9~2.6)	1.0~1.8

表10 LH-RH負荷試験

			前思春期		思春期	
			10歳未満	10歳以上	Tanner Ⅱ~Ⅲ	Tanner Ⅳ~Ⅴ
LH前値	mIU/mL	男	0.02~0.15	0.04~0.25	0.44~1.63	1.61~3.53
		女	0.01~0.09	0.02~0.11	0.05~2.44	
LH頂値	mIU/mL	男	1.70~3.77	2.03~11.8	10.9~20.6	21.7~39.5
		女	1.93~4.73	2.14~7.82	5.70~18.5	
FSH前値	mIU/mL	男	0.38~1.11	0.01~0.25	1.73~4.27	1.21~8.22
		女	0.54~2.47	1.16~3.64	0.92~3.29	
FSH頂値	mIU/mL	男	1.38~9.18	5.69~16.6	1.68~10.8	11.2~17.3
		女	0.97~6.31	1.34~5.04	1.11~3.89	
基礎値	LH/FSH	男	0.03~0.24	0.03~0.08	0.16~0.63	0.24~0.70
		女	0.01~0.08	0.02~0.03	0.03~0.42	
頂値	LH/FSH	男	0.28~0.55	0.26~0.99	1.4~3.4	1.3~3.3
		女	0.09~0.25	0.15~0.41	0.74~1.4	

LH:黄体形成ホルモン,FSH:卵胞刺激ホルモン

3 尿検査値（表11，表12）

表11　尿検査値

	新生児	小児	その他
β_2ミクログロブリン（μg/L）	<4,000	<320	Cre補正値：<0.3 mg/g・Cre
NAG（U/L）		<5.0	Cre補正値：<6.0 U/g・Cre
FENa（%）		1〜2	$FE_{Na}=(uNa\times sCre)/(sNa\times uCre)\times 100$ 腎前性：<1（新生児では<2.5） 腎後性：>2（新生児では>3.5）
%TRP（%）		85〜98	$\%TRP=[1-(uP\times sCre)/(sP\times uCre)]\times 100$ %TRP低下：副甲状腺機能亢進 %TRP上昇：副甲状腺機能低下
蛋白/Cr（g/gCr）		乳児期前半：<0.70 乳児期後半：<0.55 1〜2歳：<0.40 2〜3歳：<0.30 3歳以上：<0.15	24時間蓄尿による1日尿蛋白量と相関
Ca/Cr（mg/mg）		<0.25	

NAG：N-アセチルβ-D-グルコサミニダーゼ，FENa：尿中Na排泄率，%TRP：尿細管リン再吸収率

表12　遊離コルチゾール（μg/m²/日）尿検査値

小児
24〜75

4 髄液検査値 (表13)

表13 髄液検査値

	新生児	乳児	幼児	学童
細胞数 (/μL)	1〜34	8以下	5以下	
蛋白 (mg/dL)	45〜100	15〜45		
糖 (mg/dL)	30〜70	40〜90		
クロール (mEq/L)	109〜122	113〜129	117〜130	
神経特異エノラーゼ (ng/mL)	12.3±3.6	6.5±2.2	8.0±1.9	6.0±1.9
ミエリン塩基性蛋白 (ng/mL)	3.0未満			

- 表1〜表13は旭川医科大学病院院内基準および以下の文献を基に作成した
1) Miller DR et al : Blood Diseases of Infancy and Childhood, Mosby-Year Book, St. Louis, 7th ed, 1995
2) Behrman RE et al : Nelson Textbook of Pediatrics, WB Saunders, Philadelphia, 17th ed, 2004
3) Cloherty JP et al : Manual of Neonatal Care, Lippincott Williams and Wilkins, Philadelphia, 6th ed, 2008
4) Collu R et al : Pediatric Endocrinology, Raven Press, New York, 1981
5) 新生児医療連絡会 (編):NICUマニュアル, 金原出版, 東京, 改訂第4版, 2007
6) 小児基準値研究班 (編):日本人小児の臨床検査基準値, 日本公衆衛生協会, 東京, 1996
7) 加我牧子ほか (編著):国立精神・神経センター小児神経科診断・治療マニュアル, 診断と治療社, 東京, 2003
8) 大国真彦, 河野均也 (編):小児臨床検査マニュアル, 文光堂, 東京, 1995
9) 戸谷誠之ほか (編):こどもの検査値ノート, 医学書院, 東京, 改訂第2版, 2004
10) 五十嵐隆:小児腎疾患の臨床, 診断と治療社, 東京, 改訂第2版, 2007
11) 厚生労働省間脳下垂体機能障害調査研究班:診断の手引き, 2003
12) (特集) 小児の臨床検査指針. 小児科診療53 (増刊号), 診断と治療社, 東京, 1990

13) (特集) 小児の臨床検査指針. 小児科診療 59, 診断と治療社, 東京, 1996
14) 小児内科・小児外科編集委員会 (編): (特集) そこが知りたい小児臨床検査のポイント. 小児内科 37, 東京医学社, 東京, 2005
15) Lashansky et al: Normative data for adrenal steroidogenesis in a healthy pediatric population: age-and sex-related changes after adrenocorticotropin stimulation. J Clin Endocrinol Metab 73: 674, 1991
16) 藤枝憲二ほか: IRMA キットを用いた IGF-I, IGF-II, IGFBP 測定の臨床的検討 (第2報): 小児期における検討. ホルモンと臨 44: 1229, 1996
17) 篠田俊雄: 電解質と浸透圧の微妙な関係. 腎と透析 65: 31, 2008

D. 小児のための計算式

1 体 格

a. Kaup 指数
- 体重 (kg)/身長 (m)^2
  乳幼児期の栄養状態の指標（基準値）：乳児 16〜18, 幼児 15〜18

b. Rohrer 指数
- 体重 (kg)×10/身長 (m)^3
  学童期の栄養状態の指標（基準値）：110〜160

c. BMI (body mass index)
- 体重 (kg)/身長 (m)^2（Kaup 指数と同じ計算式）
  成人の栄養状態の指標（基準値）：18.5〜25

d. 体表面積 (body surface area, cm^2)
- DuBois 式＝体重 (kg)$^{0.425}$×身長 (cm)$^{0.725}$×0.007184
- 藤本式
  0 歳：体重 (kg)$^{0.473}$×身長 (cm)$^{0.655}$×0.009568
  1〜5 歳：体重 (kg)$^{0.423}$×身長 (cm)$^{0.362}$×0.038189
  6 歳以上：体重 (kg)$^{0.444}$×身長 (cm)$^{0.663}$×0.008883
- Mosteller 式＝$\sqrt{体重 (kg)×身長 (cm)}$／60

e. 肥満度 (%)
- {(実測体重−標準体重)／標準体重}×100

f. 標準体重 (kg) [1]
- a×身長 (cm)−b (a, b の値は表 1 参照)

2 歴史的小児薬用量換算式

a. 年齢換算
- Young 式＝{年齢/(年齢＋12)}×成人量
- Augsberger-II式（2 歳以上）＝{(年齢×4＋20)/100}×成人量
- von Harnack 表（表 2）

b. 体重換算
- Hamburger 式＝小児体重（kg）/70×成人量
- Ivády & Dirner 式
  5歳以下：{小児体重（kg）×2+5}/100×成人量
  6歳以上：{小児体重（kg）+30}/100×成人量

c. 体表面積換算
- Crawford 式＝{体表面積（m²）/1.73}×成人量

文　献
1) 日本小児内分泌学会ホームページ：[http://jspe.umin.jp/medical/taikaku.html]（2015/12）

◐ 表1　5～17歳までの性別・年齢別 a, b 値一覧

男子			女子		
年齢（歳）	a	b	年齢（歳）	a	b
5	0.386	23.699	5	0.377	22.750
6	0.461	32.382	6	0.458	32.079
7	0.513	38.878	7	0.508	38.367
8	0.592	48.804	8	0.561	45.006
9	0.687	61.390	9	0.652	56.992
10	0.752	70.461	10	0.730	68.091
11	0.782	75.106	11	0.803	78.846
12	0.783	75.642	12	0.796	76.934
13	0.815	81.348	13	0.655	54.234
14	0.832	83.695	14	0.594	43.264
15	0.766	70.989	15	0.560	37.002
16	0.656	51.822	16	0.578	39.057
17	0.672	53.642	17	0.598	42.339

◐ 表2　von Harnack 表（成人量比）

新生児	0.5歳	1歳	3歳	7.5歳	12歳
1/8	1/5	1/4	1/3	1/2	2/3

E 主な医療費助成・福祉制度

1 医療費助成

a. 小児慢性特定疾病医療支援
- 小児慢性特定疾病情報センター[http://www.shouman.jp/]
- 平成27年(2015年)1月から対象疾患が拡大された
- 目的:小児慢性特定疾病にかかっている児童などの医療費負担軽減
- 対象:14疾患群,704疾患に該当する18歳未満の児童(18歳未満に認定されていて,引き続き必要と認められる場合は20歳になるまで対象)
- 利用者負担:所得と重症度により自己負担上限額が設定されている
- 実施主体:都道府県,指定都市,中核市

b. 自立支援医療(育成医療)
- 目的:障害を除去・軽減するための医療について,医療費の自己負担額を軽減する制度
- 対象:身体に障害を有する18歳未満の児童で,その障害を除去・軽減する手術などの治療により確実に効果が期待できる者
- 対象疾患:視覚障害,聴覚障害,言語障害,肢体不自由,内部障害
- 利用者負担:1割負担で所得に応じて負担額を設定
- 実施主体:市町村

c. 養育医療
- 目的:入院医療を必要とする未熟児に指定養育医療機関において必要な医療の給付を行う
- 対象
  ・出生時の体重が2,000g以下
  ・生活能力がとくに薄弱で,対象となる症状を示す乳児
- 利用者負担:世帯の課税状況に応じて負担額を設定
- 実施主体:市町村

d. 乳幼児等医療給付事業（子ども医療費助成制度）
- 目的：乳幼児などの医療費を軽減
- 対象：就学前の乳幼児と小学生．自治体によって独自に拡大している場合あり
- 助成内容
  ・3歳未満，非課税世帯→初診時一部負担金のみ
  ・3歳以上の課税世帯→1割負担で月額上限額が設定
  ・自治体によって拡大対応あり．所得制限あり
- 実施主体：市町村

e. 重度心身障がい者医療給付事業
- 目的：心身に重度の障害がある者を対象に医療費の一部を軽減する制度
- 対象：身体障害者手帳1級・2級および内部障害3級，療育手帳A，精神保健福祉手帳1級
- 助成内容
  ・非課税世帯→初診時一部負担金のみ
  ・課税世帯→1割負担で月額上限額が設定
- 実施主体：市町村

f. ひとり親家庭医療助成制度
- 目的：ひとり親家庭などの医療費負担軽減
- 対象：ひとり親家庭などの18歳までの児童とその母または父で，一定の要件を満たす者
- 助成内容
  ・3歳未満と非課税世帯→医療費全額
  ・3歳以上の課税世帯→1割負担で月額上限額が設定
  ※親は入院費のみ

2 福祉制度
a. 障害者手帳
1) 身体障害者手帳
- 対象：身体障害者
- 医療費助成や装具の交付，税金の控除，交通費の割引など自治体により異なる

2) 療育手帳
- 対象：児童相談所で認定された知的障害者

- 様々な福祉施策を受けやすくすることを目的とし，判定基準や支援内容などは各自治体で異なる

b. 特別児童扶養手当
- 目的：精神または身体に障害を有する児童について手当を支給することにより，これらの児童の福祉の増進をはかること
- 対象：20歳未満で精神または身体に障害を有する児童を家庭で監護，養育している父母
- 支給月額：1級 50,050円，2級 33,330円（所得制限あり）
- 実施主体：市町村

c. 障害児福祉手当
- 目的：精神または身体に障害を有する児童について手当を支給することにより，これらの児童の福祉の増進をはかること
- 対象：精神または身体に重度の障害を有するため，日常生活において常時の介護を必要とする状態にある在宅で20歳未満の者
- 支給月額：14,180円（所得制限あり）
- 実施主体：市町村

一般薬用量

本書は臨床現場で遭遇する多くの小児疾患に対し、投与すべき薬とその薬用量を迅速かつ的確に決定するための必要最小限の情報を提供することを目的としています。新薬など初めて使用される薬やあまり使い慣れていない薬の使用に際しましては最新の添付文書などを参考にされ、十分注意を払うようお願い申し上げます。

1 解熱・鎮痛・鎮静・筋弛緩薬

一般名 主な商品名	製 剤	薬用量	使用上の注意
解熱鎮痛薬			
アセトアミノフェン アンヒバ® カロナール® アセリオ®	坐：100, 200 mg 顆粒20%, 錠：200 mg 注：1000 mg/100 mL	10〜15 mg/kg/回 2歳未満：7.5 mg/kg/回, 2歳以上：10〜15 mg/kg/回	6時間以上あけて使用
イブプロフェン ブルフェン®	錠：100, 200 mg	5 mg/kg/回	6時間以上あけて使用
ジクロフェナク ボルタレン®	坐：12.5, 25, 50 mg 錠：25 mg	0.5 mg/kg/回	単純な解熱薬としては使用しない
鎮痛鎮静薬			
ペンタゾシン ペンタジン®	注：15, 30 mg/mL	静注：麻酔前など 0.2〜0.5 mg/kg（成人 30〜60 mg）/回 筋・皮下注：検査の鎮痛 成人 15 mg/回	呼吸抑制、ショック、依存性 小児への投与は勧められていない
ブプレノルフィン レペタン®	坐：0.2, 0.4 mg	坐薬：術後・癌性疼痛：成人 0.2〜0.4 mg/回, 1日2〜3回	呼吸抑制、呼吸困難、長期連用で依存性
モルヒネ（麻薬） 塩酸モルヒネ® アンペック®	注：10 mg/1 mL, 50 mg/ 5 mL, 200 mg/5 mL 坐：10, 20, 30 mg	皮下注・静注：0.2 mg/kg/回 持続点滴 10〜40 μg/kg/時	依存症、呼吸抑制、錯乱、気管支痙攣、麻痺性イレウス、皮膚瘙痒感、尿閉、肝機能障害、胆汁うっ滞、尿閉、腸管蠕動・腸炎などがある
MSコンチン®	徐放錠：10, 30, 60 mg	坐、錠：成人 20〜120 mg/日（5〜20 mg/日から開始）	場合は慎重投与

F. 一般薬用量 467

フェンタニル (麻薬) フェンタニル®	注：0.1 mg/2 mL, 0.25 mg/5 mL	緩徐静注：年少児 1～3 μg/kg, 年長児 0.5～1 μg/kg 持続静注：1～4 μg/kg/時	依存症, 呼吸抑制, 意識障害, ショック, 胃腸障害
デュロテップMTパッチ®	貼：2.1, 4.2, 8.4, 12.6, 16.8 mg/枚	すでにオピオイドを使用している患者に対し, 力価換算表を参考にして, フェンタネスト®から切り換える	
プロポフォール ディプリバン®	注：500 mg/50 mL	導入：0.5 mg/kg/10 秒で入眠まで 維持 0.3～3.0 mg/kg/時	作用はきわめて速やか, 麻酔科管理下のみでの使用, 集中治療における鎮静目的での使用は禁忌
フェノバルビタール フェノバール®	注：100 mg/1 mL	筋注：10～20 mg/kg	
ミダゾラム® ドルミカム® ミダゾラム®	注：10 mg/2 mL	静注 0.1～0.2 mg/kg. 点滴静注：0.1～0.3 mg/kg/時 8 mL で希釈すると 1 mg/mL となり, 使いやすい. 速効性は高いが, 半減期は短い	気管分泌物増加, 興奮. 1A を生食
筋弛緩薬			
ロクロニウム® エスラックス®	注：25 mg/2.5 mL, 50 mg/5 mL	静注：0.6 mg/kg, 0.1～0.2 mg/kg の追加可, 点滴静注：7 μg/kg/分	速効性. 代謝産物に活性がない. ショック, アナフィラキシー

2 感染症系薬剤

抗菌薬

1. ペニシリン系

アンピシリン (ABPC) ビクシリン®	注：250, 500 mg, 1, 2 g カプセル：250 mg, DS 10%	静注：100～200 mg/kg/日, 分 3～4 (新生児 50～200 mg/kg/日, 分 2～4, 成人 1～4 g/日, 分 1～2) 経口：25～50 mg/kg/日, 分 4 (成人 250～500 mg/回, 1 日 4～6 回)	リステリア菌に有効
アンピシリン/スルバクタム (ABPC/SBT) ユナシンS®	注：0.75, 1.5 g/キット注 1.5 g, 3 g	静注：60～150 mg/kg/日, 分 3～4 (成人 6 g/日, 分 2)	
アモキシシリン (AMPC) サワシリン®	錠：250 mg, カプセル：250 mg 細粒 10%	経口：20～40 mg/kg/日, 分 3～4 (最大 90 mg/kg/日 まで, 成人 750～1,000 mg/日)	・感染性心内膜炎予防：50 mg/kg/回 ・中等症以上中耳炎には高用量可

つづく

一般名 主な商品名	製剤	薬用量	使用上の注意
アモキシシリン/クラブラン酸 (AMPC/CVA) クラバモックス®	DS 60%	経口：96.4 mg/kg (0.15 g/kg/日)，分 2，食直前	中等症以上の中耳炎に使用
ピペラシリン (PIPC) ペントシリン®	注：1，2 g	静注：50〜125 mg/kg/日，分 2〜4，増量 300 mg/kg/日 (成人 2〜4 g/日，分 2〜4)	緑膿菌に有効
タゾバクタム/ピペラシリン (TAZ/PIPC) ゾシン®	注：2.25，4.5 g	敗血症，肺炎：337.5 mg/kg/日，分 3 腎盂腎炎，複雑性膀胱炎：225〜337.5 mg/kg/日，分 2〜3	
2. セフェム系			
セファクロル (CCL) ケフラール®	カプセル：250 mg，細粒 10%	20〜40 mg/kg，分 3 (成人．20 kg 以上小児 750 mg/日)	
セフテラムピボキシル (CFTM-PI) トミロン®	錠：50，100 mg，細粒 10%	経口：9〜18 mg/kg/日，分 3 (成人 150〜300 mg/日)	
セフジトレンピボキシル (CDTR-PI) メイアクト®	錠：100 mg，細粒 10%	10%：9 mg/kg/回，分 3 (最大 6 mg/kg/回まで，成人 300 mg/日)	肺炎，中等症以上中耳炎には高用量可
セフジニル (CFDN) セフゾン®	カプセル：50，100 mg，細粒 10%	経口：9〜18 mg/kg/日，分 3 (成人 300 mg/日)	
セフカペンピボキシル (CFPN-PI) フロモックス®	錠：75，100 mg，細粒	10%経口：9 mg/kg/回，分 3 (成人 300〜450 mg/日)	
セファゾリン (CEZ) セファメジンα®	注：250，500 mg，1，2 g	静注：20〜40 mg/kg/日，分 2 (成人 1〜3 g/日，分 2〜3)	手術の感染予防に使用
セフメタゾール (CMZ) セフメタゾン®	注：250，500 mg，1，2 g	静注：25〜100 mg/kg/日，分 2〜4 (成人 1〜4 g/日，分 2)	手術の感染予防に使用
セフォタキシム (CTX) セフォタックス®	注：0.5，1，2 g	静注：50〜100 mg/kg/日，分 3〜4，増量 150 mg/kg/日 (成人 1〜4 g/日，分 2〜4)	
セフトリアキソン (CTRX) ロセフィン®	注：0.5，1 g	静注：20〜60 mg/kg/日，分 2，増量 120 mg/kg (成人 1〜4 g/日，分 1〜2)	血中半減期が長い

F. 一般薬用量

薬剤	規格	用法用量	備考
セフタジジム (CAZ) モダシン®	注：0.5, 1 g	静注：40〜100 mg/kg/日，分2〜4，増量 150 mg/kg (成人 1〜4 g/日，分2〜4)	緑膿菌に有効なセフェム系
セフォゾプラン (CZOP) ファーストシン®	注：0.5, 1 g	静注：40〜80 mg/kg/日，分3〜4，増量 200 mg/kg (成人 1〜4 g/日，分2〜4)	
セフォペラゾン/スルバクタム (CPZ/SBT) スルペラゾン®	注：0.5, 1 g	静注：40〜80 mg/kg/日，分2〜4 (成人 1〜4 g/日，分2)	
3. マクロライド系			
エリスロマイシン (EM) エリスロシン®	錠：200 mg, DS 10%, DSW 20%	経口：25〜50 mg/kg/日，分4〜6 (成人 800〜1,200 mg/日)	
クラリスロマイシン (CAM) クラリス®, クラリシッド®	錠：50, 200 mg, DS 10%	経口：10〜15 mg/kg/日，分2〜3 (成人 400 mg/日)	
アジスロマイシン (AZM) ジスロマック®	錠：250, 600 mg, カプセル：100 mg, 細粒 10%	経口：10 mg/kg/日，分1 (成人 500 mg/日)	3日間投与
4. テトラサイクリン系			
ミノサイクリン (MINO) ミノマイシン®	錠：50, 100 mg, 顆粒 2%, 注：100 mg	点滴静注：2 mg/kg/日，分1 (成人 100〜200 mg)	8歳未満は歯の着色を考慮
5. アミノグリコシド系			
ゲンタマイシン (GM) ゲンタシン®	注：40 mg/1 mL など	点滴静注：0.4〜0.8 mg/kg/回，1日2〜3回 (成人 80〜120 mg/日，分2〜3)	
アルベカシン (ABK) ハベカシン®	注：100 mg/2 mL など	点滴静注：4〜6 mg/kg/日，分2 (成人 150〜200 mg/日，分2)	メチシリン耐性黄色ブドウ球菌 (MRSA) に有効な場合がある
6. カルバペネム系			
テビペネムピボキシル (TBPM-PI) オラペネム®	細粒 10%	経口：8 mg/kg/日，分2 (最大 12 mg/kg/日)	・他の抗菌薬が無効な難治例に対してのみ ・バルプロ酸血中濃度を下げる
イミペネム/シラスタチン (IPM/CS) チエナム®	注：0.25, 0.5 g/キット注 0.5 g	点滴静注：30〜80 mg/kg/日，分3〜4，重症 100 mg/kg/日 (成人 0.5〜1 g/日，分2〜3)	バルプロ酸血中濃度を下げる

つづく

一般名 主な商品名	製剤	薬用量	使用上の注意
メロペネム (MEPM) メロペン®	注：0.25, 0.5 g	点滴静注：30〜60 mg/kg/日，分 3，重症 120 mg/kg/日 (成人 0.5〜2 g/日，分 2〜3)	バルプロ酸血中濃度を下げる
パニペネム/ベタミプロン (PAPM/BP) カルベニン®	注：0.25, 0.5 g	点滴静注：30〜60 mg/kg/日，分 3，重症 100 mg/kg/日 (成人 1〜2 g/日，分 2)	バルプロ酸血中濃度を下げる
7. その他			
トスフロキサシン (TFLX) オゼックス®	錠：75, 150 mg，細粒 15%	経口：12 mg/kg/日，分 2（最大 360 mg/日，成人 300〜450 mg/日）	初期治療無効の耐性菌が疑われる肺炎，中耳炎
ファロペネム (FRPM) ファロム®	錠：150, 200 mg，DS 10%	経口：5 mg/kg/回，1 日 3 回（成人 450〜900 mg/日）	
ノルフロキサシン (NFLX) バクシダール®	錠：50, 100, 200 mg	経口：6〜12 mg/kg/日，分 3（成人 100〜200 mg/回）	
スルファメトキサゾール・トリメトプリム (ST) バクタ®	錠：480 mg，顆粒：480 mg/g	経口：バクタとして 0.1〜0.15 g/kg/日，分 2，増量 0.25 g/kg（成人 1,920 mg/日，4 錠/日）	
バンコマイシン (VCM) 塩酸バンコマイシン®	注：0.5 g	点滴静注：40 mg/kg/日，分 2〜4（成人 2 g/日）	MRSA 感染症，ペニシリン耐性肺炎球菌 (PRSP) 感染症治療
テイコプラニン (TEIC) タゴシッド®	注：200 mg	点滴静注：10 mg/kg を 12 時間ごとに 3 回，以後 1 日 1 回（成人 400〜800 mg 初日，以降 200〜400 mg）	MRSA 感染症治療
リネゾリド (LZD) ザイボックス®	注：600 mg/300 mL	点滴静注：成人 600 mg/回，1 日 2 回，30〜120 分かかって	MRSA，バンコマイシン耐性腸球菌 (VRE) 感染症治療
ホスホマイシン (FOM) ホスミシン S®	注：500 mg, 1, 2 g	点滴静注：100〜200 mg/kg/日，分 2〜4（成人 2〜4 g/日，分 2）	
ホスミシン®	錠：250, 500 mg，DS 20%	経口：40〜120 mg/kg/日，分 2〜4（成人 2〜3 g/日，分 3〜4）	

F. 一般薬用量

クリンダマイシン (CLDM) ダラシンS®	注：300 mg/2 mL, 600 mg/4 mL	点滴静注：15～40 mg/kg/日, 分 3～4（成人 600～1,200 mg/日, 分 2～4）	
抗真菌薬			
アムホテリシン B (AMPH-B) ファンギゾン® アムビゾーム®	錠：100 mg, シロップ 10% 注：50 mg	経口：50～100 mg/回, 1日 2～3回（成人 200～400 mg/日） 点滴静注：2.5 mg/kg/日, 分 1, 1～2時間	吸収が悪い AMPH-B のリポソーム型 副作用が軽減されている
ホスフルコナゾール プロジフ®	注：200 mg/2.5 mL	静注：成人 50～400 mg/日, 分 1	
イトラコナゾール (ITCZ) イトリゾール®	カプセル：50 mg, 内用液 1%	経口：100～200 mg/日, 分 1	
ミカファンギン ファンガード®	注：25, 50, 75 mg	点滴静注：1～3 mg/kg/日, 分 1, 増量 6 mg/kg/日（成人 50～300 mg/日, 分 1）	
ボリコナゾール ブイフェンド®	注：200 mg 錠：50, 200 mg	点滴静注：初日 6 mg/kg/回, 1日 2回, 以降 3～4 mg/kg/回, 1日 2回 経口：体重 40 kg 以上：初日 300 mg/回, 1日 2回, 以降 150～200 mg/回, 1日 2回, 40 kg 未満：初日 150 mg/回, 1日 2回, 以降 100 mg/回, 1日 2回	
抗ウイルス薬（バリビスマブを含む）			
アシクロビル (ACV) ゾビラックス®, ビクロックス®	注：250 mg など	点滴静注：5 mg/kg/回, 1日 3回, 増量 20 mg/kg まで使われている。小児水痘：20 mg/kg/回, 1日 4回 経口：200 mg/回（単純疱疹）, 800 mg/回（帯状疱疹）, 1日 5回	
バラシクロビル (VACV) バルトレックス®	錠：500 mg, 顆粒 50%	経口：500 mg/回（単純疱疹）, 1日 2回, 1,000 mg/回（帯状疱疹）, 1日 3回	小児水痘：25 mg/kg/回, 1日 3回, ACV のプロドラッグ
ガンシクロビル (GCV) デノシン®	注：500 mg	点滴静注：5 mg/kg/回, 1日 2回	

つづく

一般名 主な商品名	製剤	薬用量	使用上の注意
ホスカルネット ホスカビル®	注：6 g/250 mL	点滴静注：60 mg/kg/回，1日3回 または 90 mg/kg/回，1日2回	
パリビズマブ シナジス®	注：50 mg/V，100 mg/V	筋注：15 mg/kg，RSウイルス流行期に1回/月	RSウイルス感染予防薬

3 呼吸器・アレルギー系薬剤

新生児用呼吸器用薬

一般名 主な商品名	製剤	薬用量	使用上の注意
アミノフィリン アプニション®	注：15 mg/3 mL	持続点滴：3～4 mg/kg/日，開始時 3 mg/kg 静注	未熟児無呼吸発作に有効。頻脈，嘔吐，興奮に注意
アミノフィリン アプニカット®	内用液：10 mg/2.5 mL	経口：2～4 mg/kg/日，分2	未熟児無呼吸発作に有効。頻脈，嘔吐，興奮に注意
無水カフェイン レスピア®	静注・経口液：60 mg	初回：20 mg/kg を30分かけて静注，維持：5～10 mg/kg を静注または経口	静注・経口とも同製剤であるため投与ならにあたっては注意が必要
ドキサプラム ドプラム®	注：400 mg/20 mL	初回：1.5 mg/kg を1時間かけて点滴静注，維持：0.2～0.4 mg/kg/時	生後1週未満の患児，高ビリルビン血症のため光線療法を施行中の患児，肝機能障害または腎機能障害のある患児などでは血中濃度が上昇する可能性がある。壊死性腸炎などが発現する恐れがある

気管支拡張薬（キサンチン誘導体）

一般名 主な商品名	製剤	薬用量	使用上の注意
テオフィリン（徐放剤） テオドール®，テオロング®	シロップ：20 mg/mL，DS 20％，G顆粒 20％，錠：50, 100, 200 mg	（喘息ガイドライン）経口：6～12 ヵ月：6 mg/kg/日，分2，1 歳以上：8～10 mg/kg/日，分2 吐に注意（有効血中濃度：6 ヵ月～1 歳：5～10 μg/mL，2 歳以上：5～15 μg/mL）	痙攣，意識障害，急性脳症，横紋筋融解症，消化管出血，肝機能障害，興奮，悪心，嘔吐
アミノフィリン ネオフィリン®	注：250 mg/10 mL	（喘息ガイドライン）点滴静注：初回 3～4 mg/kg，維持：0.4 mg/kg/時（6～12 ヵ月），0.8 mg/kg/時（1～14 歳），0.6 mg/kg/時（15 歳以上）	痙攣，意識障害，急性脳症，横紋筋融解症，消化管出血，肝機能障害，悪心，嘔吐，吐に注意（有効血中濃度：6 ヵ月～1 歳：5～10 μg/mL，2 歳以上：5～15 μg/mL）

F. 一般薬用量

気管支拡張薬(交感神経刺激薬)

サルメテロール セレベント®	ロタディスク：25, 50μg ディスカス：50μg	吸入：25〜50μg/回, 1日2回	重篤な血清K値低下, ショック, 心悸亢進, 振戦, アナフィラキシー様症状に注意
サルブタモール ベネトリン®	シロップ：0.4 mg/mL, 錠：2 mg, 吸入液 0.5%	経口：0.3 mg/kg/日, 分3	重篤な血清K値低下, 心悸亢進, 頭痛, 振戦に注意
ツロブテロール ホクナリン®, ベラチン®	DS 0.1%, 錠：1 mg テープ：0.5, 1, 2 mg	経口：0.04 mg/kg/日, 分2 貼付：1日1回 0.5〜3歳未満：0.5 mg, 3〜9歳未満：1 mg, 9歳以上：2 mg	振戦, 心悸亢進, アナフィラキシー様症状に注意
プロカテロール メプチン®	シロップ：5μg/mL, DS 0.005%, 顆粒0.01%：25μg, 錠：50μg 吸入液(ユニット) 0.01%：0.3 mL, 吸入液 0.01%：30 mL エアー：10μg/吸入, キッドエアー：5μg/吸入, クリックヘラー：10μg/吸入	経口：6歳未満：1.25μg/kg/回, 1日2〜3回, 6歳以上：25μg/回, 1日1〜2回 吸入：10〜30μg/回, 1日4回まで 吸入：10μg/回, 1日4回まで	頭痛, 心悸亢進, 動悸, 頻脈, 振戦, 嘔吐, 悪心, アナフィラキシー様症状に注意
クレンブテロール スピロペント®	顆粒 0.002%, 錠：10μg	経口：5歳以上, 0.6μg/kg/日, 分2	血清K値低下, 動悸, 頭痛, 振戦に注意

鎮咳薬

チペピジン アスベリン®	散10%, シロップ0.5%, 錠：10, 20 mg	経口：1歳未満：5〜20 mg/日, 1〜3歳未満：10〜25 mg/日, 3〜6歳未満：15〜40 mg/日(成人 60〜120 mg/日), 分3	
コデインリン酸 コデインリン酸塩®	散1%, 錠：5 mg	経口：1〜1.5 mg/kg/日, 分3	重篤な呼吸抑制, 消化管運動抑制に注意. 10倍散使用時は麻薬処方箋必要

去痰薬

カルボシステイン ムコダイン®	シロップ5%, DS 33.3%, 細粒50%, 錠：250, 500 mg	経口：30 mg(シロップ 0.6 mL, 細粒 1,500 mg), 分3	
アンブロキソール ムコソルバン®	シロップ0.3%, DS 3%, 錠：15 mg	経口：0.9 mg(シロップ 0.3 mL)/kg/日(成人 45 mg), 分3	
	DS 1.5%, 錠：15 mg	通常100倍散使用 (成	

つづく

一般名 主な商品名	製 剤	薬用量	使用上の注意
ブロムヘキシン ビソルボン®	細粒2%, シロップ0.08%, 錠:4 mg 吸入液:0.2%	経口:0.3 mg(シロップ約0.4 mL, 細粒0.015 g)/kg(成人12 mg), 分3 吸入:成人4 mg(2 mL)/回, 1日3回	
消炎酵素薬			
リゾチーム レフトーゼ®, ノイチーム®, アクディーム®	顆粒10倍, シロップ0.5%, 錠:10, 30, 50 mg	経口:2歳未満:15〜30 mg/日, 2〜6歳:30〜40 mg/日, 7〜14歳:40〜60 mg/日(成人60〜270 mg), 分3	卵アレルギーに禁忌
抗ヒスタミン薬(第一世代)			
シプロヘプタジン ペリアクチン®	シロップ0.04%, 散1%, 錠:4 mg	経口:1/2〜1歳:1〜2 mg/日, 1歳:2〜3 mg/日, 3歳:4 mg/日, 7.5歳:6 mg/日, 12歳:8 mg/日(成人4〜12 mg), 分3	眠気, 錯乱, 緑内障や消化管閉塞, 気管支喘息発作時は禁忌
d-クロルフェニラミン ポララミン®	シロップ0.04%, 散1%, 錠:2 mg, DS 0.2%, 注:5 mg/mL	経口:1/2〜1歳:1 mg/日, 1歳:1.5 mg/日, 3歳:2 mg/日, 7.5歳:3 mg/日, 12歳:4 mg/日(成人2〜8 mg), 分3 皮下・筋・静注:5 mg/回	錯乱, 造血異常
ヒドロキシジン アタラックス-P®	カプセル:25, 50 mg, 散10%, シロップ0.5%, DS 2.5%, 注:25 mg/1 mL	静注:1 mg/kg/回, 4時間ごと可	眠気(鎮静), 嘔吐防止にも使用
抗ヒスタミン薬(第二世代)			
ケトチフェン ザジテン®	シロップ0.02%, DS 0.1%, カプセル:1 mg	経口:0.06 mg/kg/日, 分2	痙攣, 興奮, 肝機能障害, 眠気に注意
オキサトミド セルテクト®	DS 2%, 錠:30 mg	経口:1.0〜1.5 mg/kg/日, 分2	錐体外路症状, 眠気に注意, 妊婦は禁忌
エピナスチン アレジオン®	DS 1%, 錠:10, 20 mg	経口:0.5 mg/kg/日, 分1	肝機能障害, 血小板減少, 眠気に注意
セチリジン ジルテック®	DS 1.25%, 錠:5, 10 mg	経口:2〜6歳:2.5 mg/回, 1日2回, 7〜14歳:5 mg/回, 1日2回	肝機能障害, 血小板減少, 眠気に注意
フェキソフェナジン アレグラ®	錠:30, 60 mg, OD錠:60 mg	経口:7〜12歳未満:30 mg/回, 1日2回, 12歳以上:60 mg/回, 1日2回	肝機能障害, 無顆粒球症, 眠気に注意

F. 一般薬用量

薬剤名	剤形・規格	用法・用量	副作用・注意
オロパタジン アレロック®	顆粒0.5%、錠：2.5, 5 mg、OD錠：2.5, 5 mg	経口：2～7歳未満：2.5 mg/回、1日2回、5 mg/回、1日2回	肝機能障害、眠気に注意
ロラタジン クラリチン®	DS 1%、錠：10 mg	経口：3～6歳：5 mg/回、1日1回、7歳以上：10 mg/回、1日1回	肝機能障害、眠気に注意
レボセチリジン ザイザル®	シロップ0.05%、錠：5 mg	経口：6ヵ月～1歳未満：2.5 mL/回、1日1回、1～7歳未満：2.5 mL/回、1日2回、7～15歳未満：5 mL/回、1日2回または2.5 mg/回、1日2回	肝機能障害、血小板減少、眠気に注意
化学伝達物質遊離抑制薬			
クロモグリク酸ナトリウム インタール®	細粒10%、吸入液1%：2 mL	経口：2歳未満：50 mg/回、1日3～4回、100 mg/回、1日3～4回、吸入：1A/回、1日3～4回	腸管からはほとんど吸収されない発疹、下痢、腹痛に注意、ネブライザーを用いて吸入する
ロイコトリエン受容体拮抗薬			
プランルカスト オノン®	DS 10%、カプセル：112.5 mg	経口：7 mg/kg/日、分2	痙攣、興奮、肝機能障害に注意
モンテルカストナトリウム シングレア®、キプレス®	細粒：4 mg、チュアブル：5 mg、錠：10 mg	経口：1～5歳：4 mg/回（細粒）、1日1回、6～15歳：5 mg/回（チュアブル）、1日1回	血管浮腫、肝機能障害、黄疸に注意
Th2サイトカイン阻害薬			
スプラタスト アイピーディ®	DS 5%、カプセル：50, 100 mg	経口：6 mg/kg/日、分2	肝機能障害、ネフローゼ症候群、胃痛、下痢に注意
ステロイド吸入薬			
ベクロメタゾン キュバール®	50エアゾール：50 μg/回、100エアゾール：100 μg/回	吸入：2歳未満：50～200 μg/日、2～5歳：50～300 μg/日、6～15歳：100～400 μg/日、分1～2	有効な抗菌薬の存在しない感染症、全身真菌症は禁忌、咽喉頭症状、口渇、嗄声に注意
フルチカゾン フルタイド®	エアー：50, 100 μg/回、ロタディスク・ディスカス：50, 100, 200 μg	吸入：2歳未満：50～200 μg/日、2～5歳：50～300 μg/日、6～15歳：100～400 μg/日、分1～2	有効な抗菌薬の存在しない感染症、真菌症は禁忌、口腔内カンジダ症、嗄声に注意カスは60回連用可能、専用吸入器あり
ブデソニド パルミコート®	懸濁液：0.25, 0.5 mg、ターピューヘイラー：100, 200 μg/回	咽喉頭症状吸入：6ヵ月～5歳未満：0.5～1.0 mg/日、分1～2	有効な抗菌薬の存在しない感染症、深在性真菌症は禁忌、咽喉痛、悪心、嗄声に注意

つづく

一般名 主な商品名	製剤	薬用量	使用上の注意
ステロイド外用薬 (ストロング)			
ベタメタゾン吉草酸エステル ベトネベート® リンデロンV®	軟膏・クリーム 軟膏、クリーム、ローション	1日1〜数回	眼圧亢進、後〜白内障、緑内障、皮膚感染症に注意
ステロイド外用薬 (マイルド)			
クロベタゾン酪酸エステル キンダベート®	軟膏	1日1〜数回	眼圧亢進、白内障、緑内障、皮膚感染症に注意
ヒドロコルチゾン酪酸エステル ロコイド®	軟膏、クリーム	1日1〜数回	眼圧亢進、白内障、緑内障、皮膚感染症に注意
耳鼻咽喉科用剤 (ステロイド)			
フルチカゾン フルナーゼ®	点鼻液50μg 28噴霧用 点鼻液50μg 56噴霧用	50μg/回、各鼻腔1噴霧、1日2回 (1日最大8噴霧)	有効な抗菌薬の存在しない感染症、全身真菌症には禁忌、アナフィラキシー様症状、鼻出血に注意
	小児用点鼻液25μg 56噴霧用	小児：25μg/回、各鼻腔1噴霧、1日2回 (1日最大8噴霧)	
眼科用剤 (抗アレルギー薬)			
クロモグリク酸ナトリウム インタール®	点眼液	1〜2滴/回、1日4回	アナフィラキシー様症状、眼刺激感に注意
トラニラスト リザベン®	点眼液	1〜2滴/回、1日4回	眼瞼炎、眼瞼皮膚炎、刺激感に注意
レボカバスチン リボスチン®	点眼液	1〜2滴/回、1日4回	眼瞼炎、眼刺激感、眠気、頭痛に注意

4 内分泌・代謝系薬剤

甲状腺疾患治療薬			
レボチロキシン チラーヂンS®	散0.01%、錠：12.5、25、50、75、100μg	経口：5〜15μg/kg/日、分1	

リオチロニン チロナミン®	錠:5, 25 μg	経口:0.75~2.5 μg/kg/日, 分 3	レボチロキシンの 1/4 量と等価
プロピルチオウラシル チウラジール®, プロパジール®	錠:50 mg	経口:初期量 5~10 mg/kg/日, 分 2~4 維持量 50~100 mg/日, 分 1~2	無顆粒球症, ANCA 関連血管炎症候群, 汎血球減少, 肝障害, 皮疹, 瘙痒感, 脱毛など
チアマゾール メルカゾール®	錠:5 mg	経口:初期量 0.5~1.0 mg/kg/日(最大 60 mg), 分 2~3 維持量 5~10 mg/日, 分 1	無顆粒球症, ANCA 関連血管炎症候群, 汎血球減少, 肝障害, 皮疹, 瘙痒感, 脱毛など
副腎ステロイド			
ヒドロコルチゾン コートリル®	錠:10 mg	経口:12~40 mg/m²/日, 分 2~3	
ヒドロコルチゾンコハク酸エステルナトリウム ソル・コーテフ®, サクシゾン®	注:100, 250, 500 mg など		
プレドニゾロン 水溶性プレドニン®	錠:5 mg 注:10, 20, 50 mg	経口:1~2 mg/kg/日 静注など	
メチルプレドニゾロンコハク酸エステルナトリウム ソル・メドロール®	注:40, 125, 500, 1,000 mg	静注主たは点滴静注:1.0~1.5 mg/kg/日	
デキサメタゾン デカドロン®	錠:0.4%, 錠:0.5 mg, エリキシル 0.01%	経口:0.15~4 mg/日, 分 1~4	
フルドロコルチゾン フロリネフ®	錠:0.1 mg	経口:0.02~0.1 mg/日, 分 1~3	個人差が大きいので注意
性ホルモン薬			
結合型エストロゲン プレマリン®	錠:0.625 mg	経口:(成人) 0.625 mg/日	結合型エストロゲン製剤
エストラジオール エストラーナ®	貼:0.72 mg	貼付:(成人) 1 枚を 2 日ごとに貼り替え	経皮吸収薬, 肝臓での初回通過効果を受けない

一般名 主な商品名	製剤	薬用量	使用上の注意
ジドロゲステロン デュファストン®	錠：5 mg	経口：(成人) 5~15 mg/日, 分1~3	黄体ホルモン
メドロキシプロゲステロン プロベラ®	錠：2.5 mg	経口：(成人) 2.5~15 mg/日, 分1~3	黄体ホルモン
テストステロンエナント酸エステル エナルモンデポー®	注：125, 250 mg/mL	筋注：250 mg/回, 2~4週ごと	男性ホルモン
リュープロレリン リュープリン®	注：1.88, 3.75 mg/1 mL (バイアル, キット)	皮下注：30 (~180) μg/kgを4週に1回	LH-RH誘導体 (徐放製剤), 中枢性思春期早発症
その他のホルモン薬			
デスモプレシン (DDAVP) デスモプレシン®	点鼻液：250 μg/2.5 mL	点鼻：2.5~5 μg/回, 1日1~2回	中枢性尿崩症
	スプレー2.5：125 μg/5 mL スプレー10：500 μg/5 mL	噴霧：2.5~5 μg (1~2噴霧)/回, 1日1~2回	尿浸透圧 (尿比重) 低下に伴う夜尿症
ミニリンメルト®	OD錠：60 μg OD錠：120, 240 μg	舌下：60~240 μg/回, 1日1~3回 舌下：120~240 μg/回, 1日1回就寝前	中枢性尿崩症 尿浸透圧 (尿比重) 低下に伴う夜尿症
ソマトロピン ジェノトロピン®	ゴークイック注：5.3 mg, 12 mg TC注用：5.3 mg, 12 mg	皮下注：①, ②, ④, ⑤, ⑥, ⑦	①成長ホルモン (GH) 分泌不全性低身長症：0.175 mg/kg/週 ②Turner症候群：0.35 mg/kg/週 ③軟骨異栄養症：0.35 mg/kg/週 ④Prader-Willi症候群：0.245 mg/kg/週 ⑤慢性腎不全：0.175 mg/kg/週 ⑥成人GH分泌不全症：0.021~0.084 mg/週 ⑦SGA (small for gestational age) 性低身長症：0.23~0.47 mg/kg/週
ノルディトロピン®	S注用：10 mg, フレックスプロ S：5, 10, 15 mg	皮下注：①, ②, ③, ⑥, ⑦	
ヒューマトロープ®	注射用：6, 12 mg	皮下注：①, ②, ③, ⑥	
グロウジェクト®	BC注射用：8 mg	皮下注：①, ②, ⑦	
サイゼン®	皮下注用：8 mg	皮下注：①	
ソマトロピンBS皮下注「サンド」	5 mg, 10 mg	皮下注：①, ②, ④, ⑤, ⑥, ⑦	

F. 一般薬用量

ヒト絨毛性腺刺激ホルモン（hCG）HCGモチダ®、ゴナトロピン®など	注：3,000、5,000単位	筋注：500～5,000単位/回、2～3回/週（治療）、3,000～4,000単位/m²/回、3日間（hCGテスト）	男性中枢性腺機能低下症
ホリトロピンα ゴナールエフ®	注：75、150単位	皮下注：75～150単位/回、2～3回/週	男性中枢性腺機能低下症
グルカゴン グルカゴンG・ノボ®	注：1 mg/1 mL	筋注・静注：0.5～1 mg 低血糖時 負荷試験・皮下注：0.03 mg/kg	
骨・カルシウム代謝薬			
アルファカルシドール アルファロール®、ワンアルファ®	内用液：0.5μg/mL、散：1μg/g、カプセル：0.25、0.5、1、3μg	経口：骨粗鬆症：0.01～0.03μg/kg/日、分1 その他：0.05～0.1μg/kg/日、分1	活性型ビタミン D_3
パミドロン酸ニナトリウム水和物 アレディア®	注：15 mg、30 mg/1 mL	2歳未満：0.5 mg/kg/回（3日間） 2歳以上3歳未満：0.75 mg/kg/回（3日間）	骨形成不全症
ジアツキシド ジアゾキシド®	カプセル：25 mg/C	1歳未満は5～10 mg/kg/日、1歳以上は3～5 mg/kg/日から開始し、血糖値をみながらそれぞれ3～8 mg/kg/日、8～15 mg/kg/日を分2～3で経口投与（最大投与量は20 mg/kg/日）	
糖尿病治療薬			
インスリンアスパルト ノボラピッド®注	皮下注：100単位/mL		遺伝子組み換えアナログ製剤、超速効型インスリン、低血糖に注意
インスリンリスプロ ヒューマログ®注	皮下注：100単位/mL		遺伝子組み換えアナログ製剤、超速効型インスリン、低血糖に注意
インスリングルリジン アピドラ®注	皮下注：100単位/mL		遺伝子組み換えアナログ製剤、超速効型インスリン、低血糖に注意
生合成ヒト中性インスリン ノボリン®R注、ヒューマリン®R注	皮下注・静注：100単位/mL		型インスリン、低血糖に注意 高K血症：静注0.1単位/kg GI比5、持続点滴1単位/kg/日比5～15 速効

つづく

一般名 主な商品名	製剤	薬用量	使用上の注意
生合成ヒト二相性インフェンインスリン水性懸濁 ノボリン®N注、ヒューマリン®N注	皮下注：100 単位/mL		遺伝子組み換えヒトインスリン製剤、中間型インスリン、低血糖に注意
インスリングラルギン ランタス®注	皮下注：100 単位/mL		遺伝子組み換えヒトアナログ製剤、持効型インスリン、低血糖に注意
インスリンデテミル レベミル®注	皮下注：100 単位/mL		遺伝子組み換えヒトアナログ製剤、持効型インスリン、低血糖に注意
インスリンデグルデク トレシーバ®注	皮下注：100 単位/mL		遺伝子組み換えヒトアナログ製剤、持効型インスリン、低血糖に注意
混合型インスリン ノボラピッド®30/50/70ミックス注、ヒューマログ®ミックス25/50注	皮下注：100 単位/mL		超速効型と中間型インスリンの混合製剤
ノボリン®30R注、ヒューマリン®3/7注	皮下注：100 単位/mL		速効型と中間型インスリンの混合製剤
メトホルミン メトグルコ®	錠：250 mg、500 mg	経口：250～1500 mg/日、分1～3	10歳以上
グルメピリド アマリール®	錠：0.5 mg、1 mg、3 mg OD錠：0.5 mg、1 mg、3 mg	経口：0.5～4 mg/日、分1～2	9歳以上

F. 一般薬用量

5 精神・神経系薬剤

抗てんかん薬（「てんかん」の項，p129参照）

薬剤名	剤形	用法・用量	備考
バルプロ酸ナトリウム デパケン®	細粒40%，シロップ5%，錠：100, 200 mg	経口 20～30 mg/kg/日．分 2～3	肝障害．高アンモニア血症に注意．徐放剤で徐放性被膜の白い残渣が便中に出てくることがあるが問題ない．カルバペネム系抗菌薬はバルプロ酸の血中濃度が低下するため併用禁忌
デパケン®R セレニカ®R	徐放錠：100, 200 mg 徐放顆粒40%，徐放錠：200 mg	経口 20～30 mg/kg/日．分 1～2 経口 20～30 mg/kg/日．分 1～2	
カルバマゼピン テグレトール®	細粒50%，錠：100, 200 mg	経口 5～20 mg/kg/日．分 2～3	発疹，血球減少に注意
フェニトイン アレビアチン®	散 10%	経口 5～10 mg/kg/日．分 2～3	ふらつきに注意．長期連用で多毛，歯肉増殖があり
ゾニサミド エクセグラン®	散 20%，錠：100 mg	経口 4～8 mg/kg/日．分 1～2	発汗障害．それに伴う体温の上昇に注意
フェノバルビタール フェノバール®	散 10%，エリキシル0.4%	経口 2～5 mg/kg/日．分 1～2	鎮静，眠気，不穏などに注意
エトスクシミド エピレオプチマル®	散 50%	経口 20～30 mg/kg/日．分 2～3	胃腸障害．発疹．血球減少に注意
クロナゼパム ランドセン®， リボトリール®	細粒 0.1, 0.5%， 錠：0.5, 1, 2 mg	経口 0.025～0.1 mg/kg/日．分 2～3	眠気，筋緊張低下．気道分泌過多に注意．細粒で含量が違う2種類の製剤があるので注意
クロバザム マイスタン®	細粒 1%，錠：5, 10 mg	経口 0.3～0.8 mg/kg/日．分 1～2	眠気，筋緊張低下．気道分泌過多に注意
ジアゼパム セルシン® ダイアップ®	散 1%，錠：2, 5, 10 mg，シロップ0.1% 坐：4, 6, 10 mg	経口 0.3～0.5 mg/kg/日．分 1～2 直腸内挿入：0.5 mg/kg/回	熱性痙攣予防としても使用．眠気，気道分泌過多
ガバペンチン ガバペン®	錠：200, 300, 400 mg	経口：初日 10 mg/kg/日，維持 20～40 mg/kg/日．分 1～3	体重増加

つづく

一般名 主な商品名	製剤	薬用量	使用上の注意
トピラマート トピナ®	錠:25, 50, 100 mg	経口:初回1〜2 mg/kg/日,維持3〜8 mg/kg/日,分2	発汗障害,腎結石,体重減少
ラモトリギン ラミクタール®	錠:2, 5, 25, 100 mg	VPA併用時:0.15 mg/kg/日,分1,2週間後0.3 mg/kg/日,分1,2週間後0.3 mg/kg/日ずつ増量し1〜5 mg/kg/日,分2で維持 VPA非併用時:0.6 mg/kg/日分2,2週間後1.2 mg/kg/日,2週間後1.2 mg/kg/日ずつ増量し5〜10 mg/kg/日,分2で維持	薬疹,興奮,易刺激性
レベチラセタム イーケプラ®	錠:250, 500 mg	経口:初回5〜10 mg/kg/日,維持20〜60 mg/kg/日,分2	抑うつ,気分変動,興奮
抗痙縮薬			
チザニジン テルネリン®	顆粒0.2%,錠:1 mg	経口:0.1〜0.15 mg/kg/日,分3	眠気,血圧低下,ふらつきに注意 筋緊張低下と眠気により,痙直型麻痺児の睡眠障害に有用.フルボキサミンと併用禁忌
バクロフェン ギャバロン®	錠:5, 10 mg	経口:0.5〜1 mg/kg/日,分2〜3	眠気,頭痛,ふらつきに注意
エペリゾン ミオナール®	顆粒10%,錠:50 mg	経口:2〜4 mg/kg/日,分3	眠気,消化器症状,発疹に注意
ダントロレン ダントリウム®	カプセル:25, 50 mg	経口:0.5〜2 mg/kg/日,分2〜3	眠気,倦怠感,ふらつきに注意
中枢神経刺激薬			
メチルフェニデート コンサータ®	徐放錠:18, 27, 36 mg	経口:初回18 mg,分1(朝),最大54 mg/日	食欲低下,不眠,チックの増悪に注意.処方医の登録лиが必要
アトモキセチン ストラテラ®	カプセル:5, 10, 25 mg 内用液:0.4%	経口:0.5 mg/kg/日開始,1.2〜1.8 mg/kg/日,最大120 mg/日	中枢非刺激薬.吐気,頭痛,食欲低下などに注意

F. 一般薬用量

抗うつ薬			
ミルナシプラン トレドミン®	錠：15, 25 mg	経口：1〜2 mg/kg/日, 分2	セロトニン・ノルアドレナリン再取り込み阻害薬(SNRI). SSRIより消化器症状がでにくい. 尿閉に注意. モノアミン酸化酵素(MAO)阻害薬と併用禁忌.
フルボキサミン デプロメール®	錠：25, 50 mg	ゆっくり増量 経口：1〜3 mg/kg/日, 分2	選択的セロトニン再取り込み阻害薬(SSRI). 服薬初期に消化器症状が多いため鎮剤粉砕不可
イミプラミン トフラニール®	錠：10, 25 mg	経口：学童で25〜50 mg/日, 分1〜2	濃度症にも適応. 緑内障, QT延長症候群で禁忌.
クロミプラミン アナフラニール®	錠：10, 25 mg	経口：学童で20〜50 mg/日, 分1〜2	濃度症にも適応. 緑内障, QT延長症候群で禁忌.
抗精神病薬			
ハロペリドール セレネース®	細粒1%, 錠：0.75, 1, 1.5, 3 mg	経口：0.02 mg/kg/日, 分1〜2から徐々に増量	急な増量により悪性症候群. エピネフリンと併用禁忌. 錐体外路系副作用時, あるいは予防で抗パーキンソン薬併用を考慮
リスペリドン リスパダール®	細粒1%, 錠：1, 2, 3 mg	経口：0.01 mg/kg/日, 分1〜2から徐々に増量	急な増量により悪性症候群. エピネフリンと併用禁忌. 錐体外路系副作用時, あるいは予防で抗パーキンソン薬併用を考慮
アリピプラゾール エビリファイ®	細粒1%, 錠：3, 6, 12 mg	経口：6歳以上：2 mg/日, 分1〜2で開始, 5〜10 mg/日に増量. 最大15 mg/日	
自律神経系薬・片頭痛治療薬			
エトドリン メトリジン®	錠：2 mg	経口：4〜6 mg/日, 分2	頭痛, いらいら感. 発汗亢進に注意
アメジニウム リズミック®	錠：10 mg	経口：20 mg/日, 分2	頭痛, いらいら感. 発汗亢進に注意
ジヒドロエルゴタミン ジヒデルゴット®	錠：1 mg	経口：3 mg/日, 分3	悪心, 嘔吐, 頭痛, 頻脈に注意
スマトリプタン イミグラン®	錠：50 mg, 点鼻：20 mg/0.1 mL 皮下注：3 mg/1 mL	経口：50 mg/回, 点鼻：20 mg/回, 頓用 皮下注：0.06 mg/kg/回	片頭痛の急性期に使用. 内服は2時間, 皮下注は1時間あけて追加可. エルゴタミン, 他の5-HT1B/1D受容体作動薬, MAO阻害薬と併用禁忌

つづく

一般名 主な商品名	製剤	薬用量	使用上の注意
痙攣重積治療薬			
ジアゼパム ホリゾン®, セルシン®	注：10 mg/2 mL	静注：0.3～0.5 mg/kg	1～3分かけてゆっくり静注
フェニトイン アレビアチン®	注：250 mg/5 mL	静注：10～20 mg/kg	糖液の混入で混濁するので、投与前後に生食などでフラッシュする。1 mg/kg/分以下のスピードでゆっくり静注
ホストイン®	注：750 mg/10 mL	静注：初回 22.5 mg/kg、維持 5～7.5 mg/kg/日	投与速度：初回 3 mg/kg/分 または 150 mg/分を超えない。維持 1 mg/kg/分 または 75 mg/分を超えない
フェノバルビタール ノーベルバール®	注：250 mg	新生児痙攣：初回 20 mg/kg、維持 2.5～5 mg/kg×1回/日 静注 てんかん重積状態：15～20 mg/kg、1日1回静注	適応：新生児痙攣 てんかん重積状態 5～10分（てんかん重積時は10分以上）かけてゆっくり静注
チオペンタール ラボナール®	注：0.5 g/V	静注：3～5 mg/kg ゆっくり静注	呼吸抑制に注意 直腸内投与も可能（10%水溶液とする）
脳圧降下薬			
D-マンニトール マンニットール®	注20%：500 mL/瓶	点滴静注：2.5～5 mL/kg/回、1時間で点滴静注、1日3～6回	
グリセロール グリセオール®	注10%：500 mL/瓶	点滴静注：5～10 mL/kg/回、1時間で点滴静注、1日3～4回	
睡眠誘発薬（検査時の鎮静目的）			
抱水クロラール エスクレ®	坐：250, 500 mg、注腸用キット：500 mg	注腸：30～50 mg/kg/回	静注が困難な痙攣重積状態にも使用
トリクロホスナトリウム トリクロリール®	シロップ：100 mg/mL	経口：0.7～1.0 mL/kg/回	最大量 20 mL を超えない

F. 一般薬用量

6 循環器系薬剤

利尿薬

薬剤	剤形	用法・用量	備考
フロセミド ラシックス®	静注：20 mg/2 mL、100 mg/10 mL 錠：20, 40 mg、細粒 4%	静注：0.5～4 mg/kg/日　1 日 1～4 回 点滴静注：0.05 mg～0.1 mg/kg/hr（0.3 mg/kg/時まで） 経口：1～4 mg/kg/日、分 2～3	低 K 血症、アルカローシス、聴力障害 高尿酸血症、尿路結石 （参考：強制利尿）ラシックス® 4 mL＋20%マンニットール® 16 mL　0.4 mL/kg/時
スピロノラクトン アルダクトン A®	細粒 10%、錠：25, 50 mg	経口：1～4 mg/kg/日、分 2～3	抗アルドステロン作用 高 K 血症　アシドーシス、女性化乳房併用禁忌、タクロリムス
トリクロルメチアジド フルイトラン®	錠：2 mg	経口：0.05～1.6 mg/kg/日（成人 2～8 mg/日）、分 2	Ca 排泄が少ない
トルバプタン サムスカ®	錠：7.5, 15 mg	経口：0.1～0.5 mg/kg/日（成人 15 mg/日）、分 1	高 Na 血症

強心薬

薬剤	剤形	用法・用量	備考
ジゴキシン ジゴシン®	注：0.25 mg/1 mL、エリキシル：0.05 mg/mL、錠：0.25 mg の投与）、経口：乳幼児：0.0075～0.01 mg/kg/日、分 1～2	静注：乳幼児：0.04 mg/kg、学童：0.03 mg/kg（はじめに半量、残り半量を 2～3 回に分けて 6～8 時間ごとにゆっくり投与）、経口：乳幼児：0.0075～0.01 mg/kg/日、分 1～2、学童：0.005～0.0075 mg/kg/日、分 1～2	有効血中濃度：0.5～2.0 ng/mL、悪心嘔吐、房室ブロック、ST 低下、不整脈など （低 K 血症や腎機能障害時にとくに注意） 血中濃度モニターが重要

PDE III 阻害剤

薬剤	剤形	用法・用量	備考
ミルリノン ミルリーラ®	注：10 mg/10 mL	点滴静注：0.25～0.75 μg/kg/分	不整脈、低血圧、血小板減少、動脈管開存
オルプリノン コアテック®	注：5 mg/mL	点滴静注：0.1～0.3 μg/kg/分	不整脈、低血圧、血小板減少、動脈管開存
ピモベンダン アカルディ®	錠：1.25, 2.5 mg	経口：0.02～0.03 mg/kg/日、分 2	不整脈、低血圧、血小板減少

抗不整脈薬

薬剤	剤形	用法・用量	備考
プロカインアミド アミサリン®	注：200 mg/2 mL 錠：125, 250 mg	緩徐静注：5～10 mg/kg（成人 200～1,000 mg） 点滴静注：20～60 μg/kg/分 経口：30～50 mg/kg/日（成人 1,000～3,000 mg）、分 4	低血圧、口渇、尿閉、便秘、SLE 様徴候、QT 延長、心室頻拍

つづく

一般名 主な商品名	製 剤	薬用量	使用上の注意
ジソピラミド リスモダン®P リスモダン®R	注：50 mg/5 mL 錠：150 mg	緩徐静注：1～2 mg/kg/回（成人 50～100 mg） 経口：5～10 mg/kg/日（成人 300～450 mg），分 3	低血圧，口渇，尿閉，便秘，QT 延長，心室頻拍
リドカイン キシロカイン®	2%	緩徐静注：1～2 mg/kg/回（成人 50～100 mg） 点滴静注：15～50 μg/kg/分（成人 1～2 mg/分）	低血圧，中枢神経症状，肝機能障害
フレカイニド タンボコール®	注：50 mg/V 錠：50 mg，100 mg，細粒：10%	静注：1～2 mg/kg 経口：3～5 mg/kg/日，分 2～3	不整脈，肝機能障害
ソタロール ソタコール®	錠：40，80 mg	経口：開始 1～2 mg/kg/日，最大 6 mg/kg/日（成人 80～320 mg），分 2	QT 延長，β 遮断作用 有効血中濃度 800～5,000 ng/mL
アミオダロン アンカロン®	注：150 mg/3 mL 錠：100 mg	点滴静注：初期量 5 mg/kg，30 分以上かけて，維持量 10～20 mg/kg/日 経口：初期量 10～20 mg/kg/日，7～14 日間，維持量 5～10 mg/kg/日，分 1～2	QT 延長，肺線維症，甲状腺機能異常，肝機能異常，心不全 有効血中濃度 500～1,000 ng/mL
ベラパミル（Ca 拮抗薬） ワソラン®	注：5 mg/2 mL 錠：40 mg	緩徐静注：0.1～0.2 mg/kg/回（1 回 5 mg 以下） 経口：3～6 mg/kg/日（成人 120～240 mg），分 3	乳児は禁忌，低血圧，房室ブロック，心停止，併用禁忌：グレープフルーツ
アトロピン 硫酸アトロピン®	注：0.5 mg/1 mL	静注：0.01～0.02 mg/kg/回 最大量：乳幼児 1 mg/回，年長児 2 mg/回	頻脈，口渇，尿閉
ATP アデホス®-L コーワ	注：10 mg/2 mL	急速静注：0.1～0.3 mg/kg/回（成人 5～20 mg）	希釈せず急速に注入，嘔吐，徐脈，低血圧，気管支攣縮
硫酸マグネシウム・ブドウ糖配合 マグネゾール®	注：2 g/20 mL	緩徐静注：25～50 mg/kg/回（最大 2 g）	心室頻拍停止作用 心不全，低血圧，中枢神経抑制，骨格筋弛緩
β 遮断薬			
プロプラノロール インデラル®	注：2 mg/2 mL 錠：10，20 mg	緩徐静注：10～100 μg/kg/回 経口：1～4 mg/kg/日（最大 90 mg），分 3～4	β 非選択的，内因性交感神経刺激作用（ISA）（－），低血圧，徐脈，房室ブロック，気管支攣縮，低血糖，併用禁忌：ベラパミル

F. 一般薬用量

薬剤名	剤形	用量	備考
カルテオロール ミケラン®	細粒 0.2%	経口：0.2〜0.3 mg/kg/日，分 2	β非選択的，ISA (+)，Fallot 四徴のチアノーゼ発作予防
アテノロール テノーミン®	錠：25, 50 mg	経口：1〜2 mg/kg/日（最大 100 mg），分 1	β₁選択的，ISA (−)，半減期が長い 低血圧，徐脈，房室ブロック，中枢神経障害，気管支攣縮
カルベジロール アーチスト®	錠：1.25, 2.5, 10, 20 mg	経口：開始 0.05 mg/kg/日，その後 0.1〜0.5 mg/kg/日（成人 10〜20 mg），分 2	α遮断作用：β遮断作用＝1：8 低血圧，徐脈，気管支攣縮
ビソプロロール メインテート®	錠：0.625, 2.5, 5 mg	経口：0.08〜0.1 mg/kg/日，分 1	α遮断作用：β遮断作用＝1：8 低血圧，徐脈，気管支攣縮
ランジオロール オノアクト®	注：50 mg/V	緩徐静注：2.5 μg/kg/分で開始，最大 80 μg/kg/分	β₁選択的，ISA (−)，低血圧，徐脈，低血糖
血管拡張薬（ACE 阻害薬，ARB）			
カプトプリル カプトリル®	細粒 5%，錠：12.5, 25 mg	経口：0.3〜1.5 mg/kg/日，分 3	低血圧，腎機能障害，妊婦禁
リシノプリル ロンゲス®	錠：5, 10 mg	経口：0.05 mg/kg/日から開始，0.1〜0.4 mg/kg/日	低血圧，腎機能障害，妊婦禁
エナラプリル レニベース®	錠：2.5, 5, 10 mg	経口：0.02〜0.05 mg/kg/日から開始，0.1〜0.4 mg/kg/日（成人 2.5〜10 mg），分 2	低血圧，腎機能障害，妊婦禁
ロサルタン ニューロタン®	錠：25, 50 mg	経口：0.2〜1.4 mg/kg/日（成人 25〜50 mg，最大 100 mg），分 1	低血圧，腎機能障害，肝機能障害，妊婦禁
バルサルタン ディオバン®	錠：20, 40, 80, 160 mg	経口：0.2〜1.5 mg/kg/日（成人 40〜80 mg，最大 160 mg），分 1	低血圧，妊婦禁
カンデサルタン ブロプレス®	錠：2, 4, 8, 12 mg	経口：0.1〜0.3 mg/kg/日（成人 2〜8 mg，最大 12 mg），分 1	低血圧，妊婦禁
血管拡張薬（Ca 拮抗薬）			
アムロジピン アムロジン®，ノルバスク®	錠：2.5, 5 mg，OD 錠：2.5, 5 mg	経口：0.05〜0.2 mg/kg/日，分 1（成人 2.5〜5 mg/日）	血小板減少，肝機能障害，房室ブロック，妊婦禁

つづく

一般名 主な商品名	製剤	薬用量	使用上の注意
ニカルジピン ペルジピン® ペルジピンLA®	注：2 mg/2 mL 錠：20, 40 mg カプセル：5, 10 mg	点滴静注：0.5〜3 μg/kg/分 経口：成人40〜80 mg/日，分2	血小板減少．肝機能障害．頭蓋内圧亢進（脳出血など）では禁忌
ニフェジピン アダラート® アダラートL®	細粒：1% 細粒：10, 20 mg 細粒：10%	経口：0.25 mg/kg/回（成人10 mg/回） 経口：0.25〜0.5 mg/kg/日 分1〜2 最大3 mg/kg/日（60 mg/日）	妊婦禁 妊婦禁
血管拡張薬（その他）			
ニトログリセリン ミリスロール®	注：5 mg/10 mL	点滴静注：0.05〜20 μg/kg/分	遮光専用ルートが必要．循環血液量を十分に確保すること
カルペリチド ハンプ®	注：1,000 μg	点滴静注：開始 0.025〜0.05 μg/kg/分，最大 0.2 μg/kg/分	血管拡張減少（低血圧）．利尿作用． 併用注意：PDE5阻害薬，プロセミド
肺血管拡張薬			
ベラプロスト プロサイリン®	錠：20 μg	経口：1 μg/kg/日から開始，3〜5 μg/kg/日（成人60〜180μg），分3	抗血小板作用
エポプロステノール フローラン®	注：0.5, 1.5 mg 専用溶解液	点滴静注：開始2 ng/kg/分	低血圧，肺水腫
トレプロスチニル トレプロスト®	注：20, 50, 100, 200 mg	持続皮下注：成人 1.25 ng/kg/分の投与速度で開始	低血圧
ボセンタン トラクリア®	錠：62.5 mg	経口：4 mg/kg/日（成人 250 mg），分2 少量より開始し肝機能を確認しながら漸増	肝機能異常 併用禁：シクロスポリン，タクロリムス，グリベンクラミド．妊婦禁
アンブリセンタン ヴォリブリス®	錠：2.5 mg	経口：0.1〜0.2 mg/kg/日，（成人5〜10 mg/日）分1	併用禁：シクロスポリン
マシテンタン オプスミット®	錠：10 mg	経口：成人5 mg/日，分1	併用禁：リファンピシン，カルバマゼピン，フェニトイン，フェノバルビタール

F. 一般薬用量

薬品名	剤形	用量	備考
シルデナフィル レバチオ®	錠：20 mg	経口：1～2 mg/kg（成人 60 mg/日），分 3	視覚障害，聴覚障害，頭痛． 併用注意：硝酸薬，アミオダロン
タダラフィル アドシルカ®	錠：20 mg	経口：1 mg/kg/日（成人 40 mg），分 1	併用禁：イトラコナゾール，クラリスロマイシン，リファンピシン，カルバマゼピン，フェニトイン，フェノバルビタール
リオシグアト アデムパス®	錠：0.5, 1, 2.5 mg	経口：成人 3 mg/日，分 3 から開始	併用禁：ホスホジエステラーゼ（PDE）5 阻害剤
昇圧薬類			
アドレナリン ボスミン®	注：1 mg/mL	静注：0.01 mg/kg/回 気管内投与：0.1 mg/kg	不整脈，低 K 血症，高血圧
ノルアドレナリン ノルアドレナリン®	注：1 mg/mL	点滴静注：0.05～2.0 μg/kg/分	$\alpha > \beta$ 作用 過度の血管拡張に伴う低血圧
ドパミン イノバン®	注：100 mg/5 mL，シリンジ 0.1%, 0.3%：50 mL	点滴静注：1～20 μg/kg/分	α, β, ドパミン受容体を刺激 不整脈，イレウス
ドブタミン ドブトレックス®	注：100 mg/5 mL	点滴静注：1～20 μg/kg/分	β_1 作用が強い，不整脈 禁忌：閉塞性肥大型心筋症
イソプレナリン プロタノール®L	注：0.2 mg/mL	点滴静注：0.01～1.0 μg/kg/分	β 作用（心収縮力・心拍数増加，血管・気管拡張減少）
フェニレフリン ネオシネジンコーワ®	注：1 mg/1 mL	静注：5～20 μg/kg/回 (spellのとき50～100 μg/kg/回)	α_1 作用
バソプレシン ピトレシン®	注：20 単位/1 mL	点滴静注：0.012～0.12 IU/kg/時	昇圧作用，四肢や腸管の虚血に注意 (成人）抗利尿作用 2～10 U/回）
新生児用循環器作用薬			
アルプロスタジルアルファデクス（PGE₁） プロスタンディン®	注：20 μg/A	点滴静注：0.01～0.1 μg/kg/分	動脈管開存作用，血小板凝集抑制，無呼吸，低血圧，発熱，骨膜肥厚
アルプロスタジル（リポPGE₁） リプル®, パルクス®	注：5 μg/mL	点滴静注：5～10 ng/kg/分（適量減量して有効最小量で維持） 例）1.2 mL/kg＋溶媒＝全量 20 mL，1 mL/時＝5 ng/kg/分	上腸間膜動脈注（成人）1 mL を生食で 10 mL に希釈し造影 30 秒前に動注，動脈管開存作用，血小板凝集抑制，無呼吸，低血圧，発熱，骨膜肥厚，ヘパリンと混和で分離

つづく

一般名 主な商品名	製剤	薬用量	使用上の注意
インドメタシン インダシン®	注：1 mg/V	点滴静注：生後48時間未満：初回 0.2 mg/kg, 2・3回目 0.1 mg/kg. 生後2〜7日未満：初回 0.2 mg/kg, 2・3回目 0.2 mg/kg. 生後7日以降：初回 0.2 mg/kg, 2・3回目 0.25 mg/kg	急性腎不全，消化管出血，低血糖，少量投与は新生児の脳室内出血の予防効果あり。1時間以上かけて点滴静注

7 消化器系薬剤

制吐薬

一般名 主な商品名	製剤	薬用量	使用上の注意
ドンペリドン ナウゼリン®	細粒1%, 錠：5, 10 mg, DS 1% 坐：10, 30, 60 mg	経口：1〜2 mg/kg/日，分3，食前 坐剤：3歳未満：10 mg/回，3歳以上：30 mg/回，1日2〜3回	消化管出血や穿孔，機械的イレウスには禁忌。錐体外路症状出現に注意
メトクロプラミド プリンペラン®	細粒2%, 錠：5 mg, シロップ 0.1%, 注：10 mg/2 mL	経口：0.5〜0.7 mg/kg（成人10〜30 mg），分2〜3 静注：0.25〜0.3 mg/kg/回（成人10 mg），1日1〜2回	消化管出血や穿孔，機械的イレウスには禁忌。錐体外路症状出現に注意
グラニセトロン カイトリル®	注：1 mg, 3 mg/A, 点滴：3 mg/100 mL 錠：1, 2 mg, 細粒：2 mg/包	静注・点滴静注：40 μg/kg/回，1日2回まで	5-HT3受容体拮抗薬。原則として抗悪性腫瘍薬投与前に使用し，1回追加投与することができる。遅延性嘔吐には適応外で有効
オンダンセトロン ゾフラン®	注：2, 4 mg/A 錠：2, 4 mg, シロップ 0.05%, ザイディス錠：4 mg	緩徐静注：2.5 mg/m² 経口：成人：4 mg，分1，小児シロップ：2.5 mg/m²/回，1日1回	性も低い。デカドロン®を併用すると遷延性嘔吐に有効
アザセトロン セロトーン®	注：10 mg/A, 錠：10 mg	静注・内服：成人10 mg/回	性置吐に有効（ナゼア®のみ全身放射線照射時の嘔吐に適応あり）
ラモセトロン ナゼア®	注：0.3 mg/A OD錠：0.1 mg	経口：成人：0.3 mg/回，小児12歳以上：0.2 mg/回，1日2回まで 経口：0.1 mg，分1，5日間まで	

F. 一般薬用量

薬剤名	剤形	用法・用量	副作用
クロルプロマジン コントミン®	注:10 mg/2 mL, 25 mg/5 mL, 50 mg/5 mL 糖衣錠:12.5, 25, 50, 100 mg, 散 10%, 顆粒 10%	原則筋注［参考:0.5 mg/kg/回（成人 10〜50 mg）点滴静注］ 経口:0.5〜1.0 mg/kg/回, 1日3〜4回	悪性症候群, 心室頻拍, 造血障害, 腸管麻痺
止瀉・整腸薬			
ラクトミン製剤 ビオフェルミン®	散 0.6%	経口:小児 0.5〜1 g, 乳幼児 0.3〜0.5 g, 成人 1〜3 g/回, 1日3回	
ビフィズス菌 ラックビー微粒 N®	微粒 1%	経口:小児 0.5〜1 g, 乳幼児 0.3〜0.5 g, 成人 1〜2 g/回, 1日3回	
酪酸菌配合 ビオスリー®	散 5%, 錠, OD錠	錠:10 mg 経口:成人 0.5〜1 g, 1〜2錠/回, 1日3回	
ペンシリウム ミルラクト®	細粒 50%	経口:0.25〜0.5 g/回, 哺乳時	乳糖不耐の消化不良に注意
天然タンニン酸アルブミン タンナルビン®	末	経口:0.1 g/kg/日（成人 3〜4 g）, 分3	牛乳アレルギー, 出血性大腸炎, 細菌性下痢には禁忌
ケイ酸アルミニウム アドソルビン®	末	経口:0.1〜0.15 g/kg/日（成人 3〜10 g）, 分3	腸閉塞, 透析患者, 出血性大腸炎, 下痢には禁忌
制酸薬・鎮痙薬・抗潰瘍薬			
アズレンスルホン酸ナトリウム・L-グルタミン配合 マーズレン®	S顆粒, ES錠	経口:成人 1.5〜2 g/日, 分3〜4	
ファモチジン ガスター®	散 2・10%, 錠:10, 20 mg, D錠:10, 20 mg 注:10, 20 mg	経口:0.75〜0.8 mg/kg/日（成人 40 mg）, 1日2回 静注:0.75〜0.8 mg/kg/日（成人 40 mg）, 1日2回	アナフィラキシー, 造血障害, 肝障害, 間質性肺炎, 腎障害 心室頻拍
ランソプラゾール タケプロン®	カプセル:15, 30 mg, OD錠:15, 30 mg	経口:1.5 mg/kg/日（成人 15〜30 mg）分1	アナフィラキシー, 造血障害, 肝障害, 間質性肺炎, 重篤大腸炎
肝庇護薬			
ウルソデオキシコール酸 ウルソ®	顆粒 5%, 錠:100 mg	経口:10〜15 mg/kg/日（成人 150 mg） 最大 900 mg/日, 分3	間質性肺炎 胆道閉鎖と劇症肝炎には禁忌

つづく

一般名 主な商品名	製剤	薬用量	使用上の注意
グリチルリチン製剤 強力ネオミノファーゲンC®	注：5, 20 mL	静注または点滴静注：成人 40〜60 mL/日, 分 1	禁忌：アルドステロン症, ミオパチー, 低K血症

8 抗悪性腫瘍・免疫系薬剤

抗悪性腫瘍薬（治療プロトコールに規定された用法, 用量であること）

免疫抑制薬

一般名 主な商品名	製剤	薬用量	使用上の注意
シクロスポリン サンディミュン® ネオーラル®	注：250 mg/5 mL, 内用液：1 瓶 5 g/50 mL, カプセル：25, 50 mg 内用液 10%, カプセル：25, 50 mg	点滴静注：3 mg/kg/日で開始 経口：3〜6 mg/kg/日, 分 2 「ネフローゼ症候群」の項も (p302) 参照	腎障害, 高血圧, 白質脳症に注意 血中濃度による投与量調節を要す 適応疾患により投与量を要確認
タクロリムス プログラフ®	注：5 mg/A	24 時間持続点滴静注：0.025 mg/kg/日	腎障害, 高血圧, 白質脳症に注意 血中濃度による投与量調節を要す 左記は骨髄移植時の薬用量
	顆粒：0.2, 1 mg/包, カプセル：0.5, 1, 5 mg	経口：0.1 mg/kg/日, 分 2	
ミゾリビン ブレディニン®	錠：25, 50 mg	経口：2〜5 mg/kg/日, 分 1〜2 「ネフローゼ症候群」の項も (p302) 参照	血球減少, 感染, 腎障害, 高尿酸血症
アザチオプリン イムラン®	錠：50 mg	経口：0.5〜3 mg/kg/日	血球減少, 感染, 肝障害, アロプリノール投与時は減量が必要

その他

一般名 主な商品名	製剤	薬用量	使用上の注意
メスナ ウロミテキサン®	注：100, 400 mg/A	シクロホスファミドもしくはイホスファミド投与時, 4 時間後, 8 時間後の 3 回	抗悪性腫瘍薬による出血性膀胱炎予防 シクロホスファミド：1 日量の 40%/回 イホスファミド：1 日量の 20%/回で使用

9 血液系薬剤

凝固・血小板凝集関連薬

ウロキナーゼ ウロナーゼ®	注：6, 12, 24万単位	(末梢動静脈閉塞) 緩徐静注：4,000 U/kg, 持続静注：成人 6万〜24万単位/日, 以後漸減しつつ連日	出血傾向, ショック
ワルファリン ワーファリン®	錠：1, 5 mg	経口：0.05〜0.1 mg/kg/日, 分1	出血傾向, 肝障害 (人工弁など) PT-INR 2.0〜3.0 に調節
アスピリン バイアスピリン® バファリン81®	腸溶錠：100 mg 錠：81 mg	経口：3〜5 mg/kg/日, 分1 例) 10 kg の児：0.04 g/日	出血傾向, 胃腸障害, 喘息, アナフィラキシー
ジピリダモール ペルサンチン® アンギナール®	錠：12.5, 25 mg 散 12.5%	経口：5〜8 mg/kg/日 (成人 75 mg, 人工弁には 400 mg まで), 分3	出血傾向, 気管支痙攣
メナテトレノン ケイツー® ケイツーN®	シロップ：2 mg/mL 注：10 mg/2 mL	経口：出生時, 生後 5 日目, 1 ヵ月時に 2 mg/日内服 静注：2 mg/回	ビタミン K₂

抗 DIC 薬・蛋白分解酵素阻害薬

ナファモスタットメシル酸塩 フサン®	注：10, 50 mg/V	点滴静注：0.1〜0.2 mg/kg/時	ショック, 高 K 血症, 他剤との配合変化に注意
ガベキサートメシル酸塩 エフオーワイ®	注：100, 500 mg/V	点滴静注：1〜2 mg/kg/時 (成人 100 mg), 1 日 1〜3 回	ショック, 血管炎, 他剤との配合変化に注意
ウリナスタチン ミラクリッド®	注：2.5万単位/0.5 mL, 5万単位/1 mL, 10万単位/2 mL	点滴静注：成人：2.5〜5万単位/回, 1 日 1〜3 回, 小児：0.02〜0.04万単位/kg/時	ショック
トロンボモデュリン リコモジュリン®	注：12,800 U/V	1 日 1 回 380 U/kg を約 30 分かけて点滴静注 溶解方法は添付書参照	禁忌：頭蓋内出血, 肺出血, 消化管出血の患者；7 日以上の投与の安全性は確立していない

つづく

一般名 主な商品名	製剤	薬用量	使用上の注意
造血剤			
G-CSF製剤			
ノイトロジン®	注：50, 100, 250μg/V	皮下注・点滴静注：2～10μg/kg/日	急性呼吸窮迫症候群，間質性肺炎，骨痛な
グラン®	注：75, 150, 300μg/V	皮下注・点滴静注：100～400μg/m²/日	ど
ノイアップ®	注：25, 50, 100, 250μg/V	皮下注・点滴静注：2～8μg/kg/日	芽球の増加に注意
エリスロポエチン製剤			
エスポー®	注：750, 1,500, 3,000単位	皮下注：腎性貧血：50～200単位/kg/週	ショック，高血圧，一過性好中球減少症な
エポジン®	/Vなど	未熟児貧血：200単位/kg/回，2回/週	ど
鉄剤			
フェルム®	カプセル：Fe 100 mg	経口：1カプセル/日	便秘，消化性潰瘍，腸炎などの消化器症状
フェロミア®	錠：Fe 50 mg	経口：成人量 100～200 mg/日，分 1～2	やショック（静注時）に注意
インクレミン®	シロップ：Fe 6 mg/mL	経口：早産児：3～6 mg/kg/日，1歳未満：2～4 mL，1～5歳：3～10 mL，6～15歳：10～15 mL/日，分 3～4	テトラサイクリン，ニューキノロン，セフジニル，甲状腺ホルモン剤，制酸剤，タンニン酸含有物などとの同時投与は避ける
フェジン®	注：40 mg/A	緩徐静注：Fe 40～120 mg/日	
生物学的製剤 [血友病治療製剤は「出血傾向」の項参照 (p237)]			
第XIII因子製剤			
フィブロガミンP®	注：240倍	緩徐静注：1～5V/回	先天性XIII因子欠乏症では4V/kg/回で6週ごとに投与
AT-III製剤 ノイアート®，アンスロビンP®	注：500単位/V（10 mL 蒸留水で溶解）	点滴静注：20～60 単位/kg/回 新生児：60 単位/kg を1時間かけて3日間	アナフィラキシー 新生児の使用は確立していない

10 栄養・ビタミン・電解質製剤

一般名 主な商品名	製剤	薬用量	使用上の注意
栄養・ビタミン製剤			
アミノ酸 プレアミンP®	注：7.6%アミノ酸/200 mL	持続点滴：0.5～3 g/kg/日 （目標 NPC/N=200～400）	新生児，乳幼児に適応．胆汁うっ滞，アシドーシス，高アンモニア血症
アミノ酸（肝不全用） アミノレバン®	注：7.99%アミノ酸/500 mL	持続点滴：0.5～3 g/kg/日 （目標 NPC/N=200～400）	低血糖，高アンモニア血症，アシドーシス

薬剤	剤形・規格	用量	備考
アミノ酸（腎不全用） **ネオアミユー®**	注：6.1％アミノ酸/200 mL	持続点滴：0.5～3 g/kg/日 （目標 NPC/N≧400）	アシドーシス，全身掻痒感，全身倦怠感
脂質 **イントラリピッド®**	注10，20％	持続点滴：0.5～3 g/kg/日	感染，黄疸の悪化，呼吸障害，肝障害
ビタミン **エレメンミック®** **ビタジェクト®**	注：アンプル 2 mL 注：Aシリンジ 5 mL，Bシリンジ 5 mL	持続点滴：0.2 mL/kg/日 持続点滴：0.3 mL/kg/日	微量元素製剤 高カロリー輸液用総合ビタミン剤
アルファカルシドール **アルファロール®**	内用液：0.5 μg/mL 散：1 μg/g	経口：0.05～0.1 μg/kg/日，分 1	ビタミン D
トコフェロール酢酸 **ユベラ®**	顆粒 20％	経口：20 mg/kg/日，分 2	ビタミン E，抗酸化作用
電解質製剤			
グルコン酸カルシウム **カルチコール®**	注 8.5％	点滴静注（維持）：3～10 mL/kg/日 静注：0.5～2 mL/kg/日	静注は蒸留水で2倍希釈して使用．不整脈を起こすことがある．血管外漏出は組織壊死や石灰化の可能性がある
リン製剤 **ホスリボン®** **リン酸 Na 補正液®**	顆粒：100 mg/包 注 20 mL（Na 15 mEq，P 10 mmol/20 mL）	リンとして 1 日あたり 20～40 mg/kg 新生児：20～40 mg（1.3～2.6 mL）/kg/日	
炭酸水素ナトリウム **メイロン®**	注 7％（1.2 mL/mEq），8.4％ （1 mL/mEq）	緩徐静注：心停止時　1～2 mEq/kg アシドーシス補正：体重（kg）×BE×0.3×0.5（mEq）	Ca 製剤と混ざると凝集．換気が十分ある うえで投与．早産児は蒸留水で2倍希釈して30分以上かけて投与
塩化ナトリウム **塩化ナトリウム注 10％®**	注 10％（Na, K 各 1.71 mEq/L）		
カリウム製剤 **K.C.L.** **アスパラカリウム®**	注 15％（3 g/20 mL） 注 10 mEq/10 mL	参考：K 負荷 K.C.L.15％ 5 mL＋蒸留水 5 mL：0.2 mL/kg/時，3 時間	急速静注で不整脈，心停止を起こすので，点滴静注のみに使用

つづく

一般名 主な商品名	製 剤	薬用量	使用上の注意
高 K 血症治療薬			
カリメート® ケイキサレート®	散 末	内服：0.5〜1 g/kg/日を 2〜3 回に分服．注腸：0.5 g/kg/日を 1 日 1 回	腸穿孔に注意
経口補水薬			
ソリタ T 顆粒 2 号® 3 号®	顆粒：4 g/包	4 g を 100 mL の水に溶解．服用量は適宜調節	Na 60，K 20，Cl 50 mEq/L Na 35，K 20，Cl 30 mEq/L
個別評価型・病者用食品			
OS-1®	内用液：200, 500 mL ゼリー：125 mL	乳児：30〜50 mL/kg/日．幼児：300〜600 mL/日．小児〜成人：500〜1,000 mL/日	Na 50，K 20，Cl 50 mEq/L
アクアライト ORS®	内用液：125 mL		Na 35，K 20，Cl 30 mEq/L

表1 代表的電解質液

商品名	Na+ (mEq/L)	K+ (mEq/L)	Mg2+ (mEq/L)	Ca2+ (mEq/L)	Cl- (mEq/L)	Lactate- (mEq/L)	Acetate- (mEq/L)	Phosphate	糖質 (%)	熱量 (kcal/L)	浸透圧比
生理食塩液	154	-	-	-	154	-	-	-	-	-	1
乳酸リンゲル											
ラクテック注	130	4	-	3	109	28	-	-	-	-	約1
ラクテックG	130	4	-	3	109	28	-	-	ソ5	200	約2
酢酸リンゲル											
ヴィーンF, ソリューゲンF	130	4	-	3	109	-	28	-	-	-	約1
ヴィーンD	130	4	-	3	109	-	28	-	ブ5	200	約2
1号液											
ソリタT1号, ソルデム1	90	-	-	-	70	20	-	-	ブ2.6	104	約1
2号液											
ソリタT2号	84	20	-	-	66	20	-	10 mmol/L	ブ3.2	128	約1
3号液											
ソリタT3号, ソルデム3A	35	20	-	-	35	20	-	-	ブ4.3	172	約1
ソリタT3号G, ソルデム3AG	35	20	-	-	35	20	-	-	ブ7.5	300	約2
フィジオゾール3号	35	20	3	-	38	20	-	-	ブ10	400	約2〜3
アクチット注	45	17	5	-	37	-	20	10 mEq/L	マル5	200	約1
ソリタックスH	50	30	3	5	48	20	-	10 mmol/L	ブ12.5	500	約3
4号液											
ソリタT4号	30	-	-	-	20	10	-	-	ブ4.3	172	約1

ソ:ソルビトール, ブ:ブドウ糖, マ:マルトース

表2 高カロリー輸液

商品名	Na⁺(mEq/L)	K⁺(mEq/L)	Mg⁺(mEq/L)	Ca²⁺(mEq/L)	Cl⁻(mEq/L)	P(mmol/L)	糖質(%)	熱量(kcal/L)	総遊離アミノ酸(g)	NPC/N	備考
アミノフリード(1,000 mL)	35	20	5	5	35	10	7.5	420	30	64	未梢可
ハイカリック1/2/3号	-	30	10	8.5	-	8.1	17.1/25.0/35.7	480/700/1,000			
ピーエヌツイン1/2/3号	50	30	6	8	50	8	12.0/6.36/20.87	560/840/1,160	20/30/40	158/158/164	
フルカリック1/2/3号	50	30	10	8.5	49	250(mg)	13.29/17.45/22.67	560/820/1,160	20/30/40	154/150/160	ビタミン含
エルネオパ1/2号	50	22	4	4	50	5	12/17.5	560/820	20/30	153/149	ビタミン,微量元素含

索 引

欧文

数字ほか
10%グリセオール® **34**
^{123}I-MIBG シンチグラフィ **227**
1 型糖尿病 **110**
1 度房室ブロック **162**
22q11.2 欠失症候群 **198**
2 型糖尿病 **111**
2 度房室ブロック **162**
^{99m}Tc-DMSA **297**
^{99m}Tc-DTPA **297**
^{99m}Tc-MAG3 **297**

A
ABCDE アプローチ **50**
ACE 阻害薬 **187**
acute kidney injury (AKI) **313**
acute-lymphoblastic leukemia (ALL) **249**
acute myelogenous leukemia (AML) **251**
acute poststreptococcal glomerulo-nephritis (APSGN) **300**
Alagille 症候群 **197**
ATP **15**
atrial septal defect (ASD) **171**
atrioventricular septal defect (AVSD) **173**
automated external defibrillator (AED) **13**
A 群連鎖球菌 **65**

B
Basedow 病 **97**
basic life support (BLS) **8**
Baxter の式 **52**
BCG **431**
Bernard-Soulier 症候群 **240**
β遮断薬 **188**
bilevel positive airway pressure (BIPAP) **344**
Blalock-Taussig シャント **173**
Blocker の法則 **52**
BNP **170**
body mass index (BMI) **440, 461**
Bomsel 分類 **379**
Brugada 型心電図 **160**
build up **121**
B 型肝炎ウイルス **396**
B 型肝炎ワクチン **431**
B 型慢性肝炎 **215**
B 群連鎖球菌 **65**

C
Cantrell 五徴 **197**
cardiopulmonary resuscitation (CPR) **8**
cat eye 症候群 **197**
CHARGE 症候群 **197**
Chlamydia pneumoniae **72**
Chlamydia trachomatis **72**
chronic kidney disease (CKD) **291**
chronic myelogenous leukemia (CML) **254**
congenital cystic adenomatoid malformation of lung (CCAM) **156**
Cornelia de Lange 症候群 **197**
cri du chat (cat cry) 症候群 **197**
Crohn 病 **210**
C 型肝炎ウイルス **397**
C 型慢性肝炎 **215**

D
diabetic ketoacidosis (DKA) **109**
DiGeorge 症候群 **198**
dilated cardiomyopathy (DCM) **181**
directional positive airway pressure (DPAP) **344**
DOHaD **367**
Duke 基準 **177**
D-マンニトール **34**

E
EB ウイルス **78**
Eisenmenger 症候群 **185**

E

Ellis-van Creveld 症候群　197
Ellsworth-Howard 試験　91
eosin-5'-maleimide（EMA）結合能測定　235
Ewing 肉腫ファミリー腫瘍（ESFT）　262
extracorporeal membrane oxygenation（ECMO）　155

F

Fabry 病　320
Fallot 四徴　173
FENa　296, 388
FISH 法　324
flip & flop　384
Fontan 型手術　175

G

Galant 反射　329
GFR 推定式　295
Goldenhar 症候群　197
Gottron 徴候　290
Gross の分類　401
growth hormone deficiency（GHD）　93
G 分染法　324

H

hANP　27
heated humidified high flow nasal cannula（HHHFNC）　345
hemophagocytic lymphohistiocytosis（HLH）　266
high flow nasal cannula（HFNC）　345
high frequency oscillation（HFO）　347
high frequency ventilation（HFV）　347
Hirschsprung 病　402
Hodgkin lymphoma（HL）　256
Holt-Oram 症候群　197
hypertrophic cardiomyopathy（HCM）　179
hypoplastic left heart syndrome（HLHS）　176

I

IgA 腎症　307
IgG サブクラス　270
INSURE（intubation-surfactant-extubation）approach　344
intermittent mandatory ventilation（IMV）　346
International Neuroblastoma Risk Group Risk（INRGR）　261
intravenous pyelography（IVP）　298

J

Janeway 病変　177
Japan Coma Scale（JCS）　31
juvenile idiopathic arthritis（JIA）　288
juvenile myelomonocytic leukemia（JMML）　254

K

Kartagener 症候群　197
Kasabach-Merritt 症候群　240
Kaup 指数　461
key month　420
Kidney Disease/Improving Global Outcomes（KDIGO）　313
Koplik 斑　73

L

LAMP 法　62
Langerhans cell histiocytosis（LCH）　258
late preterm infant　332
LH-RH 負荷試験　457
lung protective strategy　347

M

Marfan 症候群　197
May-Hegglin 異常症　240
meconium aspiration syndrome（MAS）　381
MECP2　139
Miller 水制限試験　90
Moro 反射　329, 422
μ rhythm　122
MRI　123

MYH9 異常症 **240**

N
nasal CPAP **344**
Na 欠乏量 **37**
Na 排泄率 **296**
NCI 基準 **249**
non-Hodgkin lymphoma (NHL) **256**
Noonan 症候群 **197**
not doing well **393**
NT-proBNP **170, 386**
NYHA 分類 **187**

O
oncologic emergency **264**
Osler-Rendu-Weber 病 **198**
Osler 結節 **177**

P
Papile の分類 **399**
patent ductus arteriosus (PDA) **171**
patient triggerd ventilation (PTV) **347**
PCR 法 **62**
PDE-Ⅲ阻害薬 **27**
PDE-5 阻害薬 **184**
PGI$_2$ 製剤 **184**
Pneumocystis jiroveci **84**
posterior reversible encephalopathy syndrome (PRES) **124**
Prader-Willi 症候群 **93, 141**
pre-treatment extent of tumor (PRETEXT) 分類 **261**
primary immunodeficiencies (PID) **284**
PT-INR **189**
pulmonary atresia with intactventricular septum **175**

Q
Q 熱 **84**
QT 延長症候群 **163**
QT 時間 **160**

R
rapid ACTH 負荷試験 **90**
respiratory distress syndrome (RDS) **378**
restrictive cardiomyopathy (RCM) **182**
Rett 症候群 **139**
Rohrer 指数 **461**
RS ウイルス **81**

S
SGA 性低身長 (症) **93, 367**
Sjögren 症候群 **290**
small for gestational age **93**
SNP array 法 **325**
Sotos 症候群 **197**
staphylococcal scalded skin syndrome **64**
Sturge-Weber 症候群 **140**
sudden infant death syndrome (SIDS) **414**
systemic lupus erythematosus (SLE) **289**

T
T1DM **110**
T2DM **111**
tetralogy of Fallot **173**
TORCH 症候群 **395**
total anomalous pulmonary venous connection (TAPVC) **174**
Townes-Brocks 症候群 **198**
transient tachypnea of newborn (TTN) **375**
transposition of the great arteries (TGA) **174**
tricuspid atresia (TA) **175**
trisomy 13 症候群 **198**
trisomy 18 症候群 **198**
trisomy 21 症候群 **198**
tumor lysis syndrome (TLS) **264**
Turner 症候群 **93, 198**

U
ulcerative colitis (UC) **210**

V

- VACTERL 連合 **198**
- VATER 連合 **198**
- ventricular index **400**
- ventricular septal defect (VSD) **173**
- voiding cystourethrography (VCUG) **298**
- volume expander **350**
- von Willebrand 病 **240**

W

- West 症候群 **131**
- Williams 症候群 **198**
- Wilms 腫瘍 **260**
- Wiskott-Aldrich 症候群 **240**

X

- X 連鎖性血小板減少症 **240**

和文

あ

- 悪性リンパ腫 **256**
- アスペルギルス **83**
- アデノウイルス **81**
- アトピー性皮膚炎 **280**
- アドレナリン **15**
- アトロピン **15**
- アミオダロン **15**
- アルギニン負荷試験 **88**
- アレルギー検査 **269**
- アレルギー性結膜疾患 **283**
- アレルギー性鼻炎 **282**
- アンジオテンシン受容体拮抗薬 **187**
- アンバウンドビリルビン値 **359**

い

- 意識障害 **34**
- 維持輸液 **36**
- 胃食道逆流 **206**
- 胃洗浄 **48**
- 胃腸炎 **207**
- 一酸化窒素吸入療法 **385**
- 遺伝子異常 **197**
- 遺伝性球状赤血球症 **235**
- イノバン® **350**
- 医療費助成 **463**
- 陰核肥大 **408**
- 陰唇肥大 **408**
- インスリン **457**
  - ——負荷試験 **88**
- インスリン様成長因子 1 **456**
- 咽頭炎 **145**
- インドメタシン **387**
- 陰嚢水腫 **408**
- インフルエンザ **80**
  - ——菌 **66**
  - ——菌 b 型 (Hib) ワクチン **431**
  - ——脳症 **80**
  - ——ワクチン **433**

う

- ウイルス性胃腸炎 **207**

え

- エアウェイ **11**
- 栄養必要量 **447**
- 栄養評価 **353**
- エルシニア **68**
- 炎症性心疾患 **177**
- 炎症性腸疾患 **210**
- 円錐動脈幹異常顔貌症候群 **198**
- エンドセリン受容体拮抗薬 **184**

お

- 横隔膜ヘルニア **155**
- 黄色ブドウ球菌 **64**
- 黄体形成ホルモン放出ホルモン (LH-RH) 負荷試験 **89**
- 黄疸 **359**
- 嘔吐 **41**
- 横紋筋肉腫 **262**
- 大阪スコア **192**
- おたふくかぜワクチン **431**

か

- 外傷 **50**
- 外性器異常 **405**
- 潰瘍性大腸炎 **210**
- 加温加湿高流量鼻カニューレ **345**

核医学検査 227
拡張型心筋症 181
鵞口瘡 83
仮死 357
家族性心中隔欠損 198
家族性心室中隔欠損 198
家族性心房中隔欠損 198
家族性内臓錯位 198
学校検尿 426
カテーテル焼灼術 169
過粘度症候群 373
カフェオレ斑 140
カプトプリル負荷レノグラム 297
顆粒球輸血 231
カルシウム代謝異常 105
川崎病 190
肝炎 215
　　──ウイルス 215
　　──ウイルスマーカー 203
肝芽腫 261
間欠的強制換気 346
カンジダ 83
間質性肺炎 151
患者同調式換気 347
完全型心内膜床欠損 173
感染症 393
感染性心内膜炎 177, 199
カンピロバクター 68
陥没呼吸 157

き
気管支炎 148
気管支性肺嚢胞 156
気管支喘息 272
気管挿管 12, 340
気胸 155
奇形症候群 322
偽性副甲状腺機能低下症 105
気道異物 46
気道確保 11
虐待 54
急性喉頭蓋炎 146
急性骨髄性白血病 251
急性腎炎症候群 300
急性腎傷害 313
急性心不全 27
急性腎不全 388
急性虫垂炎 214

急性副腎不全 99
急性リンパ性白血病 249
吸入ステロイド薬 274
　　──/長時間作用性吸入β_2刺激
　　　　薬配合剤 274
胸骨圧迫 13
強心薬 188
共通房室弁口 173
胸膜炎 151
局在関連性てんかん 130
巨細胞封入体症 78

く
くも膜下出血 398
クラミジア 72
グリーフケア 415
クリプトコッカス 83
グルカゴン負荷試験 88
グルコース・インスリン（GI）療
　　法 39, 390
クループ症候群 146
久留米スコア 192
クレアチニンクリアランス 388
クロニジン負荷試験 88
群馬スコア 192

け
経口補液療法 36
経静脈栄養 353
経鼻的持続陽圧呼吸 344
痙攣重積 32
痙攣発作 31
血液凝固検査 223
血液透析 390
血液分布異常性ショック 25
結核 70
血管線維腫 140
血球貪食症候群 266
血小板濃厚液 230
血清 Cr 294
血清学的検査 63
結節性硬化症 140, 198
血栓性血小板減少性紫斑病 240
血中抗原特異的 IgE 抗体検査 269, 277
結腸閉鎖 402
血尿 293, 427

欠乏水分量 37
血友病 242
解熱薬 18
下痢 41
下痢原性大腸菌 67
限局性学習症 126, 137
健診 420
原発性免疫不全症 284

こ

コアグラーゼ陰性ブドウ球菌 64
コイル塞栓術 168
誤飲 47
好塩基球ヒスタミン遊離試験 277
高カリウム血症 38
高カルシウム血症 265
交換輸血 362
後期貧血 409
抗凝血薬 189
口腔アレルギー症候群 279
高血圧 301, 311
高血圧緊急症 301
高血圧性脳症 301
抗原特異的リンパ球刺激試験 270
甲状腺機能検査 89
甲状腺刺激ホルモン 457
——放出ホルモン（TRH）負荷試験 89
甲状腺疾患 96
甲状腺ヨード摂取率 89
拘束型心筋症 182
好中球減少症 246
後天性心疾患 177
喉頭炎 146
高ナトリウム血症 36
高ビリルビン血症 360, 361
高頻度換気療法 347
硬膜下出血 398
抗利尿ホルモン（ADH）系機能検査 90
呼吸機能検査 144
呼吸窮迫症候群 378
呼吸困難 19
呼吸補助 11
固形腫瘍 260
骨シンチグラフィ 227
骨髄生検 225

骨髄穿刺 224
骨年齢 92
コルチゾール 457
混合性結合組織病 290

さ

細菌性気管炎 147
細菌性腸炎 207
細菌尿 294, 309
サイトメガロウイルス 78
細胞性免疫機能検査 271
鎖肛 403
左心低形成症候群 176
サーファクタント洗浄 382
サーファクタント補充 380, 382
サルモネラ症 67
三尖弁閉鎖 175
酸素療法 343

し

ジアゼパム 32, 127
糸球体機能検査 294
子宮内発育遅延児 366
シクロスポリン 304
シクロホスファミド 304
思春期早発症 102
思春期遅発症 103
思春期発来異常 102
シスタチンC 294
次世代シークエンサー 325
持続気道陽圧呼吸 370
自閉スペクトラム症 126, 137
若年性骨髄単球性白血病 254
若年性特発性関節炎 288
若年性皮膚筋炎 290
収縮期血圧下限値 23
十二指腸閉鎖/狭窄 401
出血傾向 237
出血後水頭症 399
腫瘍生検 229
腫瘍崩壊症候群 264
純型肺動脈閉鎖 175
循環血液量減少性ショック 25
循環補助 13
小陰茎 405
消化管疾患 401
消化管穿孔 403

小奇形 324
上室性不整脈 163
上大静脈症候群 265
小腸閉鎖 402
初期評価 10
初期輸液 36
食細胞機能検査 271
食事摂取基準 447
食道閉鎖 401
食物アレルギー 277
食物依存性運動誘発アナフィラキシー 279
除細動器 13
ショック 22
徐脈 27
心移植 189
心陰影 163
腎盂腎炎 309
心エコー 166
心音 158
腎芽腫 260
心胸郭比 163
心筋炎 178
真菌感染症 83
心筋疾患 179
心筋シンチグラフィ 169
心筋リモデリング 187
神経芽腫 260
神経線維腫症 140
神経皮膚症候群 140
心原性ショック 25
人工心臓 189
心雑音 158
心室性伝導障害 163
心室性不整脈 163
心室中隔欠損 173
心室頻拍 163
腎腫瘍 260
心身症 126, 136
腎生検 298
腎性骨栄養症 312
新生児TSS様発疹症 395
新生児一過性多呼吸 375
新生児痙攣 371
新生児蘇生法 342
新生児同種免疫性血小板減少症 240

新生児搬送 337
新生児マススクリーニング 434
新鮮凍結血漿 231
心臓カテーテル造影検査 166
心臓再同期療法 182, 189
迅速抗原検査 60
腎代替療法 316
シンチグラム 297
心停止 9
心電図 160
心肺蘇生法 8
心房中隔欠損 171
——閉鎖術 169
心房中隔バルーン裂開術 169
腎明細胞肉腫 260
腎ラブドイド腫瘍 261
心理検査 125

す

髄液検査 459
膵炎 217
水痘 77
膵内分泌機能検査 91
睡眠脳波 121
スキンケア 280
ステロイド抵抗性ネフローゼ症候群 305
ステロイド反応性ネフローゼ症候群 302
ステント留置術 169

せ

性腺系機能検査 89
成長障害 93
成長ホルモン（GH）系機能検査 88
成長ホルモン分泌不全性低身長症 93
成長ホルモン放出ペプチド（GHRP）-2負荷試験 88
性分化異常症 405
脊髄圧迫 265
脊髄係留症候群 329
脊髄性筋萎縮症 141
赤血球濃厚液 230
遷延性肺高血圧症 384
染色体異常 197

全身性エリテマトーデス 289
全身性カンジダ症 395
先天性筋強直性ジストロフィー 141
先天性甲状腺機能低下症 96
先天性心疾患 171
先天性水痘症候群 77
先天性胆道拡張症 219
先天性嚢胞性線腫腫様肺奇形 156
先天性風疹症候群 74
先天代謝異常症 317
全般てんかん 130

そ

早期貧血 409
早産低出生体重児 139
総胆管嚢腫 219
総肺静脈還流異常 174
蘇生 8
ソル・コーテフ® 351

た

体位性蛋白尿 428
体外式膜型人工肺 385
大奇形 324
大血管転位 174
代謝性アシドーシス 315
体重曲線 441, 442
帯状疱疹 77
大動脈縮窄 176
大動脈弁狭窄 176
体表面積 461
胎便関連性イレウス 403
胎便吸引症候群 381
ダウン症候群 198
多血症 373
多呼吸 157
脱水 35
タバコ 47, 48
単純ヘルペスウイルス 76
単純ヘルペス感染症 395
タンデムマススクリーニング 435
胆道閉鎖 219
蛋白尿 293, 427

ち

チアノーゼ 157, 199

――発作 173
チオペンタール 33
知的能力障害 137
注意欠如多動症 137
中耳炎 152
中心部鋭波 122
腸回転異常 402
聴覚スクリーニング 437
腸管出血性大腸菌 67

つ

ツツガムシ病 84

て

手足口病 75
低カリウム血症 39
低カルシウム血症 391
低血糖 364
低酸素性虚血性脳症 139
低出生体重児 334, 403
低ナトリウム血症 37
停留精巣 408
低リン血性くる病 106
デキサメタゾン負荷試験 90
溺水 53
鉄欠乏性貧血 235
デュシェンヌ型進行性筋ジストロフィー 141
電解質異常 36
てんかん 129
伝染性紅斑 76
伝染性単核症 78
電池 48

と

頭蓋内出血 54, 398
糖尿 294
糖尿病 108
――性ケトアシドーシス 109
動脈管開存 171
トキシックショック症候群 64
特発性血小板減少性紫斑病 241
トコンシロップ 48
突然死 180
突発性発疹 79
ドパミン 15
ドブタミン 15

ドブトレックス® 350
トロポニンⅠ 170
トロポニンT 170

な
内因性クレアチニンクリアランス 294
軟骨低形成症 93

に
ニトログリセリン 27
日本中毒情報センター 49
日本脳炎ワクチン 431
乳児ボツリヌス症 69
入眠期群発性徐波 122
乳幼児突然死症候群 414
尿検査 458
尿細管機能検査 294
尿中 α_1 ミクログロブリン 293
尿中 β_2 ミクログロブリン 293
尿糖 428
尿道下裂 405
尿路感染症 309

ね
熱傷 51
——面積 52
熱性痙攣 127
熱中症 44
ネフローゼ症候群 302

の
ノイラミニダーゼ阻害薬 80
脳炎 133
膿胸 152
脳室周囲白質軟化症 139
脳室内出血 398
脳症 133
脳性麻痺 139
膿尿 293
脳波検査 120
ノルアドレナリン 15
ノロウイルス 82

は
肺炎 148
肺炎球菌 65, 148, 151
——ワクチン 431
肺炎マイコプラズマ 71
肺血管陰影 165
肺血管抵抗 168
敗血症 265
——性ショック 26
肺血流シンチグラフィ 144, 169
肺高血圧 183
胚細胞腫瘍 263
肺サーファクタント 376, 378
排泄性尿路造影 298
肺体血圧比 168
肺体血流比 168
肺動静脈瘻 155
肺動脈弁狭窄 176
排尿時膀胱尿道造影 298, 310
橋本病 96
播種性血管内凝固症候群 240
破傷風 69
発達検査 125
ばち指 157
バッグ&マスク換気 12, 340
白血球尿 293
白血病 249
発達障害 125, 135
発熱 16
発熱性好中球減少症 265
原田スコア 192
パリビズマブ 81
パルボウイルス B19 76
バルーン拡大術 168

ひ
光療法 359
非細菌性血栓性心内膜炎 177
非心室性伝導障害 163
ヒスタミン H_1 受容体拮抗薬 282
ヒスタミン遊離試験（HRT） 269
肥大型心筋症 179
ビタミンD 392
——欠乏性くる病 106
ヒト絨毛性ゴナドトロピン（hCG）負荷試験 89
ヒト閉経期ゴナドトロピン（hMG）負荷試験 89
ヒトヘルペスウイルス（HHV）6・7 79

皮膚プリックテスト（SPT） 269, 277
鼻噴霧用ステロイド 282
非ホジキンリンパ腫 256
非ポリオエンテロウイルス 75
肥満 114
　――度 461
　――度判定曲線 443-446
百日咳 66
標準身長 441, 442
頻回再発型・ステロイド依存性ネフローゼ症候群 304
貧血 232
頻脈 27

ふ

風疹 74
フェニトイン 32
フェノバルビタール 32, 371
副甲状腺機能低下症 105
副甲状腺ホルモン（PTH）系機能検査 91
福祉制度 464
副腎皮質系機能検査 89
副腎皮質刺激ホルモン放出ホルモン（CRH）負荷試験 89
腹痛 41
副鼻腔炎 153
腹膜透析 390
福山型先天性筋ジストロフィー 141
浮腫 157
不審外傷 54
不審死 54
不整脈 27
ブドウ球菌 64
不登校 136
ブドウ糖負荷試験 91
部分交換輸血 374
プロタノール® 350
フロッピーインファント 141
プロラクチン（PRL）分泌機能検査 90

へ

平均赤血球容積 233
閉塞性ショック 25
ヘリオトロープ疹 290
ヘルパンギーナ 75
扁桃炎 145

ほ

房室中隔欠損 173
母子関係確立 331
母子感染予防対策 396
ホジキンリンパ腫 256
母子同室（制） 330-333, 393
補助循環 189
ホスフェニトイン 32
ボスミン® 350
ポートワイン母斑 140
母乳育児を成功させるための10ヵ条 331, 355
母乳栄養 331, 336, 364
母乳強化方法 352
母乳性黄疸 363

ま

マイクロバブルテスト 379
マグネシウム 15
麻疹 73
　――・風疹ワクチン 431
慢性甲状腺炎 96
慢性骨髄性白血病 254
慢性腎臓病 291
慢性心不全 187
慢性腎不全 311
　――性低身長症 93
マンニットール®/ラシックス®療法 389

み

未熟児骨代謝性疾患 353
未熟児動脈管開存症 386
未熟児貧血 409
未熟児網膜症 411
ミゾリビン 304
ミダゾラム 32, 372
ミトコンドリア脳筋症 141
ミューリズム 122
ミリスロール® 350
ミルリーラ® 351

む
無呼吸発作　369
ムコ多糖症　320
無酸素発作　173
ムンプス　74

め
メタボリックシンドローム　114
メチラポン負荷試験　90
免疫機能検査　270
免疫グロブリン　191
免疫不全症　284

も
網膜 zone　411
網膜芽細胞腫　263
もやもや病　140

ゆ
疣腫　177
幽門狭窄　209
遊離コルチゾール　458
輸血　229, 409

よ
溶血性黄疸　363
溶血性尿毒症症候群　67, 240
溶連菌感染後急性糸球体腎炎　300
予防接種　431
予防内服　310

四種混合ワクチン　431

ら
ランゲルハンス細胞組織球症　258
卵巣ヘルニア　408

り
リウマチ性疾患　288
リケッチア　84
リステリア　66
利尿薬　188
利尿レノグラム　297
流行性耳下腺炎　74
両心室ペーシング　189
緑膿菌　68
リンパ節生検　228

れ
冷却　44
レノグラム　297
レボドパ負荷試験　88

ろ
ロイコトリエン受容体拮抗薬　274, 282
ロタウイルス　82
　──ワクチン　433

わ
ワクチン同時接種　433

小児・新生児診療
ゴールデンハンドブック（改訂第2版）

2009年 7月25日　第1版第1刷発行
2010年 9月10日　第1版第2刷発行
2016年 5月25日　改訂第2版発行

編集者　東　　　寛
発行者　小立鉦彦
発行所　株式会社　南江堂
〒113-8410 東京都文京区本郷三丁目42番6号
☎(出版)03-3811-7236（営業)03-3811-7239
ホームページ http://www.nankodo.co.jp/
　　　　　　　　　　　印刷・製本　横山印刷
　　　　　　　　　　　装丁　土屋みづほ

Golden Handbook of Pediatrics and Neonatology,
2nd Edition
© Nankodo Co., Ltd., 2016

Printed and Bound in Japan
ISBN978-4-524-25839-0

定価は表紙に表示してあります．
落丁・乱丁の場合はお取り替えいたします．

本書の無断複写を禁じます．

JCOPY 〈(社)出版者著作権管理機構　委託出版物〉

本書の無断複写は，著作権法上での例外を除き，禁じられています．複写される場合は，そのつど事前に，(社)出版者著作権管理機構（電話 03-3513-6969，FAX 03-3513-6979，e-mail: info@jcopy.or.jp）の許諾を得てください．

本書をスキャン，デジタルデータ化するなどの複製を無断諾で行う行為は，著作権法上での限られた例外（「私的使用のための複製」など）を除き禁じられています．大学，病院，企業などにおいて，内部的に業務上使用する目的で上記の行為を行うことは私的使用には該当せず違法です．また私的使用のためであっても，代行業者等の第三者に依頼して上記の行為を行うことは違法です．